The
Modern Yoga
Bible

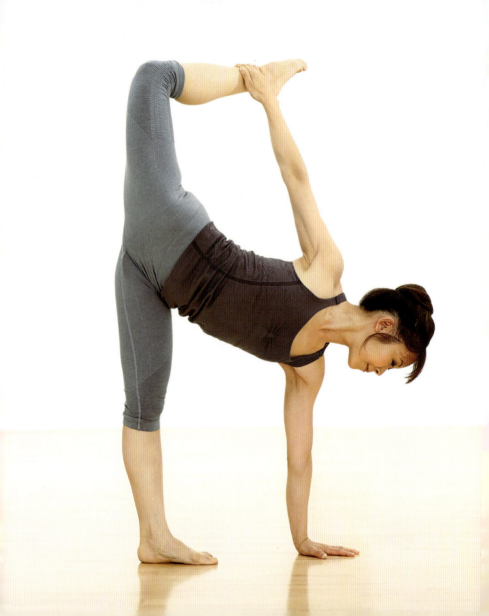

モダンヨーガ
バイブル

現代のヨーガ 徹底ガイド

著者：クリスティーナ・ブラウン
翻訳：加野敬子

First published in Great Britain
in 2017 by Godsfield Press,
a division of Octopus Publishing Group Ltd
Carmelite House, 50 Victoria Embankment
London EC4Y 0DZ

Text copyright © Christina Brown 2017
Design, illustration & photography © Octopus Publishing Group Ltd 2017
All rights reserved.

Christina Brown asserts the moral right to be identified as the author of this work.

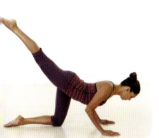
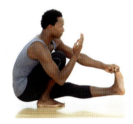
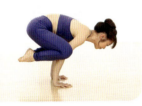
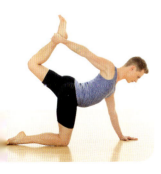

目次

第 1 章
はじめに 8
ヨーガの効果 / モダンヨーガ / ヨーガはなぜあなたを、こんなに
気分よくしてくれるのでしょう / 本書の使い方 / ヨーガへのラブレター

第 2 章
体のヨーガ：陽 ― 動的な練習 26
1. 柔軟性を高める 28
2. 心地よい犬のポーズ 56
3. 太陽礼拝 68
4. 安定：立位のポーズ 86
5. 癒しのバランスポーズ 112
6. 力強い首、伸びのある肩 128
7. 柔らかな前屈 150
8. 効果の大きいツイスト 168
9. 力強くて伸びのある体側 184
10. 体幹を鍛える 198
11. ヒップを幸せに 214
12. 素晴らしい後屈 228
13. 逆転のポーズ 252

第 3 章
エネルギーのヨーガ：陰 ― 静的な練習 280
14. リストラティブヨガ 282
15. 陰ヨガ 304
16. ヨーガの呼吸 328
17. リラクゼーションを楽しむ 346

第 4 章
心のヨーガ 360
18. 瞑想 362
19. すべてを合わせて 376

用語集 390
索引 392

現代生活のための古代の英知

ATHA अथ

　ハタヨーガの法典、『ヨーガ・スートラ』はたいへん重要な古代の文書です。196の簡潔な格言によって、ハタヨーガの目的を達成するために踏むべき段階が説明されています。この『ヨーガ・スートラ』は、「atha yoganusasanam」という1文で始まっています。これは、「さあ、今からヨーガの教えが始まります」という意味です。「atha（アタ）」は、『ヨーガ・スートラ』の最初の1文の最初の言葉です。その後の説明のための導入の言葉なのですが、私には、何かそれ以上のものを意味しているように思われます。最初の言葉「今」の意味するところを考え、真に理解することができれば、実は他のところは必要ないのではないかと思うのです。今この瞬間に心を留めるという概念をしっかりと実現することができれば、あなたは解き放たれます。過去を手放し、未来の幻想を刻み込むことをやめることこそ、解放です。今この瞬間に存

在すれば、ストレスの多くは消えていきます。現れ出た生命の中にいるのは、素晴らしい経験です。

　「アタ」と声に出して言ってみましょう。「タ」は、息を吸い込むようにしてから音を出します。「ア」は長めに、上がり調子で発音し、「タ」は短めに、下がり調子で発音しましょう。

今この瞬間に心を留めるという概念をしっかりと実現することができれば、あなたは解き放たれます。

現代生活のための古代の英知

第1章
はじめに

ヨーガの効果

あなたはなぜ、この本を開いたのでしょう。ヨーガは多くの要求に応えることができ、その人気がますます高まっていることに不思議はありません。体の痛みを和らげたいと理学療法的な目的を胸にヨーガを始めたとしても、何度かクラスを受けるうちに、その他の効果に気づくはずです。多くの人にとって、ヨーガは単に体を伸ばし、鍛える以上のものとなります。ヨーガのクラスにとどまらず、よりよい毎日を生きるためのものとなるでしょう。

もっと穏やかに、平穏に、そして幸せになりたいと思い、この本を眺めてみてください。ヨーガのもっとも素晴らしいところは、ヨーガを練習しているときも、その後も、広々とした空間を感じられるところだと思います。自分にぴったりの練習が見つかれば、気持ちの高まるゾーンに入るのは簡

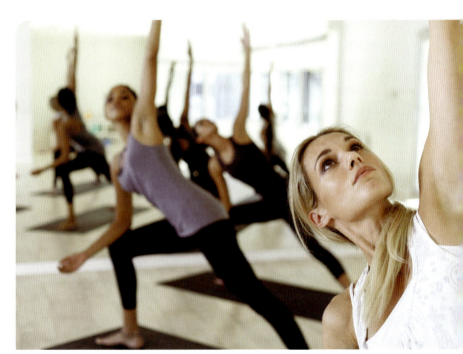

単であり、練習後もそれが長く続きます。生徒の1人は、レッスン後の感覚を「すべてが世界とともにあるようだ」と説明していました。これは、大切な感覚です。日々のニュースの中心が戦争や惨事、不幸や暴力といった悲劇的な話である世の中では、前向きな出来事などないかのように感じられます。私たちには、立ち込める怒りと嫌悪の雲から頭をのぞかせることが必要です。ヨーガは、世界の暗い部分を取り除いてくれます。怒りや嫌悪の気持ちから立ち上がり、よりよく生きることを思い出させてくれます。

　ヨーガの練習で、私はありのままの自分が美しいことを再認識し、自分の体が安らぎの場であることを感じます。忙しさや、物質面での生産性が求められることの多い世の中では、自分のことに時間を費やすのは身勝手なことのように見られます。私は生徒によく、誰か本当に愛する人がいれば、その人と一緒に時間を過ごしたいと思うのは自然なことだという話をします。その人に自分の時間を捧げるのは、シンプルで簡単なことです。マットを広げて練習の準備をするのは、あなたが自分のために時間を捧げたいという気持ちの表れです。自分自身への愛の行為であり、深い癒しです。ヨーガの練習をすれば、あなたはもっと幸せになれます。そして、あなたは、その気持ちを味わうに値する人なのです。

規則的なヨーガの練習によって、柔軟性が増すだけでなく心穏やかになって落ち着きます。

ヨーガ：科学、それとも精神性？

　古代の文書の指示に従うとき、ヨーガは科学となります。私たちに、よりよく生きるための論理的ステップを教えてくれるのです。ヨーガの目的は心を明晰にし、心の質を高め、心の本当の姿を理解することです。本書の大部分を占める動的なポーズ、つまりアーサナは、ヨーガの目的を助けるためのものです。アーサナによって体は健康的に、力強く、柔軟になります。また、楽にすわることができ、それによって心を明晰にするためのテクニックに集中した練習ができるようになります。毎日の生活で生じるいかなる不均衡に対しても、ヨーガは素晴らしい解毒剤の役目を果たします。本書を読み進めていくうちに、ヨーガにはしっかりとした基盤があることに気づくでしょう。けれどヨーガは芸術でもあり、そのため少し摩訶不思議でもあります。体で次々ポーズを作るだけで、これほど深い精神的効果があり、これほど気分がよくなり、そして世界中にこんなにも多くのヨーガ信奉者を作り上げることができるのです。

　病む人を理解することに焦点を当てる傾向にあった西洋心理学とは異なり、東洋の心理学では随分前に前向きな思考の重要性を発見していました。2000年前、東洋のヨギー（ヨーガ実践者）はすでに、健康な心の本質についての深遠な研究を完成させ、自己実現達成の方法を解明し、遭遇しうる潜在的危険への対処方法を説明していたのです。そのテクニックは安全で、時間をかけて実証されたものです。そして、こうして発見されたものが今、以前にも増して真実であると感じられます。現

代生活で私たちが、本来のルーツ、自分たちを根付かせているものからどんどん離れていることに議論の余地はありません。ですが英知に富む古代のヨギーは今も、私たちが前に進むための案内役として、光と真実のかがり火をかかげてくれています。

本書では、もっとも引用されることの多い2冊の古代文書、『ハタ・ヨーガ・プラディーピカー』と『ヨーガ・スートラ』について言及しています。『ハタ・ヨーガ・プラディーピカー』は15世紀にスヴァートマーラーマが書いた書です。また、『ヨーガ・スートラ』として知られる重要な文献(p.6、p.14-16参照)は、4世紀に賢者パタンジャリによって編纂された格言集です。『ヨーガ・スートラ』は料理本のようなもので、究極の自由、カイヴァリヤムを達成するために踏むべき必要な段階を、順を追って説明してあります。本書では、『ヨーガ・スートラ』からの引用や考えを散りばめ、現代生活へのアプローチへの指針としています。

ヨーガの姿勢と呼吸

本書では、ヨーガの流派の1つ、ハタヨーガを取り扱っています。これは「尽力のヨーガ」で、今日世界でもっとも広く行われている動的ヨーガです。そもそもヨーガは、識者の使用する言語であるサンスクリット語を用い、口頭で指導されていました。アーサナというのは身体的ポーズを意味するサンスクリット語であり、世界中のヨーガ実践者におなじみの言葉です。アーサナの文字通りの定義は、「座」です。あなたはヨーガの形に「すわり」、動きを可能にするために楽にすわって、世の中での行動を容易にするのです。アーサナはヨーガの「八支則」の1つであり、「八支則」にはその他7つの項目があります。呼吸のテクニック(プラーナヤーマ)も、そのうちの1つです。

倫理規定

ハタヨーガの「八支則」のうち、その他の項目は深遠な古代の哲学について言及するもので、最高の状態にまで高めるためにすべきすべてが網羅されています。本書の「現代生活のための古代の英知」では、哲学についてさらに詳しく述べています。

ハタヨーガの「八支則」には、倫理原則

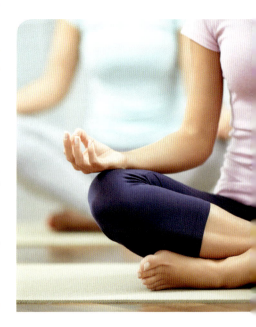

についての項目も2つあります。それが、ヤマとニヤマです。この2項目では、自身と周りの人との健全な関係を守り、支えるための10の倫理規則が挙げられています。

5つのヤマは自分の意志、思考、行動についての事項です。古代の概念でありながら、現代人の生活に必要な指針を指し示すものとなっています。以下が、ヤマの内容です。

- **アヒンサー** ─ 周りの人に害を与えないという意志を持つ
- **サティヤ** ─ 正直に話す
- **アステーヤ** ─ 自分のものでないもの、快く与えられたわけではないものは手に入れない
- **ブラフマチャリヤ** ─ 高尚な願いのためにエネルギーをとっておく
- **アパリグラハ** ─ 周りの環境、接する人々と揃って生きるために必要なものだけを手に入れる

5つのニヤマは、自分自身に対する行為、態度における規律を説明しています。2000年以上も前に書かれたものですが、これらの原則は以前と変わらず今日にも当てはまります。簡単に言えば、これらの指針に従うことで周りの人を尊重し、周りの人に対して穏やかでいることができます。

- **シャウチャ** ─ 自分の身を守る
- **サントーシャ** ─ 自分の生活にあるものを楽しむ
- **タパス** ─ 目的の達成のために規律を課す
- **スヴァーディーヤ** ─ 学習して、自身を深く理解する
- **イーシュヴァラ・プラニダーナ** ─ 結局のところ物事の成り行きに対して自分にはまったく責任はないこと、そして自分より偉大なる世界があることを理解する

焦点、集中、瞑想、そして悟り

さてここで、八支則のうち次の3項目はヨーガの実践についてだろうと推測されているかもしれません。感覚の離脱（プラティヤーハーラ：5番目の項目）は、とても有益なものです。騒々しいライフスタイルの中で静かな心を持つことは難しく、行動に満ちた生活の中で心を1点に集めることは大変です。感覚への絶え間ない刺激を落ち着かせることで、集中力を高めることができ（ダーラナー：6番目の項目）、より深い瞑想の状態（ディヤーナ：7番目の項目）に到達することができます。

8番目となる最後の項目は、ハタヨーガの目指す目標です。これがサマーディであり、「三昧」と訳されています。これは、八支則のうちその他の7項目を行った結果生じる経験です。万物の自然な状態、サマーディは、一体感を感じる経験となります。

左: ヨーガの身体的ポーズを示すサンスクリット語、アーサナは、「座」を意味する言葉です。

ヨーガの効果

モダンヨーガ：
偉大なワークアウト、
素晴らしいワークイン

パタンジャリの『ヨーガ・スートラ』では、最初に4項目でヨーガの本質を説明しています。

1. 最初のスートラでは、ヨーガの目的が説明されています。サンスクリット語で書かれ、ヨーガとは心のはたらきを止滅させることだと言っています。

2. 次のスートラでは心は道具であり、心を静めるには心とともにはたらくことだと言っています。澄んで明晰な心でなければ、今この瞬間の真実に触れることはできません。

3. 次に、心は目的でもあると述べています。ヨーガでは、ゆがめられた理解や誤った思考によって道に迷うことはありません。この節では、物事の本質を認識すれば、届かない局面など人生にはないことを教えてくれています。すべてが、新たな光に照らされます。真実を理解できれば痛みの原因を避けることができ、想像する以上に物事のコントロールが可能になります。

4. 次のスートラでは、実は心は問題の一部でもあると言っています。心が乱されれば、道筋をたどることも、物事を正確に理解することもできません。こうなると、ヨーガの状態からは離れてしまいます。

残りの192のスートラでは、これら4つについて詳しく述べられています。内なる平穏を経験したければ、『ヨーガ・スートラ』が段階を踏みながら、あなたに心の静けさを経験させ、ヨーガの平穏な状態へと導いてくれるでしょう。

『ヨーガ・スートラ』から私たちは、物事をありのまま知るのはヨーガの状態にあるときだけであると学びます。心がその状態になければ、物事の本質を見ることはできません。つまりヨーガの練習の目的は、完全にそこに存在し、ことの本質を理解し熟考するために、長く続く心の静けさを得ることです。これは、高尚な目標です。さしあたりあなたは、ただ硬いハムストリングをストレッチすることに集中したいと思うかもしれません。ですが、長くヨーガのクラスに通えば、好奇心が高まるのではないでしょうか。クラスの最後の静かなリラクゼーションの時間は、新たな平穏に満ちた生き方以上のものを与えてくれるのですから。

前屈をしているときに予期せず生ずる突然の感情の高まりの中で呼吸をすると、自分に変化が起こり、高揚が感じられるでしょう。ヨーガの教室を出るときには、前よりよい人、穏やかで優しく寛大な人になっていると感じるかもしれません。あるいはおそ

らく、人生で起こる出来事に深く感じ入り、ヨーガの入り口を通ってあなたの内なる世界を見つけに導かれていると感じるかもしれません。そして、その内なる世界が安らぎの場であることを発見するかもしれません。こうしてアーサナの練習は、単なる身体的ワークアウトや効果的なストレス解消法を超えたものとなります。身体、心、精神が必然的に結びつき、ハタヨーガの練習が心を慰める癒しの場となり、やりがいのある自己啓発の旅となります。

なぜモダンヨーガなのでしょう？

ハタヨーガの練習は、私が『ヨーガバイブル』を15年前に書いたときと比べ、かなり進化しました。運動科学の発達と綿密なトレーニングのおかげで、身体的ポーズの治療面が発展しました。ピラーティスの人気でわかるように、モダンヨーガでは骨盤、肩、背中、腹部の力強さと注意深いアライメント（姿勢の調整）を強調しています。たとえば、今日のモダンヨーガのクラスは15年前に行われていたクラスとはかなり異なり、体幹強化に特化した様々な練習があります。

喜ばしいことに、目新しかったヨーガは主流へと変わり、その中で、より多くの影響を受けるようになりました。広く行われるようになった芸術は、その実践者がそれまでに受けたトレーニングに影響されることになります。武道、太極拳、気功の経験のあるヨーガの指導者は、それぞれの原則をヨーガの指導に組み入れます。他にもたとえば、フェルデンクライス、フランクリンメソッド、アレクサンダー・テクニークなど、その他の経験を持つ指導者も同様です。

1980年代、ヨーガは熟達したハタヨギーであるB.K.S.アイアンガーに大きく影響を受けました。アイアンガーは、1960年代にヨーガを西洋に広めたと言われています。アイアンガーヨガはポーズを長く保つのが特徴で、スタミナと柔軟性が得られます。1990年代にはアシュタンガ・ヴィンヤサヨーガの人気によって、通常のヨーガの練習に絶え間ない流れを取り入れるという概念が生まれました。こうして生まれたのが今日、西洋で人気のある流れのあるフローを基本としたヨーガです。

息を吸うとともに1つの動き、息を吐くとともに1つの動きというヨーガもあれば、1つのポーズの中で何度か呼吸をし、その後次のポーズに移る、というスタイルのヨーガもあります。フローヨガでは動きと呼吸が連動し、静的ポーズが美しくつながります。ヨーガ初心者にとって、呼吸するのが難しく感じられる場合もあります。シークエンスは一層創造的で洗練されたものとなり、ヨーガの練習が動きの詩的な流れのように感じられます。

科学技術の発達で、今や生活のスピードが15年前より速くなったように思われます。まるで、集中力の続く時間が短くなったようです。自らを急がせていることの表れのように、フローヨガの練習が好まれていますが、その一方では、その流れに逆行して新たにスローヨガのスタイルも出てきました。本能的に自身のバランスを取ろうとするかのように、リストラティブヨガや陰ヨガが重要な意味を持つようになりました。リストラティブヨガの特徴は柔らかでリラックス効果の高いポーズにあり、それぞれのポーズを何分も保ちます。ポーズには通常

モダンヨーガ：偉大なワークアウト、素晴らしいワークイン

15

プロップス（補助用具）を用い、強度を和らげます。陰ヨガは東洋の健康観に基づき、中医学における経絡（エネルギーの流れ道）を利用しています。陰ヨガは筋肉に働きかけるのではなく、関節や結合組織をターゲットにします。骨や靭帯を強化するためにポーズを長く保ち、強度は高くなります。

　表面的には、これらヨーガのバリエーションによって様々な選択肢があるようですが、本質的にはヨーガは変わりません。もともとのヨーガの精神は、永遠です。何世紀にもわたって人類が実現したすべての変化にもかかわらず、そして、進化し続けるヨーガの無数の形にかかわらず、本質的に私たち人間に変わりはなく、私たちはヨーガの永遠の練習に関わり続けるのです。古代のヨギーは、心と心の落ち着かせ方、そしてヨーガを用いて内なる世界（自分自身）と外なる世界（他との関係、他、そして環境）を大切に扱う方法を見事に理解していました。

ヨーガは、進化です。伝統的なヨーガについての説明の1つに、以前は到達できなかったことを達成する、とあります。これは必ず、個人の成長と変化につながります。最近の西洋ヨーガの変化はさておき、長年ヨーガの練習をした人は誰でも、必ず変わります。ニーズが変化し、それに従ってヨーガの練習も自然に変わります。長年のヨギーであれば、私自身の道のりに共感してくれるかもしれません。私は10代でヨーガを始めました。身体的に完ぺきであることを求め、エゴという健全な薬を一服添えていました。年月を経て、脳での探求からそれぞれのポーズを深く理解することに変わり、「完全な」アライメントを試み、ポーズのもっとも難しいバリエーションを行うことを努めました。そして、多くを求めず、信頼ある長く続く関係を築こうとしました。現在の私の考えは、もっとゆったりとしています。以前より穏やかな練習に、楽しい遊び心を持って取り組んでいます。ありがたいことに、何かを「示す」必要があるというプレッシャーを感じることはほとんどありません。私とヨーガとの関係は、いつくしみに溢れ、安定した満足感のある結婚のようなものとなりました。そして私に、とてもいい結果をもたらしています。

右:リストラティブヨガと陰ヨガの特徴は柔らかなポーズにあり、それぞれのポーズを長く保ちます。

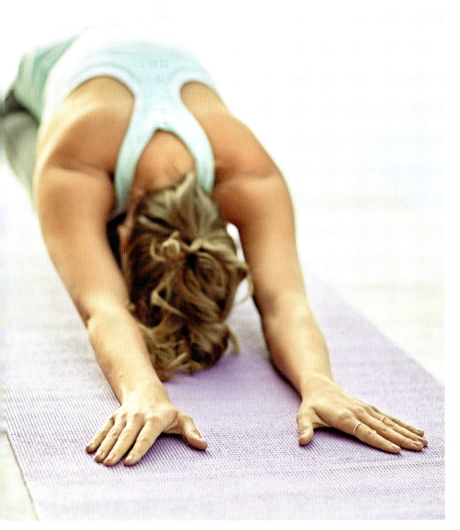

モダンヨーガ：偉大なワークアウト、素晴らしいワークイン

ヨーガはなぜあなたを、こんなに気分よくしてくれるのでしょう

ヨーガとポジティブ心理学—フロー状態

　ハンガリーの心理学者、ミハイ・チクセントミハイ博士やその他の心理学者の研究により、ポジティブ心理学で「フロー状態」という概念をよく言及するようになりました。フロー状態とは、何らかの行為において深い集中と歓喜の状態を経験することです。行為に完全にのめり込み、喜びを見出すこの経験は、「ゾーンに入る」とも言われます。完全に浸り、喜びを見出す状態であり、時間が飛ぶように感じられます。人は様々な場面で、フロー状態を経験することができます。たとえば勉強中、仕事場で、音楽の演奏中、人を愛するとき、スポーツをしているとき、そしてヨーガの練習中。

　ヨーガは、他のスポーツに比べてフロー状態を経験しやすいと言われています。ハタヨーガの練習中は、エゴの状態が和らいで自意識が消え、失敗に対する恐れが消えるのが理想です。フロー状態に到達しやすくするには行為と能力、そしてポーズの難度のバランスをとる必要があります。シンプルで簡単な練習を選ぶなら、ポーズに対して好奇心を持ち、深く意識的に取り組むことが大切です。慣れ親しんだポーズに初めてのように取り組むのを、「初心者の心」と呼んでいます。初心者の新鮮な気持ちで取り組むことで、よりフロー状態へ入りやすくなります。無感動で退屈な気持ちでは、フローを経験することはありません。ポーズに対するスキルが上がれば、ポーズの難度も上げましょう。スキルと難度のバランスがとれていれば、フローを経験しやすい基盤ができます。あなたのスキルのレベルに対してポーズが難しすぎれば、不安が生じます。もうすでにおわかりでしょうが、不安はハタヨーガの練習の目的ではなく、むしろその逆です。

ヨーガと神経の可塑性

　15年前、私が『ヨーガバイブル』を書いた頃は、脳の回路は5、6歳までに定まり変化しないと考えられていましたが、今では神経の可塑性という概念、つまり脳の回路は再編成できるという考えが理解されています。神経の可塑性とは、使用されることによって、私たちの脳が常に再編成の状態にあることを示しています。新たな経験を繰り返し何度も行うことで、脳は変化します。（脳は、筋肉のようなものだと考えます。つまり、鍛えた部分は強くなり、使わない部分は弱くなります。）つまり、肯

定的パターンを補強するのは大切なことです。そしてヨーガの文書では、何千年も前にこの点が明らかになっていました。古代のヨーガ文書では、成功への鍵として一貫したヨーガの練習の重要性を強調しています。一貫した練習は私たちの感じ方、感情の扱い方、自分の体への意識、そしてすべてをどう統合するかに影響を与えます。これらの効果は、ヨガマットを離れて人生にまで及びます。

神経の可塑性は、意志や集中と呼吸や体の動きを結びつけたときに何が起こるかの説明にもなります。時間をかけて肯定的な関連性が築かれれば、心地よくなります。「同時に興奮したものは、同時に配線される」という、神経経路の働きについてのキャッチフレーズまであります。ヨガマットに立つやいなや、心地よい「ヨーガのゾーン」に素早く「立ち入る」ことができるのは、このためです。あなたは、太陽礼拝で最初に両腕を上げるだけで、ただちに気分がよくなり、より調和を感じられ、穏やかで心落ち着くでしょう。また、瞑想の練習を何度か行えば、すわるとともに、かなり効果的に精神を統一し、深く瞑想的な心の状態に自身を持っていくことができるでしょう。

ここで、脳を再編成し続けることが逆効果にもなることを理解しておくことが大切です。ストレスを感じるたびに、その不快な経験に対する神経ネットワークは強化されます。練習の一貫性が大切なのはこのためであり、練習によってよいものを与え続け、強化したくない点をくじくことができます。

神経系には素晴らしい見返りのあるシステムがあり、ハタヨーガではその利点を存分に利用できます。体は、ドーパミンとエンドルフィンという気分をよくする化学物質を出します。音楽を聞く、愛を育む、ヨーガ以外のエクササイズをするなど、これらの化学物質を出す行為は他にもいろいろありますが、ハタヨーガの練習には神聖な生物化学が存在します。ヨーガの練習ではマインドフルネス、深い呼吸、そして動きが結びついてこれらの化学物質の放出を引き起こし、前向きな脳の再編成が促され、変化が生じるのです。

さらにこれらに、「慈悲の瞑想」を加えましょう（p.372参照）。「慈悲の瞑想」で思いやりの心が養われ、周りのコミュニティと美しくつながっていることが感じられます。また、動的なヨーガの練習の前後には、マインドフルネス瞑想と感謝瞑想の練習も行ないましょう（p.366、p.370参照）。マインドフルネス、深い呼吸、そしてゆっくりとした動きと瞑想で、物事に反発することが少なくなり、古い傷が癒され、ストレスにうまく対応できるようになります。自分のすべて、自分の持ちうるものすべてに感謝するようになります。より幸せに健康に感じられ、自分の体を楽しみ、愛を十分に受け入れ、世界が平和であると感じられるようになるでしょう。

ヨーガはなぜあなたを、こんなに気分よくしてくれるのでしょう

19

本書の使い方

本書では、ここまで述べた概念の様々な点に触れ、それらを味わいます。あなたのニーズにぴったりのヨーガの練習を見つけてください。能力、エネルギー、気分は日によって、そして年代によって自然に変わり、それぞれにふさわしい練習があります。筋力、柔軟性を養うポーズもあれば、心を新鮮に、再び集中させるためのポーズもあります。感情を落ち着かせて、心躍らせる練習もあります。そして、ときには忙しさのあまり気づかないとしても、実はいつもあなたとともにある大切な安らぎに触れ、魂の平静を経験します。

短時間で最大の効果を生み出すためにいろいろな組み合わせのポーズがあり、たとえばよく知られたポーズでの脚の位置で、他のポーズでの肩のストレッチをする腕の動きを行ったりします。また、フローポーズにもいろいろあり、強度を下げ、呼吸を安定させて、気持ちよく練習を行うこともできます。健康的な範囲でポーズを長く保ち、アライメントに重きを置くこともできます。また、集中を続けるため、オーシャンブレス(ウジャーイ呼吸)(p.332参照)をたっぷり行うことも勧めます。瞑想とリラクゼーションを少し加え、マインドフルネスの指針があれば、これであなたには素晴らしいワークアウトと、優れたワークインが準備されます。これが、モダンヨーガです。

練習をつなぎ合わせるには、376ページから387ページに説明のあるシークエンスに従ってください。あるいは、まず本の目次を見て、それぞれのセクションから練習を1つか2つ選べば、かなりバランスのとれた練習となります。下段では練習への提案についても加えて説明してあるので、日によって異なる練習をすることが可能です。各ポーズでは以下の項目が説明され、この本を巡るヒントを与えています。

- **準備ポーズ** ── お勧めの準備ポーズを挙げています。
- **次に進んで** ── 次に本書のどこに進めばいいのかのヒントです。このように同じテーマのものを続け、進んでいくことで、練習が深まります(たとえば、ねじりのポーズから、より難度の高いねじりの動きを行う)。
- **バランスをとる** ── 動きのバランスをとるカウンターポーズを示します(たとえば、バランスをとるために、ねじりのポーズから前屈など対称的なポーズに移る)。
- **強度を下げる** ── 強度を下げるために、難度の低い、あるいはよりリラックス効果のあるポーズを提案します。
- **注意** ── 体の状態によって、禁忌である説明です。

星の数

難度の目安として、星がつけてあります。星が1つであれば、たいていの人にとって可能なポーズです。そして、星3つまで、難度が高くなっていきます。星の数は怪我がなく、どこにも制限がないことを前提としています。どこかに怪我がある、慢性障

害がある、あるいは特定の事柄に対して何らかの重要な傾向がある場合、必要に応じてポーズを調整する必要があります。各セクションの最初にある一般的な「注意事項」を参照し、各ポーズでの「禁忌である状態」に注意してください。怪我を引き起こすまでポーズを無理にとることをせず、必要であれば助言を求めましょう。どこかに最近怪我をしたところ、あるいは慢性障害がある場合は、経験に富み知識の多い指導者のもとで行いましょう。

　賢くなり、エゴはマットから離れたところに置いておきましょう。痛みが出るまで頑張らず、必要であれば専門家の助言を求めましょう。人にはそれぞれ緩んでいるところや弱いところ、そして硬いところや強いところがあります。星が3つついた見事な見栄えのポーズができたからといって、他の星3つのポーズもすべてできるとは考えないでください。ヨーガのポーズは多角的であり、ストレッチする部分も強化する部分も多岐にわたります。

　限界を押し上げるような練習もあり、それには勇気が必要で、マットを離れた「実生活」での定まった境界を拡大する後押しとなる鏡のようであるかもしれません。また、緩やかで官能的で優美で、1日の終わりに心地よいお風呂に入るのと同じ心理作用のある練習もあります。

　ヨーガの本質は永遠ですが、現代の社会でヨーガは今までよりさらに必要とされています。現代社会ではストレスを受けては脳が再編成され、また、ストレスを受けて疲れ果てる生活を多くの人が送っています。ヨーガの本質は高潔で確かで深遠ですが、同時に遊び心を持って取り組み、喜びを見出し、楽しむこともできます。本書とともに、大いに楽しんでくださることを望んでいます。

練習のガイドライン

- **自分にできる最善を尽くしましょう。** その日できる最善を尽くすほうが、「完ぺきな練習」を達成するよりずっと素晴らしいことです。ヨーガのポーズは、あでやかである必要も、観衆にもてはやされる必要もありません。シンプルがよいのです。神経の可塑性によると、シンプルなポーズを意識的に練習することで新たな肯定的パターンが生み出されます。そして、肉体に新たなパターンを生み出すことと同様に、あなたの内なる旅は大切なことです。身体的練習を進めるにつれ進歩するのはもちろんよいのですが、エゴの欲するままに間違った道に行かないよう気をつけましょう。

- **規律が大切です。** 熱心に、好奇心と情熱を持って規則的に練習すれば、結果はついてきます。楽しいと感じるポーズをたくさん選び、情熱を持ち続けましょう。そうすれば心地よくなり、もっと練習したくなります。いつも心を開き、難しいことも探索してみましょう。

- **完ぺきなポーズという考えを捨てましょう。** どんなポーズでも、完全にその瞬間にいることを心がけましょう。

- **練習のあいだに休憩をとりましょう。** それが、「間にある」スペースに近づくことを覚える時間となります。そうすれば体には完全に肯定的な変化が起こり、深い癒しが生じます。

本書の使い方

- **スティラ・スーカ・アーサナ**（ヨーガ・スートラ2章46節）は、大切なスートラです。これは、ヨーガのポーズは安定していて快適であるべきだという意味です。ポーズでは、注意を保ちながらリラックスしていなくてはなりません。ポーズは極度の疲労を生み出すものであってはならず、継続することが可能でなくてはなりません。呼吸に注意し、呼吸が不規則になったら、今行っていることを変えましょう。ハタヨーガのそれぞれのポーズで呼吸を行いますが、流れが止まったり、呼吸が途切れたり不快に感じるものであってはなりません。呼吸をしながら、頻繁に確認しましょう。呼吸は、自分がどう感じるかのバロメーターです。
- **ただ行うのではなく、そこにすわりましょう！** ヨーガのポーズの動的な練習だけでは、十分ではありません。呼吸、リラクゼーション、そして瞑想について探索する必要があります。たとえ5分であっても毎日マインドフルネス瞑想（p.366参照）を行えば、人生が変わったように思えるでしょう。
- **気づき、感じ、適切に動きましょう。** そしていつも、思いやりの気持ちを持ってそこに存在しましょう。すべてのヨーガのポーズでは、どれくらい頑張るか、どれほどリラックスするかの程度を選択することができます。リラクゼーションが得られるほど、喜びを見出すことができるでしょう。常に駆り立てられているようなタイプの人は、自分の境界から少し下がることを自分に許しましょう。気楽に構えるのは難しいかもしれませんが、心地よく感じる範囲を出ることが最大の進歩を示す場合もあるのです。本書で提案している回数は単なるガイドラインであり、練習では保持する長さや動きの深さなど、自身で設定してください。
- **自分の感じ方を信じましょう。** ヨーガの練習で、直感力を養いましょう。毎日、昨日まではなかった多くの異なる細胞を得ています。あなたは効果的に新たな体を得て、それぞれのポーズ、それぞれの練習を新鮮に感じます。
- **あなたのアイデンティティ、人としての価値**は、どんなに「完ぺきに」蓮華座ができるか、頭立ちがどれほど長くできるか、ポーズがどれほど美しくできているかで決まるわけではありません。本当です。あなたの葬儀では、誰もあなたのハムストリングの長さになど触れません。

下：すべてのヨーガのポーズには、選択肢があります。自分に適切なバリエーションを選びましょう。

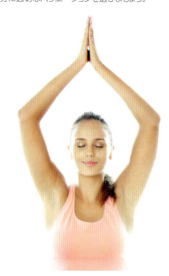

ヨーガへのラブレター

ヨーガがまったく初めてという生徒がクラスに現れると、私は大変な名誉を感じます。私は心の奥で、この人にとってこの経験が、ヨーガの練習に対する生涯にわたる熱中の始まりとなるのかもしれないと思います。

経験の度合いにかかわらず、初めてでも熟達していても、ヨギーはヨーガの練習に喜びを見出すことができます。私たちは皆、人生の浮き沈みにさらされていて、ヨーガが必ずしも痛みのない人生を意味しているわけではありません。体を硬く、弱く、あるいはぎこちなく感じる日もあり、ポーズの中で常に強く、あるいは柔軟に感じるというわけでもありません。気が散り、無気力なときは誰にでもあり、練習がいつも安定して簡単に感じられるはずもありません。この先、否定的な感情を持つことがないわけでもないでしょう。過去にまかれた種に対する反感が、直ちに消えるわけでもありません。

けれど、練習によって深い癒しを感じ、助けられるはずです。ヨーガで体、心、精神、そして現実が絡み合い、思いやりと勇気を得、快活な人となるのです。練習は、蔓延する不満の状態からあなたを引き上げ、慢性的に病んでいた心を楽にしてくれます。心傷つき、深い悲しみに痛みを覚え打ちのめされた日々にも、ポーズ、呼吸、リラクゼーション、そして瞑想というすべてが、あなたを明るく照らしてくれます。静かな絶望と無意識の落胆のときにも、抱きしめてくれます。深い悲しみにある心を癒し、トラウマに悩むあなたを支え、危険と隣り合わせであれば手を握ってくれます。もっとも自然で健全な方法で、ヨーガはあなたを本当の自分と再びつなぎ合わせてくれます。

ヨーガは、私たちと万物の関係を元通りにしてくれます。意識して経験しているか否かにかかわらず、私たちは皆、全体から始まっています。ハタヨーガの練習、呼吸法、リラクゼーション、そして瞑想の間、私たちは全体から進みます。そして、全体へと戻ります。自分はすでに完全であること、1日の終わりに生命が現れ、自分がその中にいることを認識するのは、なんと美しいことでしょうか。

現代生活のための古代の英知：継続可能なヨーガ

AHIMSA अहिंसा

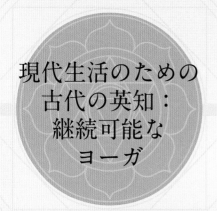

モダンヨーガは親切です。ハタヨーガの倫理原則（ヤマ）の1番目はアヒンサーであり、これは非暴力、害を与えないと訳されます。簡単に考えれば、これは攻撃性の回避です。ですがアヒンサーは、単に傷つける行為を避けるというだけではなく、もっと深いところを意味します。アヒンサーには親切、思いやり、受容も含まれているのです。

認めたくないことですが、暴力は人間の性質の一部です。それは幼児のかんしゃく、人間関係の終わり、戦争をする大人にも見てとれます。私たち誰もが、自分自身、そして周りの人に対して攻撃的、不親切、暴力的になる可能性を持っています。ですが、私たち皆をつないでいるのが人間関係です。自分に優しくなるよう自身を育て、この優しさを周りの人に対しても広げていくことを学ぶかどうかは、あなた自身にかかっています。

ときには、外の世界に見える暴力を変えることに対し無力さを感じるかもしれません。ですが、それは内にあるものを映し出しているわけではないと確信することはできるはずです。自分の行為を一掃し、自分の思考と行動をアヒンサーの観点から考えることができるのです。思いやりの気持ちを育てるためにとても有益な練習が、慈悲の瞑想（p.372参照）です。この伝統的な仏教の瞑想法では、他と分かち合えるほど十分な慈悲のエネルギーが自身の中に満ちてきます。そして、その慈悲を周りの存在と分かち合います。

アヒンサーの概念には、自然に害を与えないことも含まれます。環境維持は大変重要です。汚染を削減し、リサイクルをして、消費を減らしましょう。幼稚園の頃、欲しいものと必要なものの違いを学んだで

しょう。何かを購入するときには、これを思い出しましょう。そして、物質社会が推奨する欲深さに歯止めをかけましょう。

モダンヨーガの練習も、継続可能である必要があります。練習があなたの必要なものに見合っているかどうか、あなたを育てるものであるかどうかを確認しましょう。モダンヨーガでは、練習を長く継続するためには正しいアライメントが不可欠であるとしています。たとえば、腕立て伏せの繰り返しや間違った姿勢によって、肩を極度の疲労状態に追い込んでいないでしょうか。モダンヨーガは流動的です。あなたに必要なもの、そのときの気分によって練習を変えましょう。

モダンヨーガの練習では、それぞれのポーズでどれくらい働きかけ、どれくらいリラックスをするのか、自分で決めます。自分に対して優しく、気楽でいたい日もあるでしょう。そういう日の練習には、疲労回復作用のあるものやリラクゼーションを多く取り入れます。体は常に作りかえられていて、今日ヨーガを行う体と昨日ヨーガを行った体は異なります。そこには、新鮮で前向きな態度で作られた多くの新しい細胞があるのです。

自らの何たるかを知るためには公平さ、思いやり、そして好奇心が必要です。そして、体と心を受け入れることも必要です。アヒンサーには、大変深いレベルでの完全な自己受容が含まれます。そういう意味では、あなたは何も変える必要はありません。あなたはすでに、完全なのですから。

現代生活のための古代の英知:継続可能なヨーガ

第 2 章
体のヨーガ：
陽 – 動的な練習

気をつけましょう
心地よいと感じる程度に行いましょう。ポーズ中何か違和感を覚える、あるいは何か疾患のある場合には専門家にアドバイスを求めましょう。

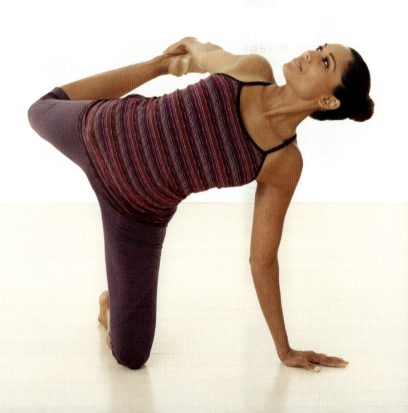

1. 柔軟性を高める

　柔軟性を高めるためのヨーガのポーズは、本当に素晴らしいものです。他のポーズに比べ身体的に要求されることが少なく、リラックスして十分に呼吸をすることができます。これは、体と心の両方に大切なことです。柔軟性を高めるためのシークエンスは、その後の動きに体を備えるために練習の初めに用いられることが多いのですが、練習中どこに入れても、「控え目でいて、なおかつ効果があり」、気持ちのよいものです。期待値が高くめまぐるしく動くこの世の中にあって、没頭することができて、なおかつ多くを要求しないこれらのシークエンスは楽しく、また自分に集中し直すことができます。ワークアウトの最後に行って体を落ち着かせ、リラクゼーションや瞑想のテクニックを用いて静穏な状態に入ることもできます。

　仕事で忙しい日には、これらのシークエンスを行って元気になりましょう。疲れた心はよみがえり、魂は落ち着きます。誰の体にも可能な動きであり、複数行うことで完全な練習にもなります（p.376の「すべてを合わせて」参照）。ヨーガの練習では、強度と質を混同してはいけません。これらのシークエンスが穏やかであるからといって、ヨーガ実践者にとって洗練された価値ある練習ではない、というわけではありません。これらのワークアウトを気に入ってくださいますように。

☆ 歓喜の輪

胸を開く、大変気持ちのよいシークエンスです。深くゆっくりとした呼吸で肺活量を増やし、エネルギーである「プラーナ」の「預金残高」を増加します。背骨が前後に弓なりに動くことで伸びて柔軟性が保たれ、新鮮な気持ちになり、明るく若返ります。そう、喜びに満ちています。

1. 両足の親指をつけ、膝を広げて、かかとの上におしりを下ろします。両手で合掌します。動きを始める前に、すわった状態での背骨の形に意識を向けましょう。尾骨が軽く下に押し込まれているでしょうか。そして、腰に続く広がった骨、仙骨を感じましょう。腰は長く、内側にアーチ状になっているでしょうか。背中の中ほど、そして上部は緩やかに外側にアーチ状になっています。そして最後に首が、少し内側にカーブしていますね。椎骨の一番上には、頭がバランスよく気持ちよく乗っています。これら各部分を意識するだけで、緊張が和らぎます。

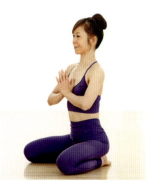

2. 息を吸い、両手を組んで手のひらを裏返し、両手の付け根を押し出しながら息を吐きます。同時に、腹筋を使って尾骨を強く下に引き下げ、背中の上部を丸めます。しっかりと手のひらを押し出し、左右の肩甲骨を引き離します。胸椎と両手の間が最大限に離れるようにしましょう。

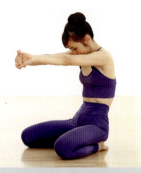

柔軟性を高める

次に進んで
東西のフロー(p.48)

バランスをとる
背骨を動かすポーズ(p.50)

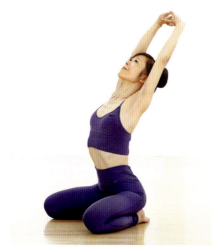 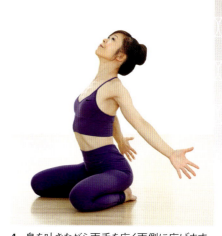

3. 次に息を吸い、両腕を真上に上げます。さらに後ろに両腕を持っていってもよいでしょう。この動きで背骨の形を変え、背骨を長くして、反らせます。骨盤を強く前傾させせましょう。背骨を長くして後屈すると胸骨が持ち上がります。肩が気持ちよく伸びるのを感じましょう。背骨全体を刺激するには、首はあまり伸ばしすぎず、首より下の背骨の部分に意識を向けましょう。

4. 息を吐きながら両手を広く両側に広げます。背骨は後屈の形を保ち、腕をできる限り後ろに伸ばして胸の筋肉を伸ばします。息を吐き切るまで、ゆっくりと動きを行います。もう一度息を吸い、両手を胸の前で合掌します。背骨のカーブが通常の形に戻ったら、背骨、そして体全体が緩むのを感じましょう。この呼吸のシークエンスを5回から10回繰り返します。

歓喜の輪

強度を下げる
横たわったねじりのフロー(p.40)

注意
正座がつらい場合は、他の座位をとるか、あるいは立って行いましょう。

トラのポーズ

これは、従来の猫と牛のポーズがモダンヨーガで使われたもので、背骨を動かし若さを保つシークエンスです。上腕三頭筋を鍛えることができ、腕が細くなります。太陽礼拝A(p.76参照)のために、肩を備えることができます。

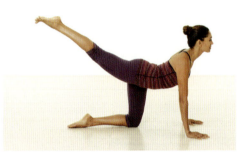
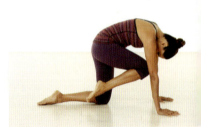

1. 四つん這いになります。息を吸い、右脚をできるだけ高く後ろに上げます。同時に背骨を反らせ、胸を両腕の間から突き出します。首の椎骨からその下の背骨までを、なだらかにします。首にはすでに十分な柔軟性があるので、背骨に意識を向けましょう。特に、背中の真ん中から上の胸椎を意識します。

2. 息を吐きながら背骨を丸め、右膝を胸に近づけます。手は床を押し、腹部が背骨のほうに引き込まれているのを感じましょう。何度か繰り返し、息を吸って背骨を反らせ、息を吐いて背骨を丸めます。それに合わせて、右脚をトラのしっぽのように伸ばしたり引き入れたりします。

柔軟性を高める

次に進んで
おしりを自由にする犬のポーズから板のポーズのフロー(p.66)

バランスをとる
背骨を動かすポーズ(p.50)

3. 背骨を反らせた状態で、脚を上げたまま腕を鍛える動きを加えます。上腕三頭筋を鍛えるため、ひじの内側が前を向いている状態で、ひじを後ろに曲げ床に近づけます。両腕の上腕骨が平行になるようにし、ひじが開かないように気をつけます。右足の高さを保ったまま、両腕を伸ばします。腎臓周辺がぎゅっと絞られているような感覚が得られます。体を下げるときにはおしりの位置を保ち、おしりが後ろに動かないよう気をつけます（おしりが後ろに動くと、上腕三頭筋に効きません）。体を下げるときに息を吐き、上げるときに息を吸って、8回繰り返します。次にもう1度膝を胸に近づけてから、膝を床に下ろします。次に左側で同じことをします。

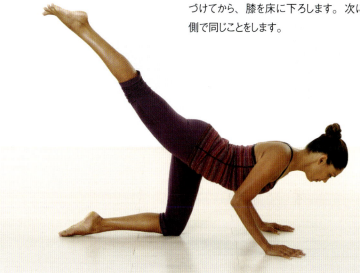

トラのポーズ

強度を下げる
コークスクリューのねじりのポーズ（p.172）

注意
手首に不安のある場合は、手のひらを床につけるのではなく、握りこぶしにしましょう。

33

☆ 肩回し

このフローは私の大のお気に入りです。肩が緩み、胴体全体が活性化されます。ねじりの動きで肋骨、肩、首周辺の呼吸補助筋を気持ちよく伸ばし、それによって呼吸が大きく流れるようになります。穏やかでなおかつ深い呼吸を感じてください。

1. 四つん這いになります。右手指先を前に伸ばして床につけ、ゆっくりと息を吸います。

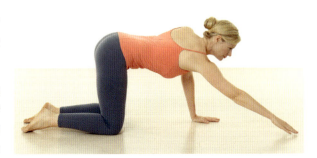

2. 息を吐きながら、指先をゆっくりと、膝の辺りまで後ろに滑らせます。同時に、おしりをかかとに向かって下げます。息を吐き切るまで、ゆっくりこの動きを行います。仕事場でデスクに向かっているわけではありません。ヨーガでは、早く動くことが効率的であるわけではないのです。ゆっくりと息を吐くことを楽しみましょう。

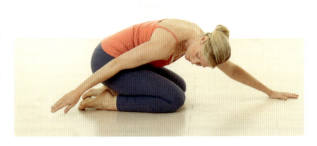

柔軟性を高める

次に進んで
ミニ太陽礼拝 (p.70)

バランスをとる
下向きの犬のポーズ (p.58)

3. 息を吸い始めると同時に右手を上げ、おしりを元の位置に戻します。大きな円を描き、指を床前方に戻します。息を吐き、もう1度後ろに指を滑らせます。円を描いている間、視線は右手の親指を追い続けます。右腕が床と垂直に真上に上がったら、左手のひらをしっかりと床に押しつけ、その跳ね返りを利用して、もう少し右手を高く上げてみましょう。5、6回、円を描いたら上半身を起こし、胴体の左右の感覚の違いを確認しましょう。おそらく、右側のほうが緩み、暖かく、開いてリラックスしていると感じるのではないでしょうか。左側も行いましょう。

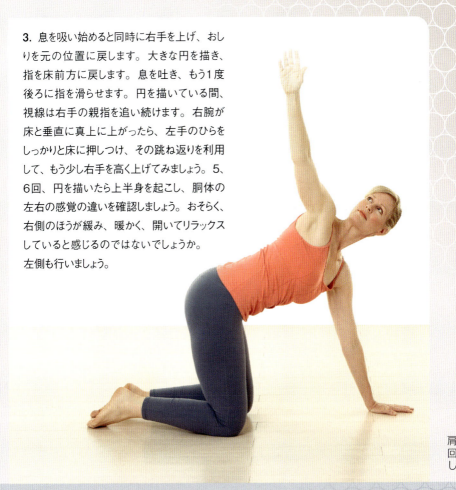

肩回し

強度を下げる
柔軟なハトのポーズ(p.54)

☆ 開脚前屈のフロー

体を少しずつ深く解放していくにつれ、体が緩むのを感じるのは喜びです。このシークエンスは脚の裏側に働きかけるだけではなく、腰の緊張も和らげます。

1. 両脚をV字に開いてすわります。動きを始める前に、両手をおしりの後ろで床に押しつけ、骨盤を前傾させます。そして両手を床から離します。骨盤が後傾するようなら必要に応じて膝を曲げ、シークエンスの間無理なく骨盤の前傾を保てるようにします。シークエンスを続けるうちに、少しずつ膝を伸ばせるようになります。楽に骨盤の前傾を保つことができるなら、シークエンス中、膝の裏をしっかりと床に押しつけて自分の体を根付かせるようにし、足首を曲げて、足の指を体に向かって引っ張ります。息を吸って手の指を組み、腕を前に伸ばしてそのまま上に上げます。両手の付け根を、押し出します。背中の筋肉が縮まり、胸の中心が上がるのを感じましょう。

準備ポーズ	次に進んで	バランスをとる
ミニ太陽礼拝(p.70)	壁を使った深い前屈(p.152)	合せきの橋のポーズ(p.192)

柔軟性を高める

2. 息を吐き、ひじを曲げて組んだ手を胸まで下ろしながら、上体を前に倒します。そのまま息を吐き、腕を前に伸ばし、上体を股関節から前に倒します。

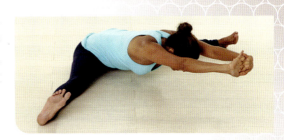

3. 息を吸い、もう1度ひじを曲げ、腹筋を収縮させます。組んだ手を胸の近くに持ってきて、その後頭の上に伸ばします。息を吐き、腹部を右側に向け、そのまま息を吐きながら、手を胸まで下ろし、次に両腕を右側に伸ばして上体を右脚に向かって倒します。胸骨が大腿骨上にくるようにしましょう。頭は下げず、前屈するたびに頭頂を遠くに伸ばすようにイメージしましょう。

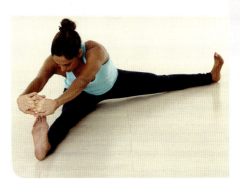

4. 息を吸いながら上体を起こして体を前に向け、頭頂と手のひらを天井に伸ばします。息を吐きながら、もう1度両脚の中心で体を前に倒します。息を吸って上体を起こし、息を吐きながら左側を向いて左脚に向かって前屈します。息を吸って体を中央に戻し、息を吐いてもう1度前屈します。中央から右、中央に戻って左、と4回繰り返します。腰の負担を軽くするには、前屈を繰り返すときにひじを曲げて両手を胸に近いところで動かしましょう。そしてそれぞれの位置での前屈で両手を床に置き、5回呼吸します。

開脚前屈のフロー

強度を下げる
休むハトのポーズ(p.294)

注意
仙腸関節に何か問題がある場合は、体の向きを変えるときに左右に体重を少し移動させましょう。右側に体をねじるときには左のおしりをわずかに前に移動させて床にかかる重みを軽くし、左側に体をねじるときも同様にします。

☆ 飛ぶバッタのポーズ

このポーズは、長時間いすにすわっている人にお勧めです。背中の筋肉を強化し、肩を安定させます。また、シークエンスの最初の部分で腹筋をうまく働かせることによって、脊柱がよいアライメントで保たれます。これによって次の動きで背骨が支えられ、後屈での柔軟性が促されます。

1. 四つん這いになり、右腕を前に伸ばして、右手の親指を上にして小指を床につけます。左脚を後ろに伸ばし、足の指を下に向けて床につけます。

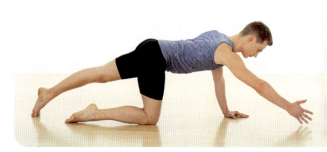

2. 息を吸って準備し、息を吐きながら右腕と左脚を床と平行になるまで上げます。腕と脚を上げながら腹筋を引き込み、おなかが床から離れて持ち上がるようにします。そうすれば腰が下がることがなく、腰椎が長く保たれます。

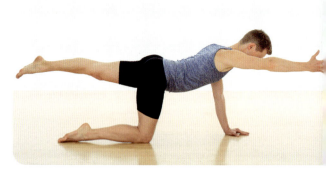

柔軟性を高める

次に進んで
太陽礼拝のいずれか(p.68-79)

バランスをとる
合せきのポーズ(p.154)

3. 息を吸いながら右手を下げて小指を床につけ、左脚を下げて左足指を床につけます。息を吐いて再び右腕左脚を上げ、おなかが床に向かって下がらないように意識をします。息を吐きながら腕と脚を上げるのは直感に反するように感じるかもしれませんが、これによって腹部が活性化されポーズが安定します。息を吸いながら手と足の指を床につけ、息を吐きながら上げるのを6回繰り返します。腕を伸ばすときには、腕の根元がしっかりと根付き、上腕骨の先端が肩甲帯にはまっている感覚を確かめましょう。右の肩甲骨を左のおしりに引き寄せるようにすると、この感覚がよくわかります。

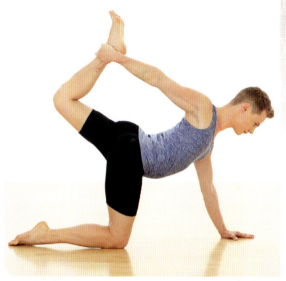

4. ひざまずいた弓のポーズに進みます。左膝を曲げ、右腕を後ろに伸ばして左足をつかみます。左足を高く持ち上げ、背骨を深く後屈させます。腰の後屈は自然にできるはずですから、胸椎の後屈に意識を向けましょう。胸骨を前方に上げます。左足をさらに上げ、大腿四頭筋の伸びを感じましょう。5回から10回ゆっくりと呼吸し、四つん這いに戻ります。左腕、右脚で、同じように行いましょう。

飛ぶバッタのポーズ

強度を下げる
背骨を動かすランジのポーズ(p.42)

注意
床についた手を握りこぶしにするほうが手首に心地よいようなら、そうしましょう。上げるのを腕か脚のどちらかにすると、簡単になります。

横たわったねじりのフロー

横たわって行うねじりでは、無理なく背骨を長く保つことができます。背中の筋肉を上体を直立に保つために働かせる必要がなく、重力の下向きの力もかからないので、より快適にねじりが得られます。

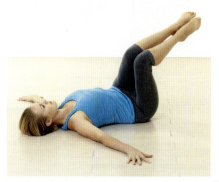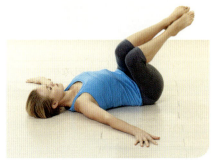

1. 仰向けになり、足を上げて膝を曲げます。腹筋を使って腿をおなかに近づけます。両腕を横に伸ばし、手のひらを床につけます。息を吐いて両脚を右側に動かします。最初は小さく動かし、膝を床につける必要はありません。息を吸いながら両脚を元の位置に戻し、息を吐いて左側に動かします。左右順に、息を吐いて脚を下げ、息を吸って脚を上げるのを繰り返します。

柔軟性を高める

次に進んで
３段階の横たわったねじりのポーズ(p.170)

バランスをとる
ハッピーベイビーのポーズ・陰スタイル(p.318)

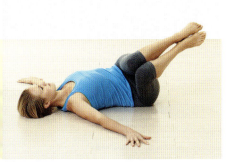
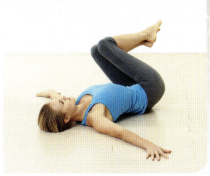

2. 体が温まったら、さらに遠くまで動かしましょう。左右両側で脚を床につけると、心地よく感じるでしょう。左右順に、呼吸をしながら続けましょう。

3. 右側に脚をすっかり下ろして、静かに止まります。どこかに問題がある場合は、左肩が上がっていてもかまいません。そうでなければ、できるだけ床に近づけましょう。左肩甲骨を背骨から離し、左手を床につけたまま遠くまで滑らせましょう。次の部分は、とても簡単です。休憩して、呼吸しましょう。数分、楽しんでください。反対側に移る準備ができたら、腹筋を働かせて脚を上げます。腰を守るため、片脚ずつ上げましょう。

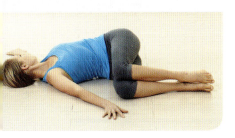

横たわったねじりのフロー

強度を下げる
東西のフロー(p.48)

注意
仙腸関節機能障害がある場合は、ステップ1でやめ、長く保つことは避けましょう。

41

背骨を動かすランジのポーズ

このポーズでは両膝の距離を離すことで脚を活性化させ、骨盤とおしりにガムのような柔らかさを与えます。これは陰と陽、動的な動きと緩みという相反する作用で、ヨガの練習から大きな効果が得られるよい例です。

1. 四つん這いの姿勢から、右足を出して両手の間に持ってきます。前膝が直角になるようにし、左股関節前に心地よい緩みが感じられるまで左膝を後ろに滑らせます。このシークエンスは、このまま後ろ脚の膝を床につけた状態で行ってもよいでしょう。必要なら、膝の下に何か入れます。

準備ができたら、左足指を床について左膝を上げます。このとき、おしりが持ち上がらないようにします。前脚の膝が前にいくにつれ、左膝を上にギュッと引き上げたくなりますが、おしりは低く保ちます。左手のひらを床に押しつけ、息を吸いながら右腕を広げ上に上げます。両膝をお互いから離し、両手の距離も広げます。上に上がった手の親指を見上げ、このねじりの姿勢のまま何度か長く呼吸します。

柔軟性を高める

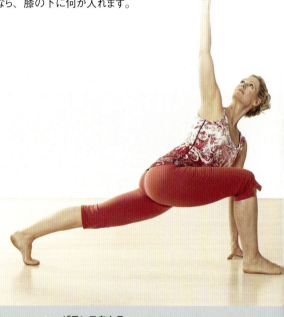

次に進んで
パワースクワット(p.218)

バランスをとる
ミニ太陽礼拝(p.70)

2. 右手を床に戻し、左膝を床に下ろします。前足をもう少し、前に滑らせてみましょう。右足の親指を上げ、体重が足の外側にかかるようにします。右手で膝内側を押し、膝を右側に押し出します。右手を膝に置いたまま、上体を深く右側にねじります。おしりを下げ、右腿内側が伸びるのを感じましょう。ポーズを保って何回か呼吸し、反対側でも同じことを繰り返します。

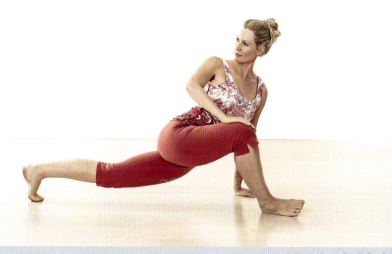

背骨を動かすランジのポーズ

強度を下げる
横たわったワシのねじりのポーズ (p.226)

注意
股関節に問題がある場合は、専門家にアドバイスを求めましょう。

43

☆ 傾いた門のポーズ

ヨガの多くのポーズは臀筋を伸ばすものであり、ヨギーの中には、この大切な安定筋群を十分鍛えられていないと思う人もいるかもしれません。この練習は、臀筋群の強化に効きます。骨盤のよいアライメントを保ち、おしり、膝、背骨を幸せにします。

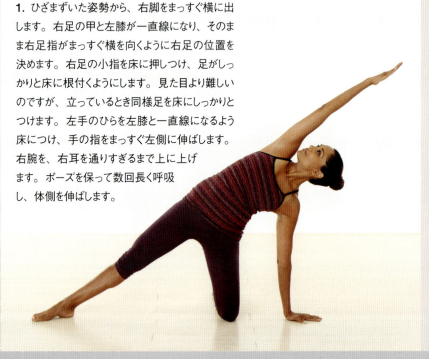

1. ひざまずいた姿勢から、右脚をまっすぐ横に出します。右足の甲と左膝が一直線になり、そのまま右足指がまっすぐ横を向くように右足の位置を決めます。右足の小指を床に押しつけ、足がしっかりと床に根付くようにします。見た目より難しいのですが、立っているとき同様足を床にしっかりとつけます。左手のひらを左膝と一直線になるよう床につけ、手の指をまっすぐ左側に伸ばします。右腕を、右耳を通りすぎるまで上に上げます。ポーズを保って数回長く呼吸し、体側を伸ばします。

柔軟性を高める

次に進んで
3種の弓のポーズ (p.238)

バランスをとる
横たわったワシのねじりのポーズ (p.226)

2. ここからが、鍛えるための動きです。右腕を垂直に上げます。右脚を、おしりの高さに上げます。膝頭が少し下を向き、足の指が床を向くように、右腿を少し内側に回します。息を吐いて足の指を床に向かって下ろします。息を吸い、脚をもう1度上げます。これを5回から8回、繰り返します。

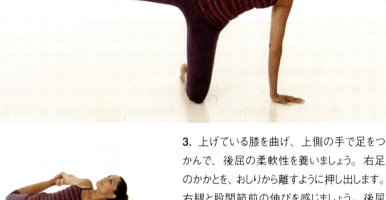

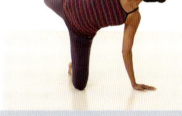

3. 上げている膝を曲げ、上側の手で足をつかんで、後屈の柔軟性を養いましょう。右足のかかとを、おしりから離すように押し出します。右腿と股関節前の伸びを感じましょう。後屈の形ができたら、胸郭を回して上に向け、胸を空に向けて光で照らしましょう。首に違和感がなければ、上を見上げます。このまま、5回呼吸をします。反対側でも繰り返しましょう。

傾いた門のポーズ

強度を下げる
柔軟なハトのポーズ(p.54)

注意
床についている膝の下に何か入れれば、より快適です。手首にもっと支えが必要なら、床につける手を握りこぶしにします。

☆ スクワットのポーズのフロー

このウォームアップのシークエンスは、日々動かす必要のある6方向すべてに背骨を動かす、万全のシークエンスです。2方向へのねじり、左右両側の側屈、そして前屈、後屈に加え、体幹の筋肉に働きかけ、大腿四頭筋を鍛えて、膝を健康に保ちます。

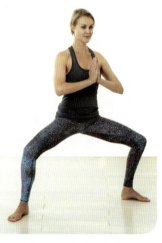

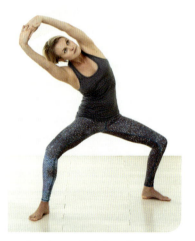

1. 両足を、90cmほど離して立ちます。足の指を少し外側に向け、膝が足の人差し指の上にくるような向きに膝を広げて曲げ、おしりが低くなりすぎないようにして、しゃがみます。まず両手のひらを胸の前で合わせ、息を吸って指を組み、両腕を前に伸ばし、そのまま上に上げます。

2. 息を吐きながら左側の肋骨を上げ、上体を右に倒します。次に息を吸い、上体を元に戻します。息を吐き上体を左に倒し、息を吸って再び中央に戻ります。

柔軟性を高める

次に進んで
犬のポーズから板のポーズへのフロー(p.210)

バランスをとる
肩を緩めるワシのポーズ(p.116)

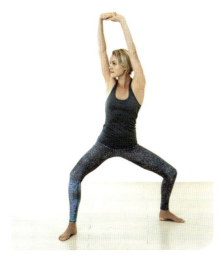

3. 次に息を吐きながら、腹筋を引き締めて上体を右にねじります。ヨーガでは、ねじりを深めるサポートに腕を利用することが多いのですが、ここでは腕は使いません。腹筋をしっかり使い、体幹の筋肉を引き締めてできるだけ深くねじりましょう。息を吸って正面に戻り、息を吐いて左側にねじり、再び息を吸って正面に戻ります。

4. 息を吐き、腕を両側に広げて下ろします。背中側で手の指を組み、息を吸って胸を持ち上げ、後屈します。手の高さを上げると、より肩の伸びが得られます。脚を伸ばし、両足の外側が平行になるように親指を内側に向けます。息を吐いて、前屈します。指を組んだまま、両手を上げ頭の上に持ってきます。脚を開いて前屈した姿勢のまま、何回か呼吸します。息を吸いながら上体を起こします。このとき、必要なら背中を保護するため膝を曲げましょう。足の指を外側に向け、もう1度膝を曲げます。合掌し、今度は左側から始めてシークエンスを繰り返します。あと2回、繰り返しましょう。

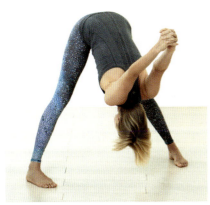

スクワットのポーズのフロー

強度を下げる
ストレッチをしたハトのポーズ(p.224)

注意
体を左にねじるときに、右膝が内側に倒れがちです。ねじるときに膝を広く押し出すようにし、膝が倒れないようにしましょう。

47

☆☆ 東西のフロー

このシークエンスでは体の背面（ヨーガは伝統的に昇る太陽に向かって行われ、そのため背面は西側と呼ばれます）、そして前面（東側）を伸ばします。前に倒すのは柔らかくゆったりと行いますが、起き上がるには力が必要です。一貫して呼吸できるようにしましょう。

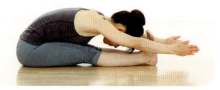

1. 両脚を揃えて前に伸ばして、すわります。息を吸いながら、両腕を前に伸ばし、上に上げます。背中の筋肉が働くのを感じ、上腕三頭筋（腕の下側）を使いましょう。

2. 息を吐き、腕を前に下ろして上体を前に倒します。手が遠くに届くかどうか、気にすることはありません。「下」より「外」を意識し、額を脚につけるのではなく頭の先から外側に向けてエネルギーを送ることを考えましょう。背骨が尾骨から頭頂に向かって伸びる感覚が得られ、よりよいアライメントが得られます。

柔軟性を高める

次に進んで
ミニ太陽礼拝（p.70）

バランスをとる
背骨を動かすポーズ（p.50）

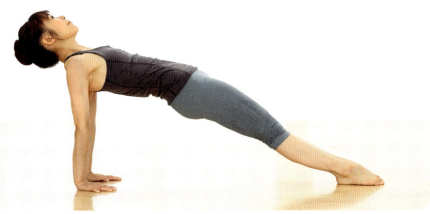

3. 次に息を吸いながら、腹筋を働かせて上体と腕を上げます。息を吐き、おしりの後ろで両手のひらを床につけます。手の指は、前に向けても後ろに向けてもかまいません。足の指を伸ばし、息を吸っておしりと胸を前から持ち上げます。頭が後ろに落ちないようにし、顎から胸のつながりを意識します。喉の筋肉が働いているのが感じられるはずです。膝を伸ばし、足の親指の関節を強く下に押しつけ、両腿を内側に回します。息を吐き、おしりを床に下ろします。息を吸い、もう1度両腕を上に上げ最初から繰り返しましょう。5回から10回、繰り返します。

東西のフロー

強度を下げる
歓喜の輪(p.30)

注意
おしりを持ち上げるのが大変なら、両足を少し滑らせ膝を曲げて、持ち上げます。足を床にぴったりつけ、体をテーブル状にします。

☆ 背骨を動かすポーズ

これは、柔軟性を高めるシークエンスの中でも特に、私のお気に入りです。すわる姿勢でおしりがわずかに緩み、おしりの筋肉が硬くでもできるシークエンスです。まるで上体の関節から「さび」が落とされ、心地よい呼吸によって肺から「ほこり」がなくなったように感じられます。心は幸せを感じます。1日の終わりには、こんな気分になりたいですね。

1. 左脚すねを体の前で床につけ、右膝を後ろに曲げ、右足のかかとが右おしり近くにくるようにして、すわります。右座骨を床に下ろします。息を吸い、両腕を頭上に上げ、背骨が高く持ち上がるのを感じます。息を吐き、背骨を長く保ったまま両腕を下ろし左にねじります。右手を左膝に置き、左手の指先は後方で床につけます。手を押すことで、ねじりを深めます。

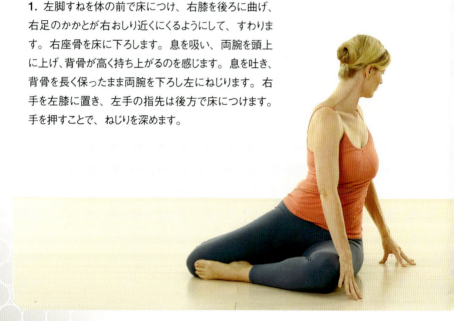

次に進んで
下向きの犬のポーズ(p.58)

バランスをとる
おしりを緩める広い足幅の子供のポーズ(p.216)

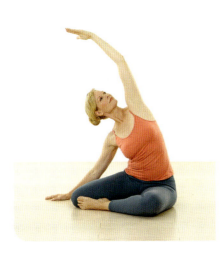

2. 体側のストレッチを行います。息を吸い、もう1度両腕を上げます。息を吐いて右手を右足外側で床に下ろし、上の手をしっかり伸ばして体を曲げます。流れるように動かしましょう。息を吸いながら、もう1度両腕を上げ、息を吐きながら左側にねじります。息を吸って再び両腕を上げ、息を吐いて、体側を伸ばします。以上を5回繰り返します。

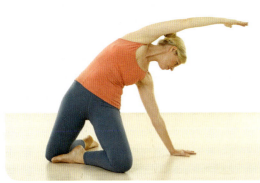

3. 最後に股関節前を伸ばすために、体を持ち上げ、その姿勢を長く保ちます。最後の側屈が終わったら、左手を後ろに回してねじりの姿勢に戻ります。左手で床を押し、右腕を後ろに上げ、おしりを持ち上げます。股関節を前に押し出し、胸を持ち上げます。そのままの姿勢で、5回呼吸します。次に、反対側でも最初から同じことを繰り返します。

背骨を動かすポーズ

強度を下げる
歓喜の輪 (p.30)

注意
膝を傷めないように、後ろに曲げた脚の足指が横ではなく後ろを向くようにします。足の甲は床についています。このシークエンスの流れる動きの部分は、ひざまずいた状態で、あるいはあぐらをかいて行うことも可能です。

☆ 肩を緩める3ステップ

このポーズで、慢性的に硬い肩に新鮮な血を流すことができます。立って行うポーズなので、日々どこででも硬い肩を緩めることができます。脚をしっかり働かせ、肩を柔らかくするこのポーズは、鍛えると同時に緩めることができる、とてもいい組み合わせポーズです。

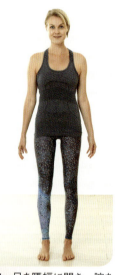

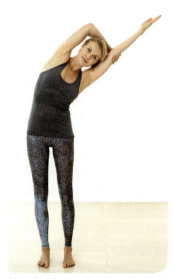

1. 足を腰幅に開き、腕を体側に沿って下ろして山のポーズで立ちます。

2. 両腕を頭上に上げます。右腕を曲げて、左ひじをつかみます。できれば、右前腕が頭の後ろにくるようにしますが、首と頭を自然な位置に保ちましょう。足の裏でしっかり大地を押して、根付かせます。大腿前部の筋肉を働かせて、膝頭を上に向けます。息を長く吸い、距骨からひじまでを全部伸ばします。体の左右両側に効いているのを感じましょう。息を吐き、上体を左に傾けます。左腕を左の耳から離すことで、より肩が伸びます。

柔軟性を高める

次に進んで
簡単な太陽礼拝(p.72)

バランスをとる
らせんの牛のポーズ(p.222)

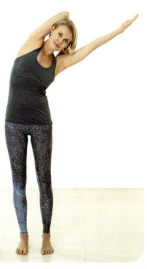
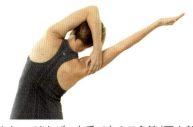

3. 息を吸って、再びまっすぐ立ちます。息を吐きながら右手を少し下げて左上腕の真ん中をつかみます。息を吸って背骨を伸ばし、もう1度息を吐いて左に倒れます。腕を、できるだけ遠くに広げます。足は、しっかり大地を押します。息を吸って、元に戻りまっすぐ立ちます。できれば、右手で左の三角筋（肩上部）をつかみます。頭が前に押されるようなら、後頭部を後ろに引いて頭の位置を整えます。息を吸い、もう1度背中を長くします。息を吐き左に上体を傾けます。こうして3度側屈します。左腕を伸ばし、頭から離します。息を吸い、上体を元に戻し、両腕を体側に下ろして山のポーズに戻ります。体のどこが緩んでいるのかを感じ、次に反対側で同じことを行います。

肩を緩める3ステップ

強度を下げる
緊張を緩める前屈(p.156)

注意
腕を頭上に上げて痛みを感じるようなら、理学療法士にアドバイスを求めましょう。

☆ # 柔軟なハトのポーズ

リラックスしながら、硬いおしりを緩めるポーズです。また、背骨を丸めることで、背中も心地よく伸びます。まるで、安心して腰がほっと息をつくかのようです。背中とおしりが緩み、呼吸は長くなります。心の緊張も、緩めましょう。

1. 四つん這いになります。息を吸いながら右膝を上げて両手の間に持ってきます。右足が左膝より前にくるよう、十分前に出しましょう。

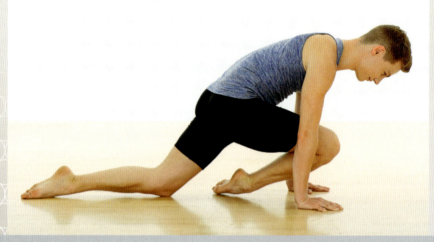

次に進んで
ねじったハトのポーズ(p.182)

バランスをとる
合せきの橋のポーズ(p.192)

柔軟性を高める

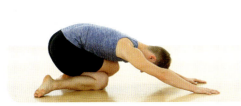 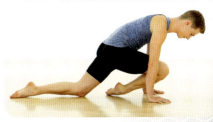

2. 息を吐き、右足を滑らせて左脚すねの左側に持ってきて、右膝を左膝の前で重ねます。同時に、おしりを左足かかとに下ろします。尾骨を下向きに丸め、腰と背中を空に向かって持ち上げます。おしりをしっかり下ろすと、おしりの左側に伸びを感じるはずです。

3. 息を吸って右膝を両手の間に戻し、次の動きに入ります。背骨を丸めず、自然な位置にします。腹筋を軽く引き締め、おなかを床から高く持ち上げます。

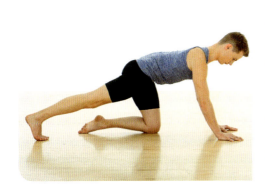

4. 息を吐き、右脚を伸ばします。右足の指を曲げ、床につけます。右足のかかとを押し出し、ふくらはぎに軽く伸びを感じましょう。息を吸い、もう1度最初の動きで右脚を動かします。動きが滑らかになり、体が緩んで気持ちよく動かせるようになっているはずです。以上を5回から10回繰り返します。おしりを下げてすわり、握りこぶしを作って数回、両方向に回します。左側でも、行いましょう。

柔軟なハトのポーズ

強度を下げる
バナナのポーズ(p.194)

注意
ステップ2で膝に負担を感じるようなら、脚を組まず、両脚とも腿をすねの上に載せ、平行になるようにして行いましょう。

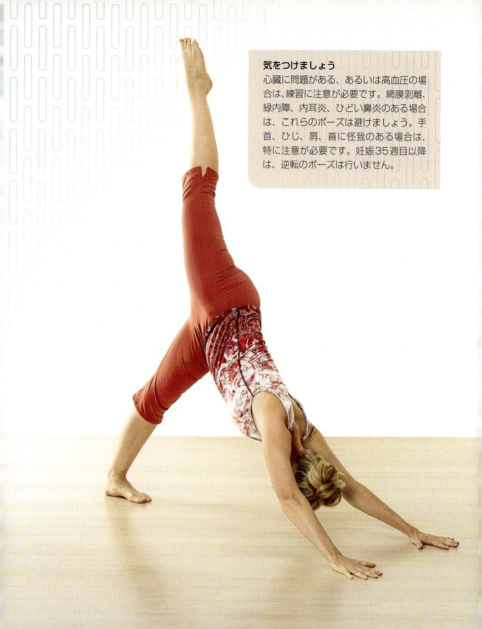

気をつけましょう
心臓に問題がある、あるいは高血圧の場合は、練習に注意が必要です。網膜剥離、緑内障、内耳炎、ひどい鼻炎のある場合は、これらのポーズは避けましょう。手首、ひじ、肩、首に怪我のある場合は、特に注意が必要です。妊娠35週目以降は、逆転のポーズは行いません。

2. 心地よい犬のポーズ

　犬のポーズは私にとって、無人島に持っていくもののような存在です。何千とあるヨーガのポーズから1つを選ばなくてはいけないとしたら、簡単でかわいい名前の、この犬のポーズを選ぶでしょう。穏やかな逆転のポーズであると同時に、腕を鍛え、肩や背中を伸ばし、ハムストリングとふくらはぎを緩め、頭をすっきりさせてくれます。1つのポーズからこれ以上のことを望むなんて、そんな欲深いことはできないほどのポーズです。

　下向きの犬のポーズ（p.58参照）は、つなぎのポーズとしても優れています。両脚を開いた立位のポーズで、両手を下ろして犬のポーズに入りましょう。左右両側を行う間に、犬のポーズを入れます。また、太陽礼拝の一部として、このポーズにゆっくりとどまり、呼吸を観察して安定させるのは大変心地よいでしょう。

　犬のポーズを極めようと思えば、何年でもかけることができます。このポーズでは伸ばすところも鍛えるところも同様にあり、体の中で限界を感じる部分が明らかになります。ですが、最初は大変に感じても、落胆しないでください。練習を続けるうちにポーズを行う大変さがなくなっていき、ポーズの中で深くリラックスできるようになります。そうなると得られる恩恵は大きく、頭を下にして三角を作るこのポーズが世界中でヨーガと同義になっているのか何故なのかがわかるでしょう。

下向きの犬のポーズ

このポーズは、単独で行い長く保持してもよいし、立位のポーズのセットの一部として用い、短く保って次のポーズへのつなぎとしてもよいでしょう。つなぎとして使えば、練習に流れと活力が加わります。

1. このポーズは四つん這いから始めることができますが、このポーズを練習する最初の数回は、自分にとって最適な足、手の間隔をつかむため、以下のようにしましょう。床にうつ伏せになります。手のひらを胸の横で床に置き、ひじを上に曲げます。手の親指は乳頭と一直線上にきます。

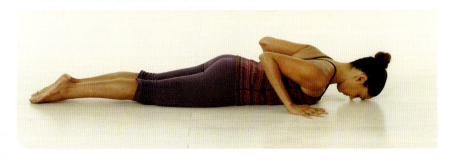

2. 手のひら、膝の位置を変えず、手と膝で体を押し上げ四つん這いになります。膝と足を腰幅に開き、手の指を大きく広げ、足の指を立てます。坐骨を持ち上げ、腹部を下げて、骨盤を前傾させます。これで腰の下向きのカーブが、強調されます。

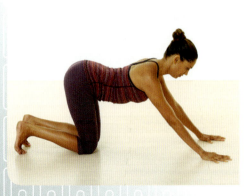

3. 手のひらが肩幅に開いていることを確認し、床を押しましょう。骨盤は前傾させたまま保ち、膝を持ち上げておしりを後方に上げましょう。足の指を立てたまま、膝を曲げた状態で背骨をまっすぐにします。おしりをできるだけ手首から遠くに、高く後ろに持ち上げます。耳は上腕の間にあり、首を自然な位置に保ちましょう。首のカーブが平らになるので顎を引き過ぎず、首を反らせ過ぎて首の後ろにしわができないようにします。

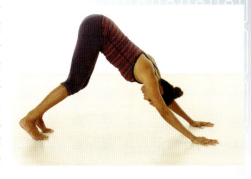

4. 脚を伸ばし、かかとを床につけます。腰のカーブを保つために、ゆっくり行います。大腿四頭筋を引き締めて膝頭を持ち上げます。かかとを床につけるのは、このポーズの目的ではありません。それよりも、体の背面が最大限に伸びることを目指しましょう。かかとと床の間に空間があっても、かまいません。手の人差し指と親指の関節がしっかりと床に根付いているように、気をつけます。ここで、両肩を外側に回転させ、肩甲骨を左右に広げます。両脇に目があり、その目が寄り目に見えるようにとイメージしましょう。ポーズを保ち、5回から10回呼吸してから、休みます。手首に痛みを感じたら、ここまでにします。時間をかけて、力をつけていきましょう。

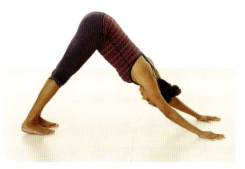

気をつけましょう
高血圧、網膜剥離、緑内障の危険がある人は、上下逆になるポーズはやめておきましょう。

下向きの犬のポーズ

☆ ゆったりした犬のポーズ

犬のポーズは、気分に合わせて選べます。下向きの犬のポーズでは、長く保って力と柔軟性を養いますが、ここで紹介するのはゆったりして取り組みやすい、楽しんで行えるバリエーションです。

子犬の伸びのポーズ

これはリラックスできるバリエーションで、元気がないとき、あるいは肩を単にゆっくり伸ばしたいときに、下向きの犬のポーズの代わりに行うことができます。

1. 四つん這いになり、両手を前に歩かせて胸をできるだけ床に近づけます。おしりは膝上の位置を保ち、背骨はハンモックが吊り下がるような形なります。おしりが後方に上がるにつれ、おへそと胸の中心が下に落ち、肩の緩みを感じることができます。このポーズでは、額を床につけたくなることでしょう。体の柔らかい人は、片方の頬を床につけたいと思うかもしれません。あるいはもっと背中と肩の柔らかい人なら、顎を床につけ、前を見るのを好むかもしれません（首に違和感のないことを確認しましょう）。このまま、5回から10回呼吸して休みます。

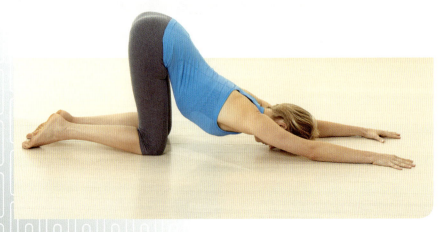

ハーフ・アンド・ハーフドッグ

これは、腕に下向きの犬のポーズで必要なだけの体を支える
力がない場合に、行います。

1. 両足を広く開き、足の指をまっすぐ前に向けて立ちます。上体を前に倒し、両手を肩幅に開いたまま前に歩かせます。おしりは足首の上の位置を保ち、上体を傾けます。通常の下向きの犬のポーズ同様、背骨を長く平らに保ちます。わずかに内向きになる腰椎のカーブを保つため、膝を曲げたほうがいい場合もあります。あるいは、ヨガブロックの上に手を置いて高さを補ってもいいでしょう。ひじを床から離し持ち上げようとしつつ、脇と床の距離は埋めようと努めます。手の指を立てると、やりやすいかもしれません。恥骨から喉まで、体の前面を長く感じましょう。ゆっくりと深く息を吸い、長くゆったり息を吐きます。

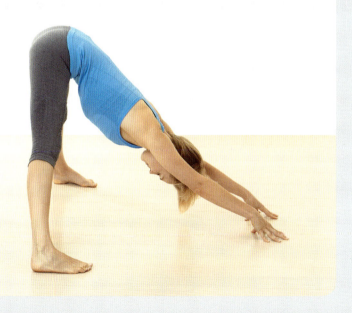

ゆったりした犬のポーズ

3本脚の犬のポーズ

このバリエーションは、ランジのポーズや立位のポーズに移るときに片脚を両手の間に持っていく前に使うと便利です。

3本脚の犬のポーズ

ヨーガではハムストリングを伸ばすことに意識を置くことが多いのですが、ハムストリングが強いことも重要です。このポーズでは、片方のハムストリングを伸ばしながら、もう片方のハムストリングを鍛えます。

1. 下向きの犬のポーズ（p.58参照）から、右脚を床に平行になるまで持ち上げます。おしりの高さを左右で変えず、左右の骨盤の高さを同じに保ちます。手のひらでしっかりと床を押し、腕の筋肉を引き締めてエネルギーが腕を上がっていくのを感じましょう。上げている脚の膝頭周辺の筋肉を固くして、脚をまっすぐに保ちます。上げている脚を覗き込み、足の指が右を向かずまっすぐ下を向いているかどうか確認しましょう。まっすぐ下を向いていると、右脚ハムストリングが鍛えられます。左脚のハムストリングは緩め左足のかかとは床に下ろします。

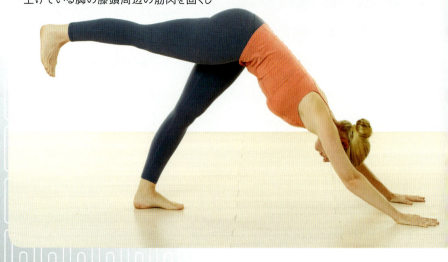

1本脚の下向きの犬のポーズ

片脚を空に向かって上げたときに感じる股関節前の感覚は、
何と気持ちのいいことでしょうか。

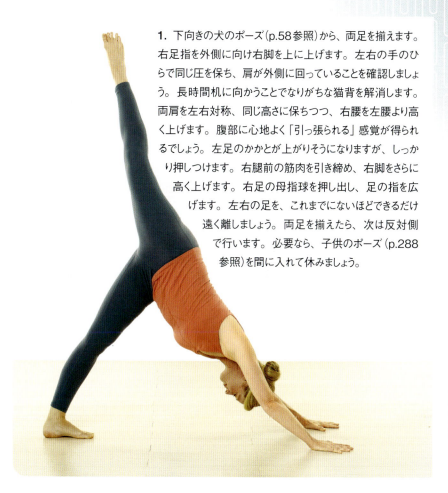

1. 下向きの犬のポーズ(p.58参照)から、両足を揃えます。右足指を外側に向け右脚を上に上げます。左右の手のひらで同じ圧を保ち、肩が外側に回っていることを確認しましょう。長時間机に向かうことでなりがちな猫背を解消します。両肩を左右対称、同じ高さに保ちつつ、右腰を左腰より高く上げます。腹部に心地よく「引っ張られる」感覚が得られるでしょう。左足のかかとが上がりそうになりますが、しっかり押しつけます。右腿前の筋肉を引き締め、右脚をさらに高く上げます。右足の母指球を押し出し、足の指を広げます。左右の足を、これまでにないほどできるだけ遠く離しましょう。両足を揃えたら、次は反対側で行います。必要なら、子供のポーズ(p.288参照)を間に入れて休みましょう。

3本脚の犬のポーズ

ねじった犬のポーズ

犬のポーズにねじりを加え、力強さと伸びを一層得ましょう。これら2つのおもしろいバリエーションで、練習を活気づけてください。

らせんの犬のポーズ

てこの動きでしっかりとねじり、支えとなる手首、腕、肩を鍛えます。上体も、活性化されます。

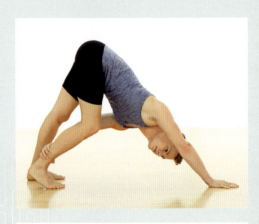

1. 下向きの犬のポーズ（p.58）で、手を足に少し近づけます。右膝を曲げ、右足のかかとを高く持ち上げます。右腕の筋肉を引き締め、右手のひらを床に押しつけます。親指、人差し指でも、しっかり押しましょう。左手を後ろに伸ばし、右脚の内側から手を回して、できるだけ低い位置で右脚後ろ側をつかみます。最初はふくらはぎの上部、あるいは中ほどをつかんでもいいですが、かかとを内側からつかむことを目指しましょう。

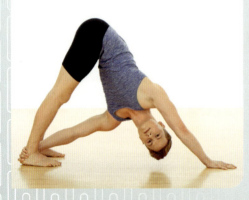

2. 右膝を伸ばし、右足かかとをできるだけ下げます。右おしりを上に伸ばし、上体がねじれてエネルギーが流れるのを感じましょう。上体を右に回し、脇の下から上を見上げます。何度かゆっくりと呼吸し、反対側でも同じことを行います。子供のポーズ（p.288参照）で休みます。

片脚を上げた下向きの犬のポーズ

このポーズの足首の動きは独特で、股関節にスペースが生まれるように感じられます。また上体には、調整の働きのある気持ちのよいねじりが得られます。

1. 3本脚の犬のポーズ（p.62参照）から、右膝を曲げかかとを右おしりに近づけます。腿の筋肉を強く引き締め、右膝を遠くに押し上げます。足首を、曲げたり（足の指を広げて）伸ばしたり（足の指を伸ばす）します。足首の曲げ伸ばしを何度か行ったら、かかとを押し出し足首を曲げます。次に胸とおなかを右に回します。右肩が少し、持ち上がります。顎を引き、右脇の下から上を見上げます。次に頭と胸を左に向け、右肩を下げて左肩を上げ、少しねじります。右おしりの高さを保ち右膝を上げたままにすると、腹筋が素晴らしく緩む感覚が得られます。筋肉というレベルを超えて、まるで腹部の器官が上下逆になって吊り下げられ、スペースができたかのように、ポーズがより深く働いていると感じられるでしょう。

ねじった犬のポーズ

☆ おしりを自由にする犬のポーズ
☆ から板のポーズのフロー

この流れるような動きで肩、体幹、おしりの筋肉を鍛えます。脚で数字の8を描く動きは好きでも、上体の力がまだ不十分である場合は、この動きを四つん這いで行いましょう。

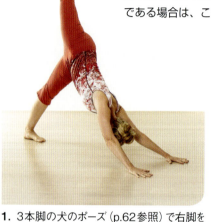 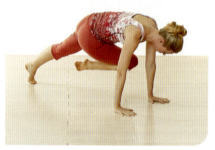

1. 3本脚の犬のポーズ（p.62参照）で右脚を上げた状態から始めますが、通常の犬のポーズよりも左足を5、6cm手から離します。離すことで、ステップ2で板のポーズに入るときに一層力が必要になります。息を吸いながら右脚を右側に大きく広げて伸ばします。左おしりの筋肉をしっかりと安定させ、左側に大きく揺れるのを防ぎます。

2. 息を吐き、尾骨を下げて骨盤を前に、そして下に下げ、板のポーズに入ります。肩は、手の上にきます。同時に右膝を曲げ、左脇の下に向かって引き寄せます。腹筋を背骨に向かって引き上げ、右脚の動きを助けます。

準備ポーズ	次に進んで	バランスをとる
ヨーガのロールダウン(p.204)	泳ぐ弓のポーズ(p.240)	片脚をかけたハトのポーズ (p.242)

心地よい犬のポーズ

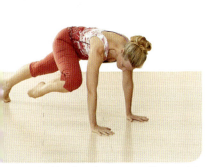 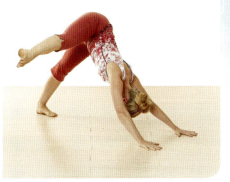

おしりを自由にする犬のポーズから板のポーズのフロー

3. 引き続き息を吐いたまま、流れるような脚の動きを続け、右膝を右脇に向かって動かします。左足かかとから後頭部までが、なだらかな直線となるようにします。おしりで折れ曲がって、おしりが持ち上がり上体が下がらないように気をつけます。

4. 息を吸いながら、8の字を描き終えます。おしりを後ろに持ち上げ、逆さのV字を作ります。右脚は後ろにまっすぐ上げ、最初の位置に戻します。もう1度最初から行い、4回以上繰り返します。次に膝を下ろして休み、上体を起こして手首を両方向に数回回し、手首を休めます。反対側で同じことを行いましょう。

強度を下げる
後屈のさざ波
(p.290)

注意
手首が痛み出したら、強度を下げ数週間、あるいは数か月をかけて力をつけましょう。体幹の筋肉が弱い場合、足を手に近づけた犬のポーズのほうが簡単に練習できます。高血圧、網膜剥離、緑内障の危険がある人は、上下逆になるポーズは避けましょう。

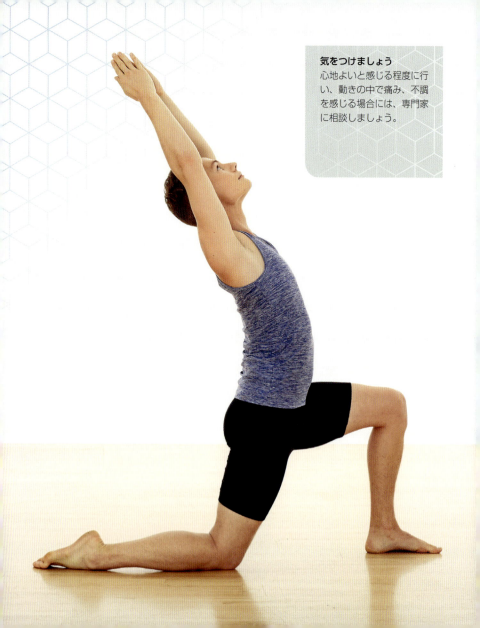

気をつけましょう
心地よいと感じる程度に行い、動きの中で痛み、不調を感じる場合には、専門家に相談しましょう。

3. 太陽礼拝

　世界には、ヨーガ教師の数と同じくらい太陽礼拝のバリエーションがあります。太陽礼拝の動きを創造的に行うのは、楽しいことです。決まった形を忠実に行いたい人もいるでしょうし、変えることもできます。お気に入りの立位のポーズを始めるための踏切板として、太陽礼拝を使いましょう。

　練習は、そのときの気分に合わせて行いましょう。それぞれのポーズで何回か呼吸してじっくり味わいながら、ゆっくり行うのもいいでしょう。あるいは、リズミカルな流れを作り、それぞれのポーズで息を吐き、そして息を吸って、動きながら瞑想してもいいでしょう。

　この後紹介する太陽礼拝はそれぞれ、異なった味わいを持ちます。今日に限らず、どんな日にも、あなたの気分に合ったものが見つかることを願います。

☆ ミニ太陽礼拝

これは、太陽礼拝A（p.76参照）に肩を備えるために最適で、なおかつ練習しやすい太陽礼拝です。腕、肩、体幹を緩め、鍛え、背中を穏やかに伸ばします。

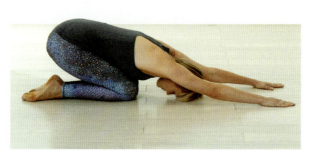

1. 膝をつき、おしりを下ろして子供のポーズ（p.288参照）をとります。両腕を前に伸ばし、手のひらを下に向けて額を床につけて、あるいは近づけて休みます。

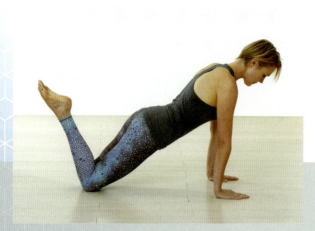

2. 上体を上げ、膝をついて板のポーズをとります。肩は、手首の上にきます。両膝を後ろにスライドさせ、肩から膝まで一直線になるようにします。足を上げ、つま先を前側に伸ばします。

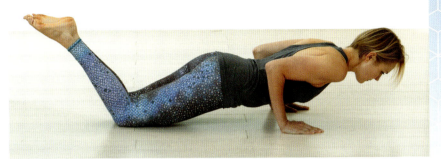

3. 肩を小さく後ろに回して、鎖骨周辺を開きます。息を吐き、ひじを後ろに曲げて体を下げます。ここで、大切な動きが3つあります。まず、左右の肩甲骨を引き寄せることです。肩が内側に回りそうになったら、それ以上体を下げるのをやめましょう。わずかしか体を下げていなかったとしても、そこでやめます。力がつくまで、練習を続けましょう。2つ目は、ひじを外に広げないことです。そして3つ目は、おなかを背骨に向けて引き込むことです。床まで体が下がったとしたら、おなかより胸が先に床につくようなイメージを持ちましょう。

4. 息を吸い、膝をついた板のポーズまで上体を持ち上げます。腹筋をしっかり働かせましょう。おしりが下がったり、おなかが後ろに引かれたりしないように気をつけます。肩が内側に回らないよう、気をつけましょう。もし内側に回るようなら、次は、上体を下げるのを少なくします。

5. 息を吐き、手のひらを床にしっかりつけて背骨を丸め、おしりをかかとに近づけます。子供のポーズのときのように、おしりが完全にかかとにつく必要はありません。体の両側が、気持ちよく緩むはずです。両手を膝に向けて動かすと、体の伸びはなくなります。息を吸い、もう1度最初から動きを行います。5回から8回、繰り返しましょう。

注意
肩に怪我がある場合は、体重の負荷について理学療法士に尋ねましょう。

ミニ太陽礼拝

☆ 簡単な太陽礼拝

ヨーガは伝統的に東に向かって練習を行います。これは、毎朝朝日を向かえるのに最適な生き生きとしたシークエンスです。それぞれのポーズごとに何度か呼吸をするところから始め、次第に各動きに合わせて1回息を吸う、あるいは吐いて行うようにします。6回から8回行って、1日を始めましょう。

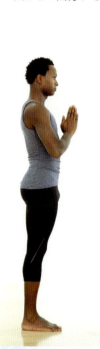

1. 足を腰幅に開いて立ちます。胸の前で合掌します。

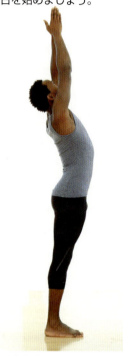

2. 息を吸いながら、両腕を前に伸ばし、次に頭上に持ち上げます。背中の上部が持ち上がり、カーブするのを感じましょう。

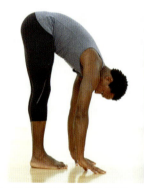

3. 次に息を吐きながら股関節から前に倒れ、手を床につけます。必要なら、膝を曲げます。

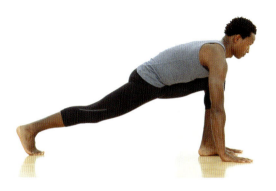

4. 息を吸い、右脚を後ろに大きく出してランジのポーズをとります。

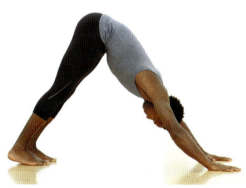

5. 息を吐きながら左脚も後ろに出し、下向きの犬のポーズ（p.58参照）で逆転のV字を作ります。

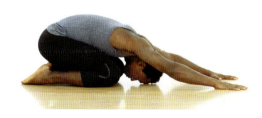

6. 息を吸いながら両膝を床に近づけ、息を吐いておしりをかかとに載せ、子供のポーズ（p.288参照）に入ります。

簡単な太陽礼拝

続く →

73

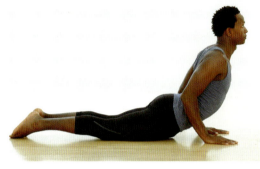

7. 前を見て、胸をできるだけ低くして手の親指の間から前に滑らせ、背中を反らせて首を緩めるコブラのポーズ（p.230参照）に入ります。

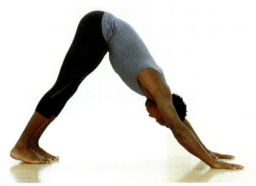

8. 視線を前にして、おへそを背骨に向かって引き、体幹を働かせます。次に息を吐いておしりを後ろに持ち上げ、下向きの犬のポーズに入ります。腰に問題がある場合は、膝を曲げて行いましょう。

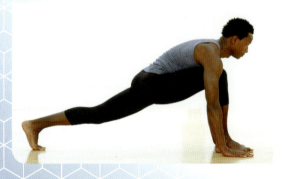

9. 前を見て右足首を持ち上げ、息を吸いながら右脚を前に出して両手の間に持ってきます。1度で手の間に持ってくるのが難しければ、数歩使って、両手の間まで持ってきます。

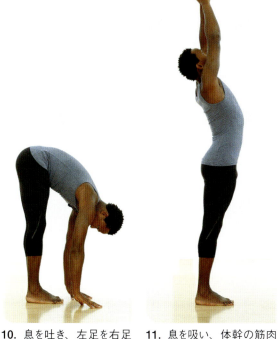
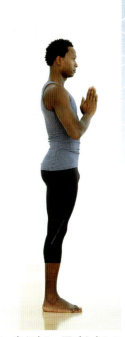

10. 息を吐き、左足を右足に揃え、深く前屈します。

11. 息を吸い、体幹の筋肉を収縮させて両腕を前に出しながら上体を起こし、そのまま上に上げて頭上で手のひらを合わせます。背中を守るためには、膝を曲げて行いましょう。

12. 息を吐き、両手を合わせたまま下に下げ、胸の前で合掌します。息を吸い、両腕を前に出して、もう1度最初から始めます。今度は、左脚を後ろに出して行いましょう。両側それぞれ、3回から4回行います。

簡単な太陽礼拝

太陽礼拝A

この太陽礼拝は、アシュタンガヨガで行われています。体全体を緩め、強化します。この素晴らしい対称シークエンスでは、リズムをつかめば流れるような心地よい呼吸を行うことができます。ここから立位のポーズのシークエンスに入っていきましょう。

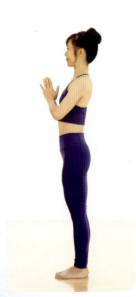 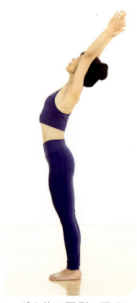 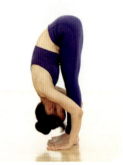

1. 両足の親指をつけ、胸の前で合掌して立ちます。

2. 手を体の両側に下ろし、息を吸って手のひらを上に向け、指先から手を上げます。上を見上げて、胸骨を持ち上げましょう。

3. 息を吐き、股関節から前に倒れます。同時に手のひらを返し、腕を横に広げて下ろし、手の指先を足の指の前で床につきます。指先が床に届かなければ、膝を曲げましょう。

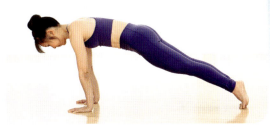

5. 息を吐き、手のひらを床につけ、両足をジャンプ、一歩大きく出す、あるいは歩いて後ろに出し、板のポーズを作ります。

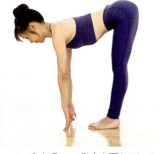

4. 息を吸い、背中を平らにして、少し前を見ます。(背中をハンモックのような形にするのが難しければ、膝を曲げ、背中の筋肉が働いていると感じるところまで指を膝に向かって歩かせましょう。膝を曲げたまま、両手を床の上に戻して、次のステップに移ります。)

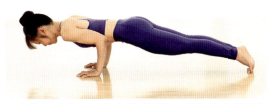

6. 息を吐いたまま、ひじを曲げて体側につけます。体を下げ、床の近くまで持ってきます。

続く ➡

太陽礼拝A

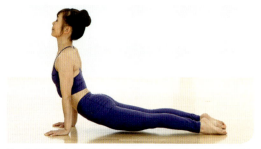

7. 息を吸いながら腹筋を働かせ、足の指を寝かせて上体を前に持ち上げ、後ろに反らせて上向きの犬のポーズに入ります。肩を後ろに回して下げます。体幹と腿前面の筋肉を働かせましょう。

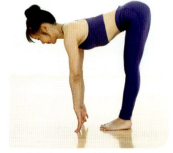

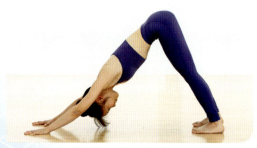

8. 息を吸い、足を回して足の裏を床につけ(あるいは片足ずつ足の指を立てて)、おしりを持ち上げて下向きの犬のポーズに入ります(p.58参照)。ゆっくり、深く5回呼吸します。

9. 息を吐いたら、前を見て、これから足を置く場所を見つめ、息を吐き切ったら両手の間に足がくるようにジャンプします(あるいは大きく踏み出します)。息を吸い、肩を持ち上げ背中を反らせてアーチ状にします。鎖骨周辺を広げましょう。ステップ4同様、必要なら膝を曲げて、手の位置を調整します。

太陽礼拝

次に進んで
下向きの犬のポーズ(p.58参照)のたびに、一方の脚を前に出してランジのポーズをとり、何か立位のポーズをとります。次に前脚を後ろに戻し、太陽礼拝に戻ります。

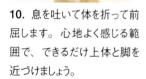 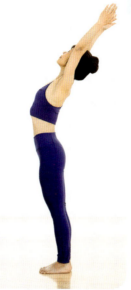 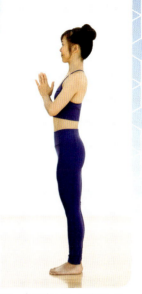

10. 息を吐いて体を折って前屈します。心地よく感じる範囲で、できるだけ上体と脚を近づけましょう。

11. 腹部を働かせ、息を吸いながら股関節を少し前に出して体を起こし、立ち上がります。両手のひらを高く伸ばしましょう。

12. 息を吐いて、最初のポーズに戻ります。以上を5回以上繰り返します。

太陽礼拝A

注意
背中が弱い場合は、下向きの犬のポーズ、そして上向きの犬のポーズに入るとき、出るときに背中を保護するために腹部をしっかり働かせましょう。下向きの犬のポーズに入るとき、出るときには膝を曲げます。肩に問題がある場合は、板のポーズでは膝を床に下げ、上向きの犬のポーズでは脚とおしりを床に下ろし、そして下向きの犬のポーズでは長くポーズを保たないようにしましょう。

☆ 月礼拝

これは月のサイクルを模した形を作りながら、ねじりや側屈を行うバランスのとれた穏やかなシークエンスです。それぞれのポーズで何回か呼吸をするか、あるいは1つの動きにつき1回呼吸をして、早い流れで行ってもよいでしょう。

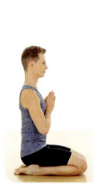
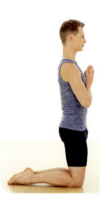
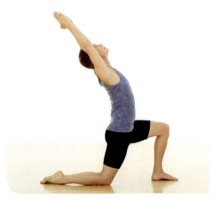

1. おしりをかかとにつけてすわり、胸の前で合掌します。

2. 息を吸いながらおしりを持ち上げ、膝立ちになります。

3. 息を吐きながら左脚を前に出し、膝をついたランジのポーズをとります。左右の手の親指を絡ませ、息を吸い、腕を高く持ち上げます。

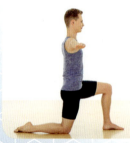
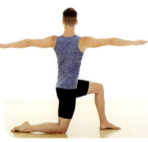

4. 息を吐いて両腕を広げ、床と平行になるまで下げます。ポーズを保ち、息を吸って背骨を長くしましょう。

5. 息を吐いて左側に体をねじり、息を吸って元に戻ります。息を吐いて今度は右側に体をねじり、息を吸って戻ります。

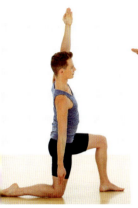
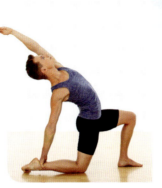
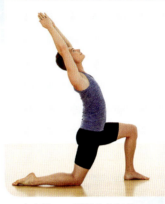

6. 息を吐き、左腕を下ろして上体を左に倒します。息を吸って中央に戻り、息を吐いて左腕を上げ、右に上体を倒し、息を吸って元に戻ります。

7. 後ろ脚のつま先を立てます。息を吸い、両手を前から上に上げます。右手はぐるりと後ろまで回して右足かかとをつかみます。息を吐き、左腕を伸ばして胸を持ち上げ、後ろに体を反らせます。

8. 息を吸い、両腕を上に伸ばします。次に、前の脚を戻して膝立ちになります。

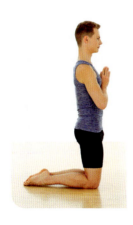
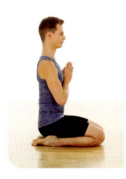

9. 息を吐いて胸の前で合掌し、正座ですわります。

10. これで半分終わりました。反対側で同じことを繰り返し、両側交互に行って4回から6回繰り返します。

月礼拝

すべてを合わせて

☆ **手早く簡単な15分セットで柔軟性と力を養う**
この短い練習で、体と心をリフレッシュさせましょう。独立したシークエンスとして、あるいはこの後紹介するポーズや練習を始める前の準備として用いましょう。

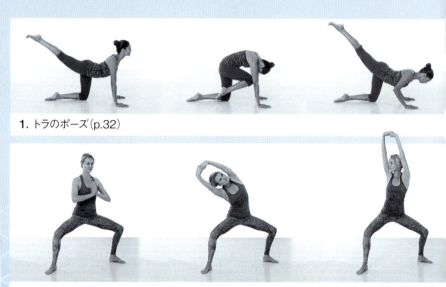

1. トラのポーズ（p.32）

3. スクワットのポーズのフロー（p.46）

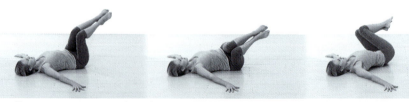

5. 横たわったねじりのフロー（p.40）

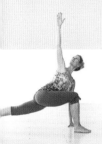
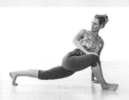

2. 背骨を動かすランジのポーズ（p.42）

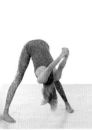
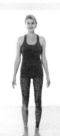
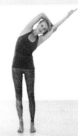
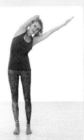

4. 肩を緩める3ステップ（p.52）

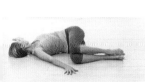
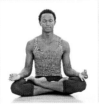

6. マインドフルネス瞑想（p.366）：5分

すべてを合わせて

83

☆ **すべての年齢、能力に適した20分のヨーガ・ミニ完全練習**

これはストレッチをして体を伸ばすシークエンスで、どんな人にも適しています。朝、夜、あるいは日中ちょっと休憩したいときに行いましょう。

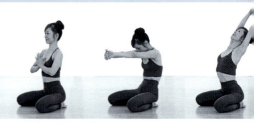

1. 歓喜の輪（p.30）：5回

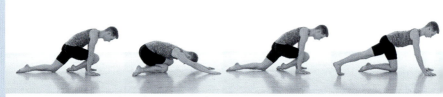

3. 柔軟なハトのポーズ（p.54）：両側5回ずつ

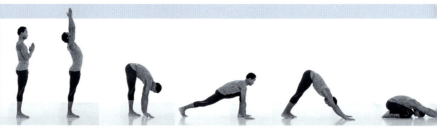

5. 簡単な太陽礼拝（p.72-75）：両側3回ずつ

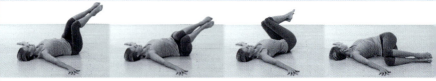

6. 横たわったねじりのフロー（p.40）

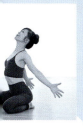
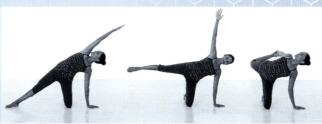

2. 傾いた門のポーズ(p.44)

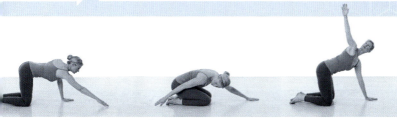

4. 肩回し(p.34)：両側5回ずつ

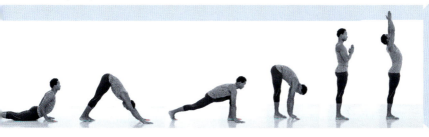

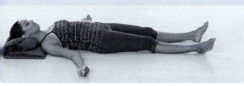

7. 平穏なマインドリラクゼーション(p.352)：5分

すべてを合わせて

気をつけましょう
心臓病、あるいは血圧に問題がある場合は、立位のポーズ、あるいはその他のヨーガのポーズで、負担になるほど長くポーズを保持するのは避けましょう。

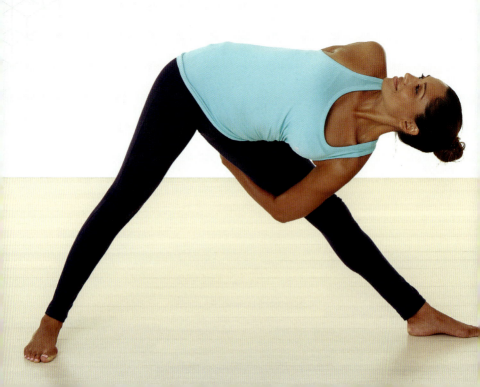

4. 安定：立位のポーズ

　立位のポーズを1つ行うだけで、さまざまなきっかけを得ます。何故人はヨーガにやってくるのか、その理由を説明する箱をたくさん開けてくれる、時間のない現代のヨギーにとって完ぺきで優れたポーズです。立位のポーズは力を、そして柔軟性を養ってくれます。立位のポーズには、緩み、柔軟に、そして自由になったと感じられる動きがいろいろあります。

　立位のポーズでは、ねじり、側屈、後屈、前屈、バランス、体幹の働き、股関節のストレッチ、肩の緩みなどが得られます。そして、脚に力とスタミナが養われ、「大地に立つ」ことができるようになります。四肢を外へ上へと伸ばすうちに、星に手を伸ばすことさえできるようになります。さあ、始めましょう。多くの面を持つこれらのポーズを楽しんでください。

☆ いすのポーズのフロー

このポーズは、デスクに向かって長時間すわっている人にとって、姿勢のためにとてもよいポーズです。背中の筋肉を強化し、脚に効きます。オーシャンブレス（ウジャーイ呼吸）(p.332参照) を取り入れると、流れる動きに一貫性がもたらされます。また、今この瞬間に意識を向けることで、心がクリアになります。こうして真のヨーガの練習が始まり、魔法が生まれます。

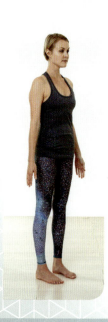

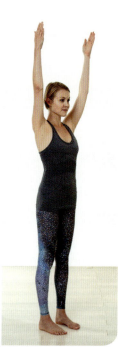

1. 足を腰幅に開いて立ちます。両足の第2指が前を向いているかどうか、確認しましょう。両腕は体側に下ろし、肩を耳から離します。これは、山のポーズです。

2. 息を吸い、両腕を横から上に伸ばします。両手のひらを頭上で肩幅に開き、前を向けます。

安定 :: 立位のポーズ

準備ポーズ
肩回し(p.34)

次に進んで
ねじった体側を伸ばすポーズ(p.92)

バランスをとる
肩を緩める前屈(p.108)

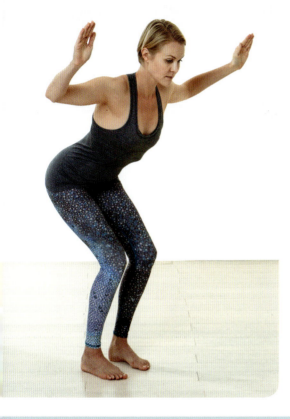

3. 次に息を吐き、膝を曲げておしりを後ろに下げます。いすにすわろうとして、すわる寸前のような格好になります。膝を曲げると膝が前にきますが、かかとにしっかりと体重をかけ、前に出るのを最小限に抑えましょう。足の指が上がりそうになりますが、しっかりと床に根付かせます。この動きによって、腿の前部が鍛えられます。体を下げながら、ひじを横で曲げます。背中の上部の筋肉が働いていると感じられるまで、上腕骨を後ろに動かしましょう。息を吸ってステップ2に戻り、両腕を頭上に伸ばします。息を吐き、腕を下ろして山のポーズに戻ります。息を吸ってもう1度最初から繰り返し、合計5回から8回行います。

いすのポーズのフロー

強度を下げる
ハッピーベイビーのポーズ(p.158)

注意
首を自然なカーブに保ちましょう。顎を前に突き出したり、顎を引き過ぎて首が平らになったりしないように気をつけます。

英雄のポーズ I の呼吸のフロー

この練習の流れるような動きによって呼吸がスムーズになり、脚、背中、肩の筋肉を強く働かせても、それほど大変に感じません。そのため長く続けることができ、しっかりと鍛えることができます。

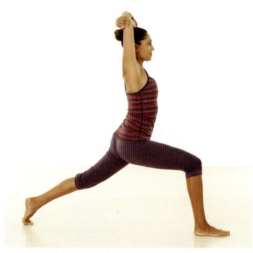

1. 立った姿勢から、右足を前に1.2mから1.5mほど出します。左足かかとを上げ、右膝を90度に曲げて、ハイランジの姿勢になります。両腕を頭上に上げ、それぞれのひじを手のひらで覆います。次に、尾骨を押し下げ、左股関節前を伸ばします。後ろ脚の膝をしっかり上げて落ちないようにし、骨盤は押し下げたままにします。おしりの上から体側を伸ばし、前腕を頭頂から離します。このとき、肩甲骨はしっかり押し下げ、肩が丸まらないようにしましょう。肩以外は、上に引き上げられています。上体を引き上げつつ、下半身は下に向かってしっかりと根付かせます。おしりから左足のかかとまで、しっかりと伸ばしましょう。後ろ足のかかとと両ひじがしっかり離れることで、心地よい伸びを感じることができます。

安定 ∴ 立位のポーズ

準備ポーズ
飛ぶバッタのポーズ(p.38)

次に進んで
半分のカエル、半分のバッタのポーズ(p.236)

バランスをとる
肩を緩める前屈(p.108)

2. 息を吐き、おへそを背骨に引き寄せて腹部を引き込み、上体を前に倒します。背中の筋肉を強く働かせ、背中を平らに強く保ちます。腕を下げず、上腕を耳の位置に揃えましょう。息を吸い、最初の姿勢に戻ります。呼吸に合わせて動き、息を吸って体を起こし、息を吐いて体を下げるのを5回から10回繰り返します。

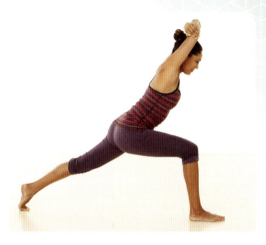

3. 次に順を追って背中の上部の筋肉にかかる負荷を大きくし、スタミナと力を養います。上体を前に倒したまま腕を伸ばします。手のひらは肩幅に開き、お互い向きあうようにします。この姿勢のまま、5回から10回呼吸します。強度を高めるため、骨盤を一層引き下げ、ステップ2での注意点に気をつけます。次に脚を変え、反対側で同じことを行います。

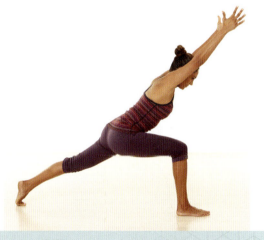

英雄のポーズ I の呼吸のフロー

強度を下げる
リストラティブヨガのねじりのポーズ(p.292)

注意
腰に違和感があれば、ステップ1、ステップ2で上体を上げ過ぎず、体を前方に傾けたままで保ちます。体幹の筋肉を働かせることを意識しましょう。

☆
☆ # ねじった体側を伸ばすポーズ
☆

このねじりのシークエンスでは、背骨を働かせるために腕をとても有効に使うことができます。このポーズでは、思った以上にバランス力が必要とされ、平衡感覚が養われます。

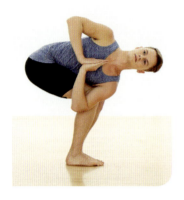

1. 両足を揃え、両手のひらを合わせて合掌して立ちます。息を吐きながらしゃがみ、息を吸いながら、胸骨を持ち上げて両手の親指につけます。もう1度息を吐いて体を右にねじり、左ひじを右膝外側に置きます。ひじを右膝外側に持ってくることができない場合は、上体をもう少し上げて左手を右膝外側に持ってきて、右手は右おしりの上に置きます。顎を少し引き、上を見上げます。手のひらを合わせている場合は、できれば両ひじを90度に曲げて手をおしりに近づけます。右手のひらを下側に押し、左手のひらでそれを押し返しましょう。これで上体がさらにねじれます。そのままの姿勢で何度かゆっくりと呼吸し、ランジの姿勢に入ります。

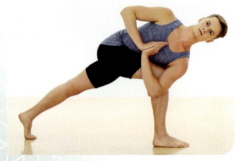

2. 目線を下に下ろし、左足かかとを上げます。できれば足全体を浮かせます。脚を後ろに出し、深いランジの姿勢に入ります。引き続き手のひらを押し合い、上体を深くねじります。

安定::立位のポーズ

準備ポーズ
糸通しのポーズ(p.180)

次に進んで
安楽座のねじりのポーズ
(p.174)

バランスをとる
ハッピーベイビーのポーズ・
陰スタイル(p.318)

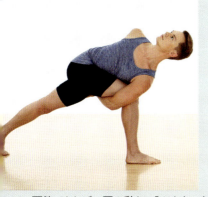 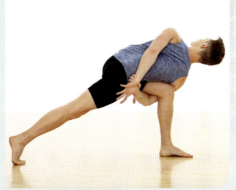

3. 可能であれば、肩の動きに入ります。さらに体を前に倒し、左肩を下げて、右膝外側に持ってきます。ひじを右膝横で曲げ、手のひらを後ろに回し、右腿の後ろで手の甲をスライドさせます。右腕を真上に上げ、肩を回して、右手親指を下に向けます。右腕を下ろし、腰の下で左手で右手をつかむか、あるいは右手首をつかみます。目線を上げ、両ひじを伸ばそうとすることでねじりを深めます。手の節を体から離し、手が体に触れないようにします。そのままの姿勢で5回呼吸し、反対側で同じことを行います。

ねじった体側を伸ばすポーズ

強度を下げる
横たわったワシのねじりのポーズ(p.226)

注意
仙腸関節が過度に緩むようなら、ステップ1で膝を揃えるのはやめましょう。それよりも左膝を右膝より前に滑らせ、左股関節を動かないようにするのではなく、ねじりとともに前に動かしましょう。

英雄のポーズⅡ：呼吸の広がり

この英雄のポーズでは、いずれの段階でもエネルギーの動きが鋭く力強く感じられ、体を上に伸ばすときには肺の容量が拡張しているように感じられます。どうぞ、やってみて実感してください。

1. 両足を1.2m開いて立ちます。左足を外側に向けて、足の指が体の外を向くようにし、右足は15度ほど内側に向けます。両腕を上げ、頭上で手のひらを合わせます。背中の上部を広げて肩を楽にし、脇の下をお互いに少し引き寄せます。両足でしっかりと床を押します。腿前部の筋肉を引き上げて膝頭を上に向けると、脚が力強く安定します。胸郭を股関節から引き離して持ち上げることで、体をさらに上へと引き上げましょう。次にひじを高く上げ、その後指先まですべて伸ばします。息を吐いて手のひらを反し、腕を床と平行に広げます。同時に左膝を曲げ、大腿骨が床と平行になるようにします。難しければ、できるだけ平行になるよう試みましょう。ここで、必要なら足の幅を調整します。後ろ足をしっかりと根付かせ、後ろの脚が働いているのを感じます。左脚の膝が左足の第2指と同一線上にあり、膝が左足首の前に出ず、左足首上にあるかどうか確認しましょう。

安定：立位のポーズ

準備ポーズ
スクワットのポーズのフロー (p.46)

次に進んで
金のボールを持った英雄のポーズ (p.96)

バランスをとる
前屈で揺れるポーズ (p.106)

2. 足幅を調整し、姿勢を確認したら、流れる動きを楽しみましょう。息を吸い、前の脚を伸ばし、両手のひらを頭上で合わせます。この姿勢では、肺が上下に伸びているように感じられます。息を吐き、前脚の膝を曲げて両手を広げます。腕の動きを借りて、肺から息を吐き切りましょう。息を吸って腕を上げ、息を吐いて広げる動きを、10回以上繰り返します。次に、反対側でも行いましょう。

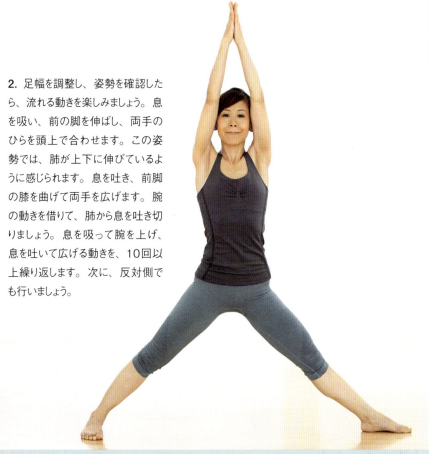

英雄のポーズⅡ：呼吸の広がり

強度を下げる
子犬の伸びのポーズ(p.60)

注意
膝が足の指と同じ方向に動いているかどうか、確認しましょう。後ろの脚の膝は、後ろ足指と同じように少し内側に入ります。

☆ 金のボールを持った英雄のポーズ

このポーズの腕の動きは気功の影響を受けたもので、光の集まる金のボールを持つつもりでエネルギーを集め、それから優しく広げます。この動きは肺の働きを意識するのに、大変有効です。英雄のポーズII：呼吸の広がり（p.94参照）とともに行うと、とても効果的です。

1. 足を1.2mから1.5m開いて英雄のポーズIIの姿勢をとります。右脚、右足を内側に15度回します。左足指を外側に90度回し、左膝を左足首上にくるように90度曲げます。左膝が内側に下がらないように気をつけ、足の第2指と同一線上にあることを確認しましょう。右脚をまっすぐに保ちます。右足の内側のアーチを持ち上げるつもりで、エネルギーの流れが脚裏から腿裏まで上っていき、持ち上がるのを感じます。両腕を床と平行にし、手のひらは前に向けて親指を上に向けます。

安定：立位のポーズ

準備ポーズ
英雄のポーズII：
呼吸の広がり(p.94)

次に進んで
戦闘をやめた英雄のポーズのフロー(p.98)

バランスをとる
前屈で揺れるポーズ(p.106)

2. 息を吐きながらひじを曲げ、手のひらを胸の前で近づけます。指を丸め、手のひらを柔らかくして、金のボールがあると想像し、その金のボールをつかみましょう。息を吸って両腕を広げ、ステップ1のように両側に戻します。肺に掃除機があり、新鮮な空気をたやすく吸い込み、肺が広がるとイメージしてください。次にもう1度息を吐きます。ひじを近づけるにつれ肺が小さくなっていくのを心に描きましょう。

10回以上、呼吸をしながら動きを続けます。空気の出入りとともに肺が広がったり小さくなったりする感覚を楽しみましょう。下半身が動かないように、両脚を強く働かせ続けます。土台が強く安定し、上体、肩、腕、そして呼吸が柔らかく浮いているのを感じましょう。

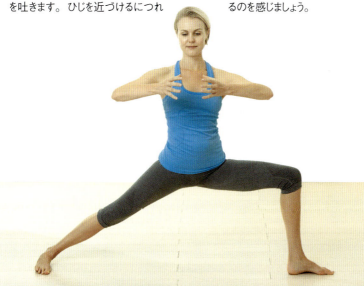

金のボールを持った英雄のポーズ

強度を下げる
合せきのポーズ(p.154)

注意
もっと簡単な動きがよければ、前脚を曲げるのを控えます。息を吸うときには、前脚を完全に伸ばします。

戦闘をやめた英雄のポーズのフロー

ゆっくりと大きく腕を動かすことでなめらかで流れるような呼吸が生まれる、とても気持ちのよいシークエンスです。空気が入り、出ることに意識を向け、一貫性を保ちましょう。腕の動きと呼吸を合わせます。

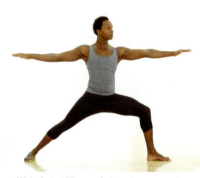 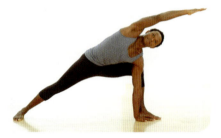

1. 脚を大きく開いて立ちます。1.3mくらい、あるいは背が高い人や柔軟性のある人なら、もう少し大きく開きます。左足を90度外側に向け、次に右股関節から回転させて右脚と右足を15度内側に向けます。左膝を90度曲げましょう。両腕を床と平行にします。後ろを見て、右肩が持ち上がっていないことを確認します。後ろ腕の筋肉をしっかり働かせ、腕が落ちないようにします。左手中指の爪を見ます。これが、英雄のポーズIIです。

2. 体側を伸ばすため、左腰から伸ばすつもりで左腕を外側に遠くまで伸ばします。左足の親指近くで、左手の指、あるいは手のひらを床につけます。左腕を左脚に押しつけ、膝を少し後ろに動かします。これで、膝の位置が足の第2指と同一線上に保たれます。同時に右腕を上げ、右腕の上腕が右耳の上あたりにくるようにします。手のひらは、下に向けます。右足から右手の爪までしっかりと伸ばし、強いエネルギーの流れを作りましょう。

安定∴立位のポーズ

準備ポーズ
背骨を動かすランジのポーズ (p.42)

次に進んで
背中で手をつなぐポーズ (p.104)

バランスをとる
前屈で揺れるポーズ (p.106)

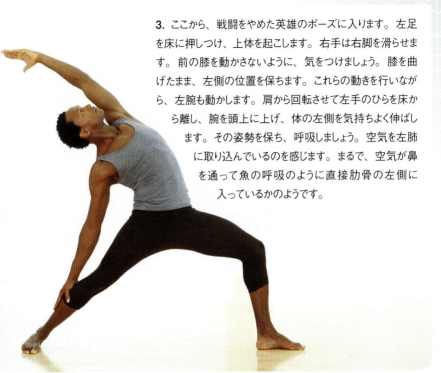

3. ここから、戦闘をやめた英雄のポーズに入ります。左足を床に押しつけ、上体を起こします。右手は右脚を滑らせます。前の膝を動かさないように、気をつけましょう。膝を曲げたまま、左側の位置を保ちます。これらの動きを行いながら、左腕も動かします。肩から回転させて左手のひらを床から離し、腕を頭上に上げ、体の左側を気持ちよく伸ばします。その姿勢を保ち、呼吸しましょう。空気を左肺に取り込んでいるのを感じます。まるで、空気が鼻を通って魚の呼吸のように直接肋骨の左側に入っているかのようです。

4. これで体に、正しいアライメントが取り込まれました。動きをなめらかにし、フローを楽しみましょう。息を吸って腕を床と平行にし、ステップ1の英雄のポーズIIに戻ります。息を吐いて体を伸ばし、ステップ2の体側を伸ばすポーズに入ります。息を吸って英雄のポーズIIに戻り、次に息を吐いて戦闘をやめた英雄のポーズに入ります。以上を5回から10回行ったら、反対側でも同じことを楽しみましょう。

戦闘をやめた英雄のポーズのフロー

強度を下げる
らせんの牛のポーズ(p.222)

注意
前の膝は、足の第2指の上にくるように保ちます。下を見ると足の親指が見えて、それ以外の指は見えないはずです。

頭を床につけて体側を伸ばすポーズ

弱い部分に対し、勇気を示す必要のあるポーズです。頭をしっかりと床に近づけるには、足を広く開きましょう。意識を持って動きを行い、体の限界を尊重し、なおかつ恐れを抱かずに動かなくてはなりません。このポーズによって、勇気と決意という人生における素晴らしいスキルが養われます。

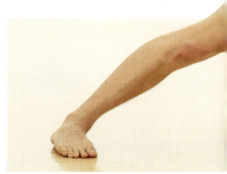

1. 足を1.2m開いて立ちます。左足を外に90度回し、右脚、右足は15度内側に回します。左膝を左足首上にくるように曲げます。左ひじを左腿の上に置きます。左前に押すような動きになるので、後ろ脚をしっかりと下に根付かせる必要があります。右足を見て、右足小指の縁を床に押しつけます。同時に右足の内側のアーチを少し持ち上げます。膝内側と腿が、少し持ち上がるような感じがするかもしれません。左足をさらに広く開いて左膝を前に動かし、90度曲げます。両脚が十分に開いたら、肩の動きに入ります。自分で安全であると感じられることを確認し、脚がしっかり安定しているかどうか確かめます。体をしっかりと根付かせているのは、後ろの足と脚です。後

準備ポーズ
背中で手をつなぐポーズ
(p.104)

次に進んで
立位の前後開脚のポーズ
(p.122)

バランスをとる
肩を緩めるワシのポーズ
(p.116)

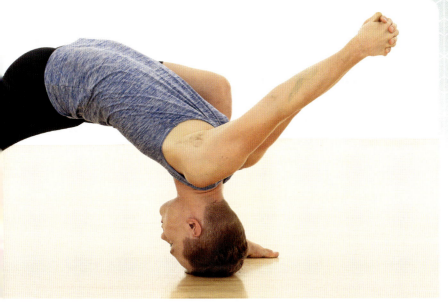

頭を床につけて体側を伸ばすポーズ

ろの足がしっかりとした「安定」を失ったり、後ろ脚が上がってきたりするような感覚があってはいけません。背中で手を組みます。おなかと胸を床に向け、上体を床に向かって下げます。頭を下げ、腕を上げます。組んだ手を持ち上げ伸ばして、肩が耳より上に持ち上がるようにします。さらに脚を広げたいと思ったら、安全な方法で行います。まず、手の指先を床につけて体を安定させます。脚幅を調整し、後ろの脚がしっかりと根付いていることを確認します。それからもう1度、腕を上げて元の位置に戻します。

強度を下げる
休むハトのポーズ(p.294)

注意
バランスをとるためにしっかりとした安定、補助が必要であれば、両脚を近づけましょう。肩に違和感があれば、専門家にアドバイスを求めましょう。高血圧、網膜剥離、緑内障など目の病気の危険がある人は、逆転のポーズはやめておきましょう。

肩を伸ばす三角のポーズ

このポーズでは、肩の前部が心地よく伸びるだけでなく、独特な腕の位置から三角のポーズに入ることで肩、腰、脚のアライメントが整えられます。

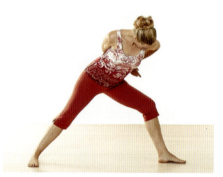 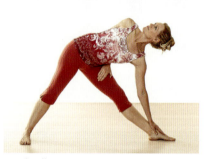

1. 足を1.2mほど離して立ちます。左膝と左足指を90度外側に開き、右腿と右足を15度内側に回します。左手を左膝に置きます。前に倒れ、おしりを後ろ側に移動させます。右腕を右側に出し、肩を回して右親指を下に向け手のひらを後ろに向けます。手の甲を背中でスライドさせて、右手の指を左内腿に引っ掛けます。左手で右手首をつかんで、右手を下に引きましょう。右手が左腿に届かなければ、ウエストバンドの後ろをつかみます。

2. 手の指をひっかけることができたら、姿勢を整えます。左膝をまっすぐ伸ばし、同時に腰を前に、肩を後ろに動かします。左右の肩は左膝、左足の足首と同一線上にきます。左腰は左膝と同一平面上にあるようにし、右腰はそれより5cmから7.5cm前にきます。首の位置は、自分の心地よいところを選びます。上を見ても、前を見ても、下を見てもかまいません。この姿勢のまま、呼吸します。上の肩を少し後ろに回すと、大変心地よく感じるはずです。

準備ポーズ
ヨーガの時計(p.130)

次に進んで
背中で手をつなぐポーズ (p.104)

バランスをとる
肩を緩めるワシのポーズ (p.116)

安定::立位のポーズ

3. ここで腕を解放して、従来の三角のポーズに入ります。両脚と上体の位置はそのまま保ち、右腕を床と垂直に伸ばし、肩が自由になるのを楽しみましょう。何回か呼吸をし、ポーズから出て、反対側で同じことを繰り返します。

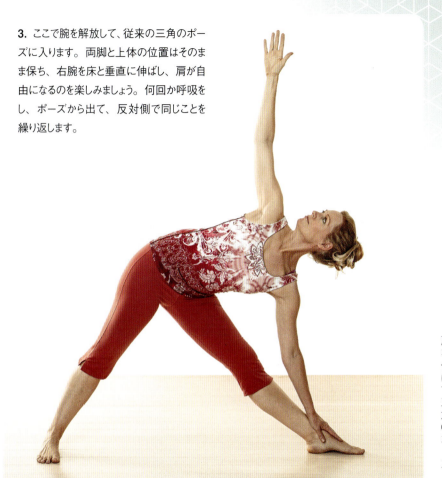

肩を伸ばす三角のポーズ

強度を下げる
コークスクリューのねじりのポーズ(p.172)

注意
肩の痛みを感じながらするべきではありません。これまでに仙腸関節、あるいは肩に何か問題のあった人は、専門家にアドバイスを求めましょう。

背中で手をつなぐポーズ

このポーズでは、肩の前部をしっかりと開き、最後に脚を伸ばす段階でハムストリングを深くストレッチします。ですが、どんなポーズにおいても、素晴らしいヨーガの練習をするためにポーズの最終段階にまで到達する必要はないのだということをしっかり覚えておいてください。ヨーガとは心を静めることであり、その日、到達できるところまでで、十分な練習なのです。

1. 足を1.3mから1.6m開いて立ちます。左足を90度外側に回し、右腿と右膝、右足を15度内側に回します。左膝をできるだけ直角に曲げます。左ひじを左腿に置きます。体を傾けて、左腕を膝の前に下ろします。次に、左膝内側より下にまで肩をさらに下げます。左肩を内側に回転させ、左手を左腿下に持ってきます。手を体の後ろに回し仙骨に向かって伸ばします。左腕はこのままの位置を保ち、右腕は上に上げて、肩を回転させて手のひらを後ろに向け、親指を下に向けます。

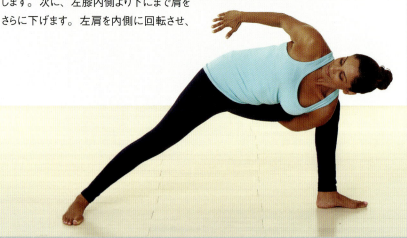

安定::立位のポーズ

準備ポーズ
肩を伸ばす三角のポーズ
(p.102)

次に進んで
頭を床につけて体側を伸ばすポーズ(p.100)

バランスをとる
前屈で揺れるポーズ(p.106)

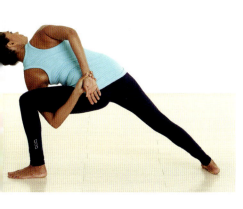

2. 右ひじを曲げ、腰に沿って右手の甲をスライドさせます。左手と右手の指を絡ませるか、あるいは、無理でなければ、左手で右手の手首を握ります。それが難しければ、ウェアをつかみましょう。上の肩をしっかり後ろに回し、それから上体を右上に回します。首に違和感がなければ、上を見上げましょう。手を握っている場合は、両ひじを伸ばし、手を後ろに伸ばして手を体から離します。安定したリズムで、呼吸しましょう。

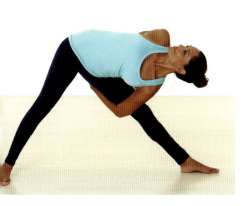

3. ゆっくり左脚を伸ばします。これにより、驚くほどハムストリングが伸びます。もう1度ステップ2に戻って注意点を確認すると、さらにポーズが深まります。姿勢を保って4回から10回呼吸し、ポーズから出ます。反対側で、同じことを行いましょう。

強度を下げる
3段階の横たわったねじりのポーズ(p.170)

注意
肩に違和感のある場合は、専門家にアドバイスを求めましょう。前の脚を伸ばせそうであれば、筋肉の緩みを感じられるようにゆっくりと伸ばします。

☆ # 前屈で揺れるポーズ

立ちながら深く体を緩めることができるなんて、何て素晴らしいでしょう。このポーズで揺れることにより得られるリラックスの感覚を本当につかめれば、まるで脳がリラックスしているかのように感じられます。コントロールしようとするのをやめ、左右に揺れるにつれ、脳が緩んでいく喜びを感じましょう。

1. 脚を大きく開いて立ちます。両足の外側を平行にします。かかとより親指が、少し内に入るはずです。膝を曲げて、前屈します。腕をぶらぶらさせるか、あるいは床に近くてそのスペースがない場合には、前腕を組みます。股関節から頭、ひじ、指と、すべてを柔らかく垂らします。肩が柔らかくなっていることを、確認しましょう。首の力を抜くために、静かにうなずくか、あるいは頭を振りましょう。この姿勢のまま、柔らか

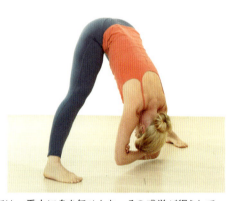

く腹式呼吸をします。頭の重みで、背骨が長く、まっすぐ伸びていきます。このポーズでは、重力に身を任せます。その感覚が得られていないと感じるなら、さらに膝を曲げましょう。それによって、上体が平らになり、肋骨から内腿まで流れる感覚を得ることができます。ぶら下がっている感覚が得られれば、体を緩めてポーズを楽しむことができます。椎骨の1つ1つが完ぺきな真珠で、それらがつながって長く美しいネックレスになっているとイメージしてください。

安定∵立位のポーズ

準備ポーズ
東西のフロー(p.48)

次に進んで
壁を使った深い前屈(p.152)

バランスをとる
飛ぶバッタのポーズ(p.38)

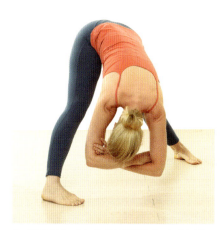 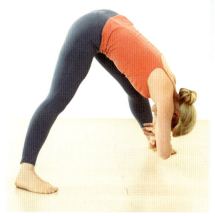

2. 真珠のネックレスである背骨を、左右にゆっくり揺らします。腰を右に動かして上体を右側に揺らし、次に左側に揺らします。海底の海藻が、ゆったりとした潮流によって揺れる様を思い浮かべましょう。ゆっくりと動き、動きを楽しんでください。左右に揺れるときには、ひじは腰から離れ、脚に近い場所で床の近くを動きます。揺れながら、内腿の伸びを感じましょう。首の筋肉を緩め、頭がココナツの実であるかのように、頭の重みを使い、背骨全体を伸ばします。

前屈で揺れるポーズ

強度を下げる	注意
ゆったりしたバナナのポーズ (p.286)	椎間板ヘルニアの既往歴がある人は、膝をしっかりと曲げ、体幹を働かせましょう。椎間板ヘルニアに最近なった場合、あるいは、椎間板ヘルニアの症状がある人は、前屈するのはやめましょう。高血圧、網膜剥離、緑内障など目の病気の危険がある人は、逆転のポーズはやめておきましょう。

☆ 肩を緩める前屈

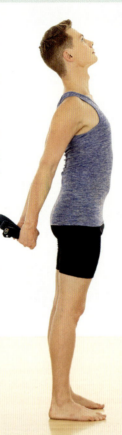

このポーズは、すべての人にとってとてもよいポーズです。というのも各自、どこを強調するかを選ぶことができるのです。逆転して、さらに前屈を深めたければ、脚を伸ばし、坐骨を上げます。肩を緩めることを強調したい場合は膝を曲げたままにして、肩を深く緩めることをハムストリングが妨げないようにしましょう。

1. 両足の親指の間隔が握りこぶしの大きさになるように確かめて、立ちます。これで、解剖学的に足が腰幅に開かれた状態となります。ヨガベルト（あるいは、バスローブのベルトのように柔らかなベルト）を背中の後ろで握ります。左右の手が10cmくらい離れるようにします。ベルトがない場合は、背中で指を組みます。肩を後ろに回し、鎖骨周辺を広げます。腕、ひじからエネルギーを流して、両手を肩から離すように伸ばし、できるだけ高く、遠くに持ち上げます。握った手と胸骨の距離を、離しましょう。

安定 :: 立位のポーズ

準備ポーズ
肩回し(p.34)

次に進んで
英雄のポーズⅢの
バリエーション(p.118)

バランスをとる
肩を緩めるワシのポーズ
(p.116)

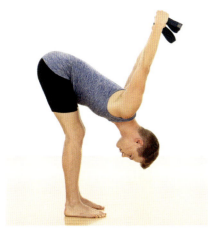 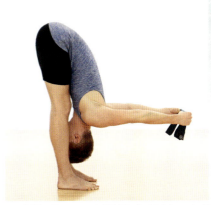

2. 股関節から前屈します。ハムストリングを伸ばしたい場合は脚を伸ばして、肩を強調したい場合は膝を曲げて行います。前屈したら、手を肩から遠くに離すつもりで伸ばし続けましょう。ベルトを使っている場合は、両手を離すようなつもりでベルトを引っ張ります。肩の関節にスペースができたかのように、肩が心地よく緩む感覚を味わいましょう。

3. 水泳でクロールの練習をするように、まず片方の肩を前に回し、次にもう片方を回しましょう。5回から10回回したら、今度は左右順に「背泳ぎ」のように肩を後ろに回します。回すことで、肩が緩んでいくのを楽しみましょう。回すのをやめたら、もう1度ベルトをゆっくり引っ張り、肩に深く働きかけます。それから膝を曲げ、立ち上がり、肩の緩みを感じましょう。

肩を緩める前屈

強度を下げる
ねじった木のポーズ(p.114)

注意
肩に損傷のある場合は、適切な動きについて専門家にアドバイスを求めましょう。椎間板損傷の危険のある場合は、前屈は避けましょう。高血圧、網膜剥離、緑内障など目の病気の危険がある人は、逆転のポーズはやめておきましょう。

半月ねじりのポーズのフロー

この素晴らしいシークエンスではバランスが養われ、それとともに前屈における柔軟性が培われます。脇腹を強く伸ばすポーズ、ねじった三角のポーズ、半月ねじりのポーズのフローという3つの伝統的なヨーガのポーズを行います。

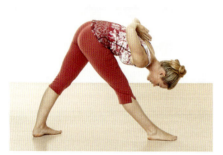 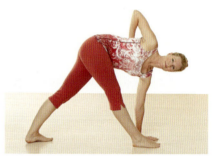

1. 右脚を前にして、足幅を1m開いて立ちます。前の足は前に向け、後ろの足は15度外側に回します。左右の腰をまっすぐ前に向け、両腕を大きく横に広げます。肩を前に回転させ、親指を下にしてひじを曲げ、背中で手のひらを合わせます。手のひらを揺らしながら、背中を上向きに運びます。腹部を右方向に少し回し、股関節から前屈して脇腹を強く伸ばすポーズに入ります。後ろの足をしっかりと根付かせ、右腰を前に出します。ポーズを保って、5回呼吸します。

2. ねじった三角のポーズに入ります。右手は位置を保ったまま、左手は足の親指の横で床につきます。必要なら膝を曲げ、背骨を丸めないようにします。心地よく背骨が伸びる感覚により、ねじりの動きがよくなります。右手を背中に押しつけると、ねじりやすくなります。左肩を右に、右肩を後方に上げて、両肩が上下に重なるようにします。可能なら、左手を足の小指脇まで移動させましょう。違和感がなければ、上を見上げます。5回ゆっくりと呼吸します。

準備ポーズ
スクワットのポーズのフロー (p.46)

次に進んで
首を緩める賢者のねじりのポーズ (p.176)

バランスをとる
合せきの橋のポーズ (p.192)

3. 半月ねじりのポーズのフローに入ります。下を見て、左手を30cmほど前に、そして少し足の親指寄りに動かします。後ろの足を小さく1歩前に出し、足指を立て、後ろの脚を床と平行に持ち上げます。右腰を下げ、左腿と左膝はしっかりと持ち上げたまま保ち、足が腰より下がるのを防ぎます。右腕を「自由」にして床と垂直に上げましょう。上体をさらにねじり、左肩をさらに右に、そして右肩を左に動かすことで、ここでも左右の肩が上下になるようにします。このまま保ち、5回呼吸します。次に下向きの犬のポーズ（p.58参照）に入った後、反対側で同じことを行います。

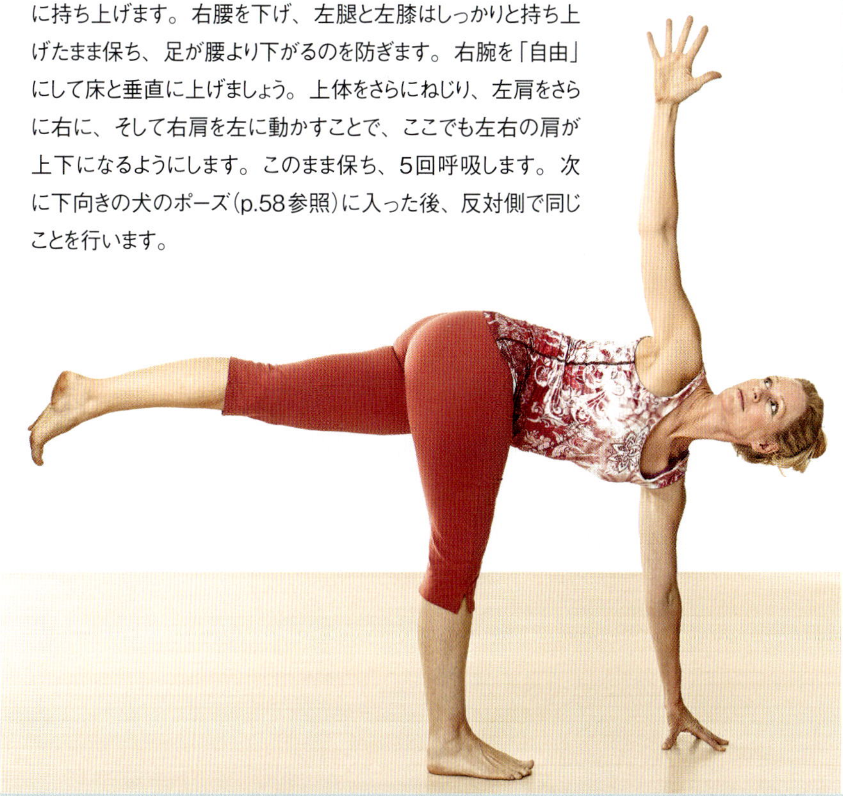

半月ねじりのポーズのフロー

強度を下げる
東西のフロー（p.48）

注意
椎間板ヘルニアの既往歴のある場合は、これらのねじりや前屈のポーズには気をつけます。高血圧、網膜剥離、緑内障など目の病気の危険がある人は、逆転のポーズはやめておきましょう。

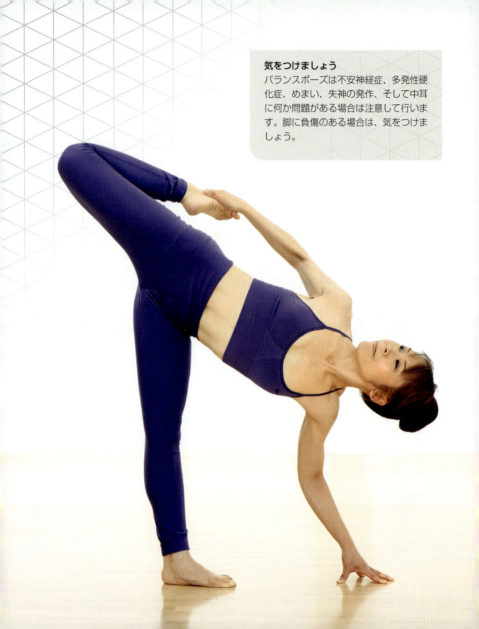

気をつけましょう

バランスポーズは不安神経症、多発性硬化症、めまい、失神の発作、そして中耳に何か問題がある場合は注意して行います。脚に負傷のある場合は、気をつけましょう。

5. 癒しのバランスポーズ

　バランスポーズは、調整のポーズです。伸ばし、鍛えます。ですが、私のクラスでバランスポーズが求められるとき、生徒の皆さんはざわつく心を落ち着かせたいと思っていることが多いようです。これは、本当にシンプルなことです。現代生活でスピードを競う私たちは、とどまり、静かに立って吟味する瞬間を切望しているのです。体のバランスを見つけることが心理的領域にまで波及し、バランスポーズをとることで自分の中にある穏やかな中心へと近づけてくれるような気がするのです。バランスは、さまよう心を内へと連れていってくれます。そして、バランスに必要な集中によって、心理的に今この瞬間に戻ることが要求され、ストレスが緩和されるのです。

　バランスに必要とされる少しの勇気により、これからの人生で怪我に見舞われることが少なくなります。これらのポーズは、ヨーガで得られるこれからの人生の生命保険のようなものです。ちょっとぐらつきながら、リラックスし、笑い、神経系も筋肉系もあなたの行なっている調整、しかも極小の調整によって素晴らしく整えられていると実感できます。体の一部で起こるごくわずかな変化が、その変化に対応する少しずつの変化を体のあらゆる部分に引き起こしていくのを経験するのです。これによって体全体が見事に調和されていく感覚が生み出され、バランスのポーズを通して、より一層その感覚を信じるようになるのです。

　流動的でなお安定していれば、よりよい人生が感じられます。マットの上でバランスを見つけ、そして、マットを下りて人生のバランスを見つけましょう。

☆ # ねじった木のポーズ

片脚立ちのポーズに動きを加えると、難しくなります。骨が完ぺきな位置で積み上がっていることをイメージし、背を高く保って立つために筋肉は最小のことをすればよいだけなのだと信じましょう。そうすれば、大変なこともすべて消え、姿勢と呼吸を楽しむことができます。

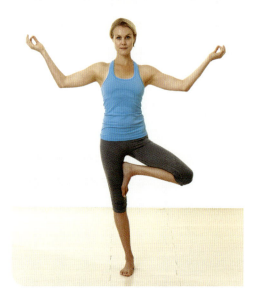

1. 基本の木のポーズに入ります。立ち、右足をしっかり根付かせ、左膝を曲げて上に上げます。左足の足首をつかみ、右腿の内側でできるだけ高いところに持ってきます。ただし、膝の関節は避けましょう。足の位置が低いほど、バランスをとりやすくなります。足の裏を内腿に押しつけ、同時に内腿で足の裏を押し返します。これで、安定感が得られます。両手の親指をそれぞれ人差し指につけ、両腕を両側に出し、ひじを曲げて手のひらを上に向けます。

癒しのバランスポーズ

準備ポーズ
背骨を動かすポーズ(p.50)

次に進んで
立位の前後開脚のポーズ
(p.122)

バランスをとる
前屈で揺れるポーズ(p.106)

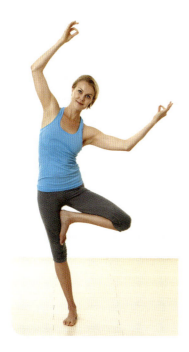
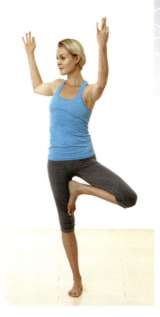

2. ここで木を曲げます。上体を左に傾け、左ひじを左膝に近づけます。「枝」であるひじを広げて後ろに保ち、肩を耳から離します。姿勢を保ち、軽い呼吸のリズムで規則的に5回から10回呼吸します。

3. まっすぐの姿勢に戻り、木をねじります。まず、曲げた膝から離れていくようなつもりで体を右にねじります。腹筋を硬くし、できるだけ深くねじりましょう。呼吸がどのように変化するか、注意します。何回か呼吸したら、正面に戻って、今度は左にねじります。左側は、さらに深くねじることができるでしょう。ここでも、体をしっかり支えているのは体幹の筋肉ですが、背中の筋肉の働きも感じましょう。何回か呼吸をし、正面に戻ります。両足で立ち、反対側も同じことを行います。

ねじった木のポーズ

強度を下げる
肩を緩める3ステップ(p.52)

注意
転びそうであれば、曲げた膝を壁につきます。めまいや発作のある場合は、片脚でのポーズを行う前に専門家にアドバイスを求めましょう。

肩を緩めるワシのポーズ

ワシのポーズの現代版であり、上半身の難しい動きに対し、下半身をしっかり使って安定を保ちます。腕を流れるように動かすと、まるで魔法を使ったように肩の緊張がほどけます。長く保持しなくてはならない大変さはなく、優しく滑らせるように伸ばす動きにより効果が得られます。

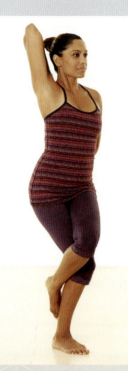

1. 両足で立ち、両膝を曲げます。左膝を上げ、右腿にかけます。可能ならば、左足の足首が右脚のふくらはぎでひっかかるようにぐるりと巻きつけましょう。無理であれば、左足の足首を右脚の膝の近くに持ってきましょう。脚の位置が決まったら、立っている脚を深く曲げ、股関節から前に倒れます。臀部の筋肉がさらに緩むはずです。両腕を広げ、左腕を下に、右腕を上に動かします。左右の腕がまっすぐに床にほぼ垂直になったら、両ひじを曲げ、両手を背中で合わせます。左右の指をひっかけましょう。両手が近づかない場合は、その日できる限り近い位置まで持っていきましょう。時間と練習をかければ、できるようになります。今できるところで満足し、緊張が解けていく過程をじっくり楽しみましょう。

準備ポーズ
半分の後ろ合掌のポーズ
(p.138)

次に進んで
合掌のピラミッドのポーズ
(p.140)

バランスをとる
3つの橋のポーズ(p.246)

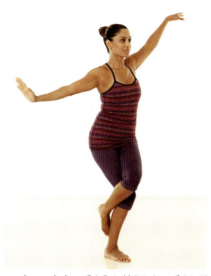
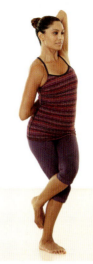

2. 次に、左右の手を入れ替えます。手をほどき、両ひじを伸ばします。息を吸って両腕を長くし、横に広げ、回します。左腕が上に、右腕は下がったら、息を吐いて両ひじを曲げ、もう1度背中で指を握ります。両側で硬さが違うこともあります。左右で違うのは、人間がこれまで生きてきて当然のことと生徒に話しています。左右で違うということを受け入れ、にっこり微笑んで練習を続けましょう。

3. 片脚でバランスをとったまま、呼吸に合わせて動きます。息を吸い、両腕を回して上下になったら息を吐いて両ひじを曲げ、手を握ります。ゆっくりした動きで左右を順に行い、肩が伸びて緊張が緩むのを感じましょう。8回ほど繰り返したら、もう1度両足で立ちます。体のどこが緩んでいるか、確認しましょう。

肩を緩めるワシのポーズ

強度を下げる
おしりを緩める広い足幅の子供のポーズ (p.216)

注意
肩に問題がある場合は、専門家の許可を得ましょう。めまいや発作のある場合は片脚でのポーズを行う前に専門家にアドバイスを求めましょう。

英雄のポーズIIIのバリエーション

このポーズを練習すると、知らなかった自分の力強さに気づくことと思います。これは1つのことに専念し、上下逆さになってそのままとどまることが必要とされるポーズです。英雄のような勇気を持ち、落ち着いて集中し、熟達の域に達してください。

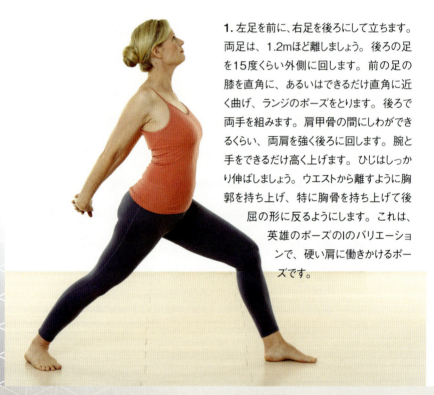

1. 左足を前に、右足を後ろにして立ちます。両足は、1.2mほど離しましょう。後ろの足を15度くらい外側に回します。前の足の膝を直角に、あるいはできるだけ直角に近く曲げ、ランジのポーズをとります。後ろで両手を組みます。肩甲骨の間にしわができるくらい、両肩を強く後ろに回します。腕と手をできるだけ高く上げます。ひじはしっかり伸ばしましょう。ウエストから離すように胸郭を持ち上げ、特に胸骨を持ち上げて後屈の形に反るようにします。これは、英雄のポーズのIのバリエーションで、硬い肩に働きかけるポーズです。

準備ポーズ
立位の前後開脚のポーズ (p.122)

次に進んで
ナタラージャのポーズのバリエーション (p.124)

バランスをとる
らせんの牛のポーズ (p.222)

強度を下げる
横たわったワシのねじりのポーズ (p.226)

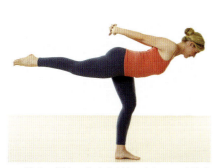 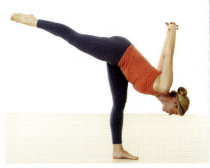

2. 後ろの足を1歩小さく前に出し、つま先を立てます。上体を前に少し倒し、後屈の姿勢から出ます。腹筋を収縮させ、肋骨の下部前面と寛骨の間に筋肉のつながりを感じます。これで、片脚でバランスをとりやすくなります。さらにもう少し前に倒れ、後ろの脚を上げて床と平行になるまで持ち上げます。左の腰より右の腰が持ち上がっているかもしれないので、仙骨が平らになるように上がった右の腰を下げます。英雄のポーズⅢのバリエーションでは、両肩の前面を伸ばすために、手の関節をしっかりと伸ばし押し出し続けます。

3. 可能なら、このポーズで上下逆になるまで倒れます。腹部を収縮させ、尾骨から脚を伸ばし、股関節で前に倒れます。それ以上無理になったら、立っている脚を曲げて、さらに前に倒れましょう。上げている脚は前腿の筋肉を収縮させて、さらに高く伸ばします。右足の指を広げましょう。腕は、背中の上でできるだけ高く上げます。自転車の車輪のつもりで、骨盤の中心から「車輪のスポーク」を3方向に強く放射状に伸ばします。腕は上に、立っている脚は下に根付かせ、上げている脚は遠くに伸ばします。そのままで5回呼吸し、体をコントロールしてステップ1に戻ります。両足を揃え、次に反対側で同じことを行います。

注意
片脚で立つポーズは、バランス力が養われるまで片脚ではなく両脚で行うこともできます。後ろ足の親指を床につけたまま、右脚に体重をかけることに集中します。生理中、あるいは網膜剥離、緑内障の危険がある人は、逆転のポーズはやめておきましょう。めまいや発作のある場合は片脚でのポーズを行う前に専門家にアドバイスを求めましょう。

英雄のポーズⅢのバリエーション

弓なりの半月のポーズ

後屈、ねじり、前屈、そしてバランスと多面的なポーズであり、様々な効果があります。力強さ、安定、柔軟性が得られ、バランスにより心が静かになります。これらすべてが合わさり、全体的な効果が得られます。

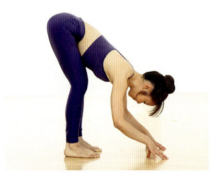

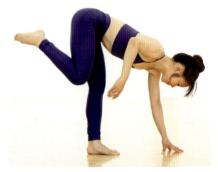

1. 足を腰幅に開いて立ちます。前屈し、脊柱がぶら下がっているように感じられるよう、膝を曲げて肋骨を太腿に近づけます。手の指先を床につけ、首と肩の筋肉を緩めて頭を垂らします。心地よく、頭の重さを感じましょう。このままリラックスして、数回長い呼吸をします。重力に任せましょう。

2. 次に、左足と左手に体重を移動します。右脚、右腕を横に持ち上げます。柔らかく広がっていくようなつもりで、脚を上げ、右腕を外側に上げます。

準備ポーズ
傾いた門のポーズ(p.44)

次に進んで
ナタラージャのポーズのバリエーション(p.124)

バランスをとる
立位の前後開脚のポーズ(p.122)

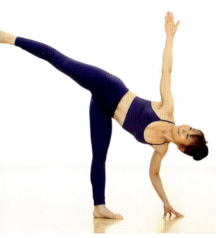 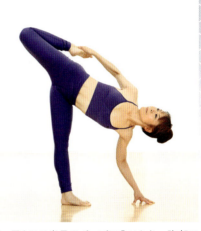

3. ここで、半月のポーズに入ります。右腕を天井に向かってまっすぐ上げ、床と垂直になるようにします。右脚を足まで伸ばして、右足のかかとをしっかりと押し出します。内腿の柔軟性に従い、立っている脚をできる限りまっすぐ伸ばします。上体と脚を床と平行にし、Tの形になるようにしてもいいでしょう。あるいは、右脚をもっと高く上げ、上体を下げて、写真のような姿勢をとってもいいでしょう。姿勢を保ち、5回呼吸します。

4. 弓なりの半月のポーズに入ります。腹部に向かって右膝を曲げます。右手で右足をつかみ、右の股関節前面から開いて膝を後ろに引きます。右足のかかとを、右おしりに押しつけます。左手の指先で、しっかりと床に体を根付かせ、上体を右上にねじります。お腹からねじるようにすると、らせん状に伸びる感覚が得られます。5回から10回呼吸をしてから、ゆったりとした前屈に戻り（ステップ1）、次に反対側で練習します。

弓なりの半月のポーズ

強度を下げる
ハーフ・アンド・ハーフ・ドッグ(p.61)

注意
首に違和感がなく、心地よく感じられるようなら、顎をわずかに引き、天井を見上げます。あるいは、水平方向を見るか、必要なら、顔を下に向けましょう。網膜剥離、緑内障の危険がある人は、逆転のポーズはやめておきましょう。

立位の前後開脚のポーズ

このポーズでは、ハムストリングをしっかり伸ばし、緩めます。ですがこのポーズには、予期せぬそれ以上に素晴らしい点があります。ひそひそ声でもらう秘密のプレゼントのように、驚くばかりに腰が深く伸びるのです。実際にやって、感じてみてください。

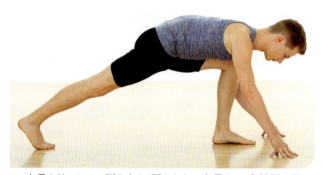

1. 左足を前にして、脚を大きく開きます。左足を45度外側に回し、右脚、右足を少し内側に回します。体を前に倒し、手の指を床につきます。指先を左に歩かせ、左足の両側に左右それぞれの手を置きます。左膝を曲げ、指先に体重を載せて、上体を動かします。まず息を吸い、胸を持ち上げ、次にお腹を強く左にねじり、胸骨と左大腿骨が同一線上にくるようにします。息を吐き、胸を腿に載せて脚をまっすぐにし、この後のハムストリングのストレッチに備えます。左膝をもう1度曲げ、右手の指を足の右側で足親指の30cmほど前に動かします。左ひじを曲げ、左前腕を左脚ふくらはぎに回し、ふくらはぎと平行に沿わせて手でかかとをつかみます。後ろの足を小さく1歩中に入れ、足の指を立てて体を持ち上げる準備をします。

準備ポーズ
緊張を緩める前屈(p.156)

次に進んで
仰向けの足の親指をつかむポーズ(p.196)

バランスをとる
合せきの橋のポーズ(p.192)

2. 左足に体重を移し、右脚を持ち上げます。右脚を上に押し出し、左脚と右手でバランスをとります。左腿と上体を近づけるよう試みましょう。可能なら、立っている脚をまっすぐ伸ばします。さらに難しくするには、前に歩かせた右手の指先を再度、左足指と同一線上まで戻します。両脚をまっすぐにし、上に上げている脚がまっすぐ床と垂直に伸びるように気をつけます。前腿の筋肉を収縮させ、さらに脚を上げます。できれば、下を見るのではなく、顎を引き入れ、まっすぐ後ろを見ましょう。おなかと胸を腿に「くっつける」よう、常に心がけます。そしてもちろん、呼吸をします。5回以上呼吸をしたら、コントロールしながら脚を下ろし、両手を右に歩かせて、反対側を練習するために足を準備します。

3. さらに難しくしたい場合は、ねじりの動きをさらに強くして肩を強く伸ばすため、ステップ2で腕の位置を変えましょう。右腕を左脚の外側に回し、右の肩が左すねの前にくるようにします。

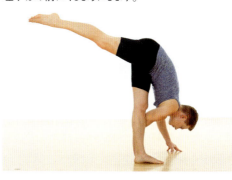

立位の前後開脚のポーズ

強度を下げる
後屈のさざ波 (p.290)

注意
あらかじめ前屈を何度か行い、ハムストリングの準備をしてから行いましょう。

ナタラージャのポーズのバリエーション

立位のバランスポーズは静的なポーズが多いのですが、このナタラージャのポーズのバリエーションは従来のヨーガのアーサナで始まった後、上下逆になり、ちょっと楽しいポーズに入ります。ハムストリングをしっかり伸ばし、後屈をしながら前屈します。片脚で立って行う動きであり、見た目よりバランスをとるのは難しいですが、楽しんで練習してみてください。

1. 両足で立ち、右脚を後ろに伸ばして足の指を床につけます。左右の腰を同様に前に向けます。右膝を曲げ、右手を後ろに伸ばして右足をつかみます。胸郭が左右対称でなくなるので、左右が同様に前を向くように、できるだけ右側を前に出します。右足を後ろに高く上げ、上体は前に傾けます。左腕を前に伸ばし、手のひらを上に向けます。親指と人差し指の指先をくっつけましょう。ナタラージャのポーズを練習するときには、立っている脚を曲げたり、写真のようにまっすぐに伸ばしたりします。バランスよく保つのは、形を完ぺきに保つこととは異なります。体が少し動いたら、それを受け入れ、自分の中心をみつけ、細かく姿勢を調整しましょう。姿勢を保ち、5回呼吸します。

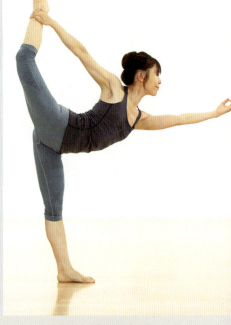

準備ポーズ
傾いた門のポーズ(p.44)

次に進んで
3種の弓のポーズ(p.238)

バランスをとる
安楽座のねじりのポーズ
(p.174)

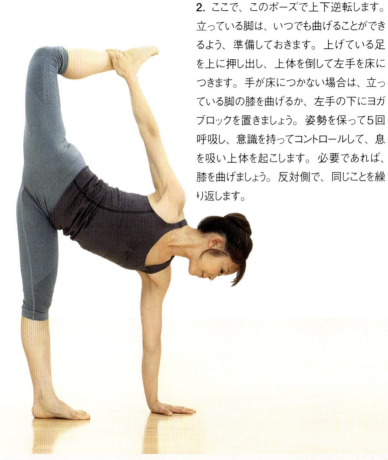

2. ここで、このポーズで上下逆転します。立っている脚は、いつでも曲げることができるよう、準備しておきます。上げている足を上に押し出し、上体を倒して左手を床につきます。手が床につかない場合は、立っている脚の膝を曲げるか、左手の下にヨガブロックを置きましょう。姿勢を保って5回呼吸し、意識を持ってコントロールして、息を吸い上体を起こします。必要であれば、膝を曲げましょう。反対側で、同じことを繰り返します。

ナタラージャのポーズのバリエーション

強度を下げる
バナナのポーズ(p.194)

注意
転ぶことが心配なら、安定しているいすやテーブル、壁のそばで行いましょう。網膜剥離などの目の問題、緑内障の危険がある人は、逆転のポーズはやめておきましょう。

☆☆☆ # 手で親指をつかむポーズ

このポーズは集中力と平衡感覚を養います。バランスポーズはどれも、平衡感覚を必要とします。アーサナから出入りするときには確かに力も必要ですが、このポーズの穏やかで静かな面を楽しんでください。

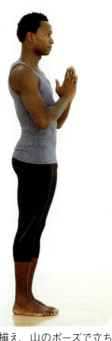

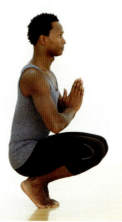

1. 両足を揃え、山のポーズで立ちます。ハートセンター（胸の中心）で両手のひらを合わせます。背骨の長さを堪能し、背骨の自然なカーブに意識を向けましょう。

2. つま先立ちし、腹筋が働いているのを感じます。膝を曲げる準備をして体を低くし、上体が前に倒れそうになるのに抵抗します。エレベーターに乗っているつもりで、できるだけ背骨を床と垂直に保ったまま、低くしゃがんで、おしりをかかとに近づけます。

準備ポーズ	次に進んで	バランスをとる
半蓮華座の背面を伸ばすポーズ (p.160)	パワースクワット(p.218)	揺れるバッタのポーズ(p.234)

癒しのバランスポーズ

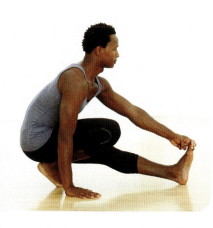

3. 両手を床につけ、体を安定させて左脚を前に伸ばします。かかとは、床につけます。上体を前に倒して左手を前に伸ばし、指2本を足の親指に引っ掛けます。指が届かなければ、足の親指に柔らかなベルトを巻きつけ、それを握ります。

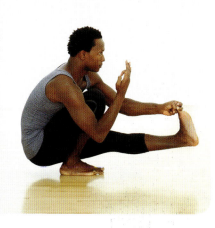

4. 右足のかかとを床につけ、バランスをとりながら左脚を持ち上げます。上体を床と垂直になるように起こし、背中全体の筋肉を働かせます。背中上部の筋肉を収縮することで背骨がカーブするのが防がれ、上体がまっすぐになります。右手は親指と人差し指の指先をつけてジニャーナムドラーと呼ばれるヨーガの伝統的な形にします。ひじは曲げて下ろし、手のひらを上に向けます。そのまま、5回から10回呼吸します。前に出した足を解放して後ろに滑らせ、両足を揃えます。手のひらを合わせ、おしりを上げて山のポーズをとり、次にもう1度つま先立ちになって、反対側で同じことを行います。

手で親指をつかむポーズ

強度を下げる
リストラティブヨガのねじりのポーズ(p.292)

注意
膝が痛い場合はこのポーズは控え、専門家にアドバイスを求めましょう。

127

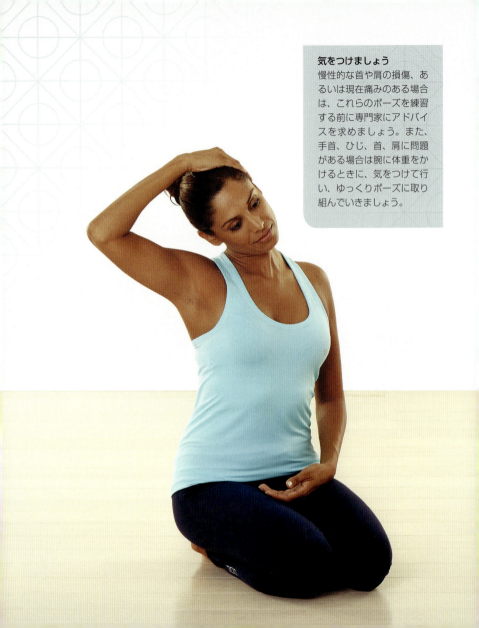

気をつけましょう
慢性的な首や肩の損傷、あるいは現在痛みのある場合は、これらのポーズを練習する前に専門家にアドバイスを求めましょう。また、手首、ひじ、首、肩に問題がある場合は腕に体重をかけるときに、気をつけて行い、ゆっくりポーズに取り組んでいきましょう。

6. 力強い首、伸びのある肩

　ヨーガのクラスで生徒から求められることの多いのが、首の凝りの緩和と肩を開くことです。この章では首と肩に焦点が当てられています。また、本書を通して首と肩のための練習はあちこちに散りばめられています。体全体をつなげるポーズもあれば、マットを離れ、デスクの前で、時間のあるときに、日常生活のどこかで行うことのできるポーズもあります。

　首と肩が緊張していると感じたら、緊張した筋肉と和解して、首と肩にヨーガの愛を与えましょう。

ヨーガの時計

このシークエンスは肩の大掃除のようなもので、肩の緊張を一掃します。そして、このシークエンスのとてもよいところは、どこでもできるという点です。自宅やオフィスの壁を使って、あるいはバス停で、また、使えそうな木を探すのもいいですね。

1. 壁に体側を向け、壁が左側にくるように立ちます。左足を壁から15cmくらい離して立ちましょう。足を腰幅に開き、両足の指はまっすぐ前に向けます。つま先立ちしてできるだけ体を伸ばし、左手のひらをできるだけ壁の高いところにつきます。手のひらを壁にしっかり押しつけ、何度か長く息を吐きながらゆっくりとかかとを床に下ろします。左手のひらが壁に貼りつけられ、かかとを下ろすときにもなかなかはがれないとイメージしましょう。息を吐くことによって体が緩むと信じ、体全体の軟組織が伸びていると感じましょう。肩から上体全体が、心地よく伸びるはずです。ここで、首の左側も伸ばします。顎を軽く引き、頭を回して目線を下げ右肩の前を見ます。右手首を曲げ、手の付け根を押し出します。同時に、左右の腰がそれぞれ左右の足首上に位置し続けるよう、気をつけます。壁側に傾かないようにしましょう。このまま何度か呼吸をした後、頭と首を元に戻し前を向きます。

力強い首、伸びのある肩

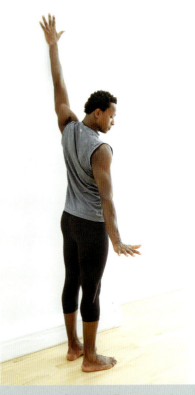

準備ポーズ
肩回し(p.34)

次に進んで
らせんの牛のポーズ(p.222)

バランスをとる
ワシのポーズの肩のストレッチ (p.132)

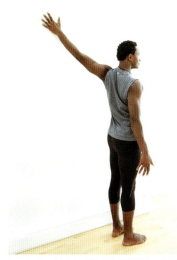
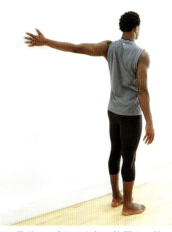

2. 左腕が床に垂直で時計を思い描くとちょうど12時を指していた位置から、左腕を少し後ろに動かして10時半を指すようにします。左手の皮膚と指を、できるだけ後ろに伸ばします。左手をまったく動かさずに体を前に倒すと、肩と胸の筋肉がさらに伸びます。このままの姿勢で8回以上呼吸し、肩前部を深く緩めましょう。

3. 最後に、手を9時半の位置まで動かします。手のひらは壁に貼りつけ、体を前に倒し、肩が効果的に緩んでいくのを楽しみましょう。8回以上呼吸したら、両腕を体側に沿ってぶらりと下ろします。左右の肩の感覚がまったく異なるのを、感じてください。伸ばした肩は温まり、緩み、力強く生き生きと感じられるのではないでしょうか。もう一方の肩でも同じ感覚が味わえるように、ぐるりと回って反対側で、今度は12時、2時半、3時半の位置で伸ばしてください。

ヨーガの時計

強度を下げる
子犬の伸びのポーズ (p.60)

注意
肩の怪我、あるいは肩に痛みがある場合は、ポーズを続ける前に専門家にアドバイスを求めましょう。

131

☆ ワシのポーズの肩のストレッチ

腕は従来のワシのポーズの位置を用い、山のポーズを取り入れて少し流れを加えます。健康的な肩のための優れたレシピです。肩甲骨の間に積み重なった緊張を緩める動きであり、悲しかった肩にも微笑みがもたらされるはずです。

力強い首、伸びのある肩

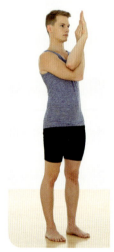 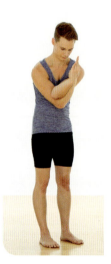 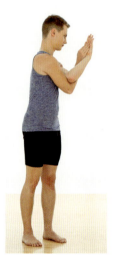

1. 両足を肩幅に開いて立ちます。両腕を開き、前に引き寄せます。体の前で左右の腕が重なったら、右ひじを下げて左上腕の左側に上に向かって滑らせます。可能であれば、左右の前腕を重ね、右手の指を左手のひらに持ってきます。

2. 両腕を絡ませたまま、ひじで円を描きます。時計周りに動かしましょう。左右方向ともに、できるだけ遠くまで動かし、高さのある円を描きましょう。肩を揺れに任せ、動きに応じて体がねじれるのを感じましょう。

準備ポーズ
歓喜の輪(p.30)

次に進んで
半分の後ろ合掌のポーズ
(p.138)

バランスをとる
ねじった子供のポーズ(p.315)

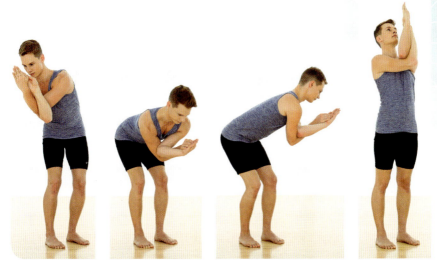

3. 肩が伸びてきたら、体全体で動きます。股関節から前に倒れ、体全体を使って時計周りに円を描きます。

4. 大きな円を5回描いたら、まっすぐ立ちます。腕を解いて、横にぶらりと下げます。体が緩んでいるのを感じましょう。次に息を吸い、両腕を床と平行に横に広げます。息を吐きながら、今度は左腕が右腕の下になるようにして両腕を絡ませます。同様に腕、そして体全体で円を描きます。今度は反時計回りに回しましょう。

ワシのポーズの肩のストレッチ

強度を下げる	注意
ゆったりしたバナナのポーズ(p.286)	大きな円を描くときには、背中を保護するために腹筋を働かせ、膝を少し曲げましょう。

133

☆ 座位の首のストレッチ

首の位置を保ち支える筋肉を、安定させます。こつは短く保ち、首の反応を感じることです。首のストレッチは薬のようなものであり、多すぎるよりも少ないほうがよいのです。

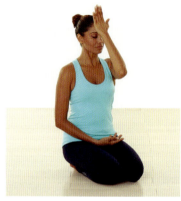

1. 背骨が長く伸びるように、心地よく感じる方法ですわる、あるいは正座します。顎と胸の間に熟した桃があると想像してください。顎は引き気味にしますが、やりすぎて桃を傷つけないようにしましょう。首の自然な内向きのカーブを感じます。どちらかの手のひらを額に当てます。額で手のひらを軽く押します。手のひらで少し押し返し、首が動かないようにします。そのまま保ち3回呼吸してから休み、その後同じことを繰り返します。

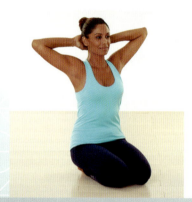

2. 次に頭の後ろで手を組みます。首の椎骨の自然なカーブを保つよう気をつけながら、わずかに顎を下げます。これによって、首の安定のために重要な深層の屈筋群が働きます。頭を手に向かって押し、これに対して手は動かないよう抵抗します。そのまま保ち3回呼吸してから休み、その後同じことを繰り返します。次に手で軽く押し、顎を喉まで下げて首を優しくストレッチし、3、4回呼吸します。

力強い首、伸びのある肩

準備ポーズ
歓喜の輪(p.30)

次に進んで
首を緩める賢者のねじりのポーズ(p.176)

バランスをとる
トラのポーズ(p.32)

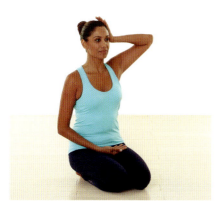 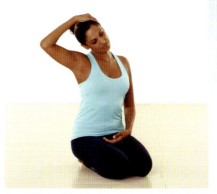

3. 首の左右の筋肉でも、同じことを行います。片方の手のひらを耳につけ、首は自然な位置を保ち、頭と手のひらで押し合いながら、首も手も動かないようにそのままの位置を保ちます。3回呼吸してから休み、もう1度繰り返します。次に、反対側で同じことを繰り返します。

4. 最後に、首の左右のストレッチと首の筋肉の強化を同時に行います。頭を右に傾け、右腕を頭上に持ち上げ右手の指を左耳に置きます。手のひらで押し、頭でそれに抵抗し、3回呼吸します。次に抵抗するのをやめ、軽く手のひらで押すことにより首の横から左肩先までを伸ばします。3回呼吸したら腕を下ろし、頭を元に戻して、反対側で同じことを行います。

座位の首のストレッチ

強度を下げる
ワシのポーズの肩のストレッチ（p.132）

注意
首に問題がある場合は、このポーズを練習する前に専門家にアドバイスを求めましょう。軽く押すだけにして、長く保持しないよう気をつけます。

☆ 肩と首を緩める魔法

このちょっとした練習をするだけで本当に心地よくなり、まさしくそれは魔法のようです。

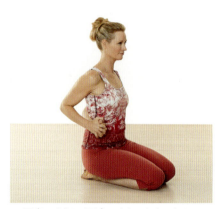 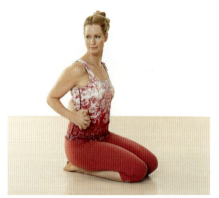

1. 写真のように、正座ですわります。あるいは、背骨が長く感じられる姿勢ですわりましょう。両腕を後ろに回し、手を組んで両手をウエスト右側に持ってきます。両手の関節が前にくるように、数回意識的にしっかりと引っ張ります。できれば体の前まで両手を持ってきて、可能なら両手首をつけます。上体がどちらかにねじれないように気をつけ、まっすぐ前を向きます。自然な背骨の位置を維持するように心がけ、後屈しそうになるのに抵抗します。両肩を後ろに回し、両ひじを近づけます。そのままの姿勢で5回から10回呼吸します。

2. 次に、心地よく首を緩めます。頭を回し、右を見ます。顎を喉に向けて引いて下を向き、次にもう1度床先遠くを見ます。この顎を引き、元に戻す、うなずくような動きを数回繰り返します。それから頭を真ん中に戻し、両腕を体側に戻します。首と肩の変化を確認しましょう。反対側で同じことを繰り返します。

力強い首、伸びのある肩

☆ 肩を緩める遊び

あなたの中にいる無邪気で遊び好きな子供の頃に戻ってもらおうと、この名前をつけました。この動きをすることで脳が少し違ったふうにものを考え、元気になる気がします。肩を幸せな気分にさせて、喜びと楽しみを見出してください。

1. 膝立ちになり、両腕を頭上に上げます。尾骨を下げて、おしりを後ろに傾けます。息を吐いて後ろに体を傾けます。前腿が伸び、体幹が強化されているのを感じましょう。息を吸い、元の姿勢に戻ります。流れるような動きで体を前後に動かし、もう数回呼吸します。

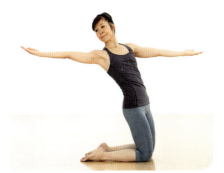

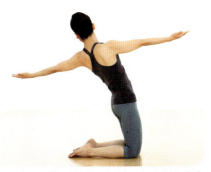

2. 次に後ろに傾くときに、右腕を後ろに、左腕を前に持ってきます。腕を回し、体がもっとも後ろに傾いたときに両腕が下にくるようにします。回した両腕が頭上にきたときに、上体が元の位置に戻るようにします。この方向で腕を回し、あと5回以上続けましょう。

3. 次に両腕が頭上にきたら、腕を回す方向を変えます。5回以上繰り返しましょう。これは肩の凝りを和らげる練習ですが、脳も少し柔らかくなります。ときに私たちは考えすぎてしまいますが、頑張り過ぎる心理的ストレスを取り除き、ただリラックスして楽しんでください。

半分の後ろ合掌のポーズ

これは、机に向かう時間の長い人、小さな子供を抱っこする親にとって、とてもよいストレッチです。誰も左右で硬さが異なるものですが、それは気にする必要はありません。気にしても、仕方のないことです。それより、硬い方に一層の愛のエネルギーを注ぎましょう。穏やかな癒しの気持ちを注ぐことで、硬い部分も徐々に開いていきます。

1. 床にすわって膝を曲げます。左腕を横に広げ、肩を回して手のひらを後ろに向け親指を下に向けます。ひじを曲げ、背中で手の甲を上に滑らせます。右手で左ひじを覆い、ひじを体の中心に動かします。同時に左指を、背中で上向きに這わせます。首の後ろをくすぐっているつもりで、やりましょう。

力強い首、伸びのある肩

準備ポーズ
肩を緩めるコブラのポーズ (p.230)

次に進んで
力強いワニのポーズ (p.144)

バランスをとる
肩を緩める遊び (p.137)

2. 可能な限り左ひじを引き寄せることができたら、そのまま保って床に仰向けになります。脚の位置は、膝を曲げる、床に投げ出すなど、心地よく感じられるものを選びます。右腕を床につけ、呼吸を利用してさらに深くストレッチしましょう。軽く息を吸って肩に暖かさを感じ、息を吐いて緊張を吐き出します。さらにできそうであれば、左肩を後ろに回すと一層伸びが感じられます。このまま1、2分保ちましょう。右側を下にして体を回し、体を起こしてすわります。反対側でも練習しましょう。体がどこか反応して硬くなっても、それは体の頑張りだと言いきかせて、その努力に感謝しましょう。

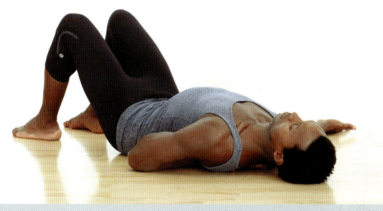

半分の後ろ合掌のポーズ

強度を下げる
肩回し(p.34)

注意
肩、首に痛みを感じたら、続けず専門家にアドバイスを求めましょう。

☆ 合掌のピラミッドのポーズ

このポーズは肩に効きますが、背中全体、そして脚にも素晴らしい伸びの感覚が得られます。午後になってエネルギーが低下したと感じたら、是非やってみてください。私はこのポーズで生徒の目が変わるのを見て、嬉しく思っています。多くの人が、ポーズを長く保った後上体を起こして、深いリラクゼーションを感じるポーズです。

1. テーブルなど支えになるものの前に立ちます。右足はテーブルから30cmくらいのところで、足の指を前に向けます。左脚を60cmほど後ろに出し、左足を15度外に回します。前の膝を曲げ、体を前に倒してひじを肩幅に開いてテーブルに置きます。両手の指を上に向けて、手のひらを合わせます。おしりを後ろに動かし、背中を平らにします。耳が上腕の間にくるようにしましょう。おしりが後ろにきて背骨が長く平らに伸びる感覚が得られるほど、頭を下げやすくなります。可能なら前脚の膝を伸ばし、右腿と上体の間にあるしわを深くしましょう。これで右のおしりが少し後ろに動き、左右の腰がまっすぐになります。このまま保ち、8回以上呼吸します。

2. もう少しストレッチを強めたければ、両ひじを曲げて両手親指を肩甲骨の間の背骨まで下げます。息を吐きながらこれを行い、息を吸って前腕をテーブルと垂直の状態に戻します。息を吐いて手を背中に、息を吸って元に戻すのを数回繰り返します。脚を前に戻して、上体を起こします。それから、左脚を前にして同じことを繰り返しましょう。

力強い首、伸びのある肩

準備ポーズ
子犬の伸びのポーズ(p.60)

次に進んで
羽を立てた孔雀のポーズ(p.276)

バランスをとる
ナタラージャのポーズのバリエーション(p.124)

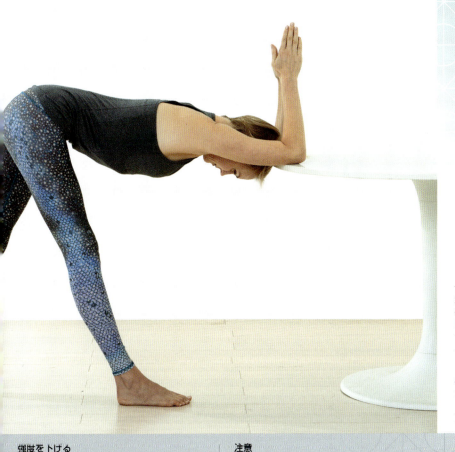

合掌のピラミッドのポーズ

強度を下げる
前屈で揺れるポーズ (p.106)

注意
肩、首に痛みを感じたら、続けず専門家にアドバイスを求めましょう。

牛の顔とワシのポーズ

このポーズは頻繁に登場します。これを必要とする人が多いからです。牛の顔のポーズの下半身とワシのポーズの上半身を組み合わせたポーズであり、まるで体のほこりと錆が取り除かれるような気がします。体が軽く、自由になります。

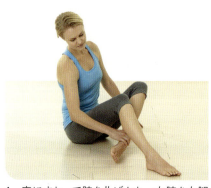 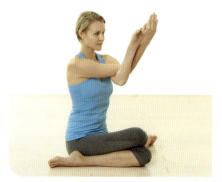

1. 床にすわって膝を曲げます。右腕を右腿の外側から下に回して左足の足首をつかみます。左足を右おしり横に持ってきて床に寝かせます。左膝は、体のできるだけ中心近くにくるようにします。右足首を左手で持ち、脚を持ち上げ左に持ってきて右足が左おしり外側にくるようにします。できるだけ、右膝を左膝の上に重ねるようにしましょう。

2. 両腕を横に広げてから近づけ、左ひじを右ひじの下にして前腕が重なるようにします。前腕、あるいは手首のところで絡み合わせ、両手のひらが向き合うようにします。

力強い首、伸びのある肩

準備ポーズ
肩回し(p.34)

次に進んで
ねじったハトのポーズ(p.182)

バランスをとる
おしりを緩める広い足幅の子供のポーズ(p.216)

3. 肩の後ろ側を深く収縮させます。右ひじを右にぎゅっと寄せ、左ひじでそれを押し返し抵抗します。押し合う力が等しければ、ひじは動きません。そのまま保ち、数回呼吸します。次に、腕の上下でも同じように押し合います。上のひじは下向きに、下のひじは上向きに押して、数回呼吸します。ここでも、押し合う力が等しければ、ひじは動きません。肩に、緩む感覚が得られるでしょう。心地よければ、左右、上下の押し合いを数回繰り返します。最後に、筋肉を収縮状態から解放します。両ひじをさらに高く上げて、上にある腕がほどけないよう気をつけながら、できるだけまっすぐにします。肩甲骨の間に息を入れるつもりで呼吸すると、肩甲骨の間のスペースが緩み開きます。前屈を加えると、おしりが働きます。体が柔らかい人は、ひじを膝の向こう側に持っていくつもりでやりましょう。5回から10回、ゆっくり呼吸します。起き上がり、反対側で同じことを練習しましょう。

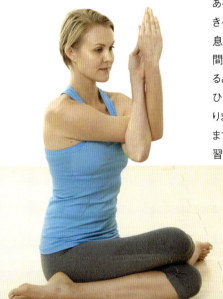

牛の顔とワシのポーズ

強度を下げる
バナナのポーズ (p.194)

注意
膝を重ねることが難しければ、下の脚をまっすぐ投げ出し、上の脚だけを曲げましょう。それが無理なら、あぐらで行いましょう。

力強いワニのポーズ

☆
☆

トラのしっぽのように片脚を後ろに上げることでうまく緊張を緩め、また、板のポーズやワニのポーズ（ナクラーサナ）を安全に練習するために必要な筋力を養うこともできます。これらはモダンヨーガの流れるような練習では頻繁に出てくるポーズであり、マスターすべき大変重要なポーズです。

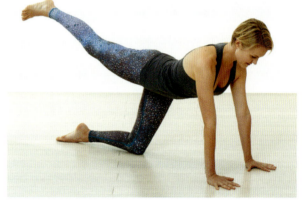

1. 手は肩の下に、膝は腰の下にくるようにして、四つん這いになります。両手を前に30cmほど歩かせて、膝をついた板のポーズの姿勢になります。それぞれの体の割合によって正確な距離は変わるので、膝、腰、肩までがまっすぐになるよう調整してください。肩を後ろに回し、鎖骨周辺を開きます。これは大変重要であり、シークエンスの間保持できるよう気をつけましょう。磁石で引き寄せられているかのように肩甲骨を寄せ、肩の位置を保ちます。おへそを背骨に向かって引き上げます。同時に、腹部前部で左右の寛骨を引き寄せるようにしましょう。右脚を後ろに上げます。おなかが床に落ちる、あるいは腰が反るのに抵抗します。

力強い首、伸びのある肩

準備ポーズ
トラのポーズ (p.32)

次に進んで
カラスのポーズから板のポーズへのジャンプバック (p.148)

バランスをとる
陰ヨガの肩のストレッチ (p.322)

2. 両ひじの内側のしわが前を向いていることを確かめ、ウエスト近くでひじを曲げます。左右のひじを体の両側にしっかりつけ、開かないようにします。上体を下げ、指先が脇の下と同一線上にくるようにします。床に向かって下がるというより、前に動くと考えましょう。どれくらい下げるかは、人によって異なります。最初は、ほとんど下がらなくても大丈夫です。もっとも下がったときには、手首とひじが直角になります。腕立て伏せを完成させるため、腕をまっすぐにします。体を持ち上げるときに、おなかが下がらないように気をつけましょう。肩が内側に回っていないことを確認し、もし内側に回っていたら、疲れたというサインであると理解してください。この練習はこれで十分ということなので、また、別の日に行いましょう。そのうち筋力が養われ、もっと下まで体を下げ、繰り返し行うことができるようになります。姿勢に気をつけながら、5回から10回腕立て伏せを行います。休んだ後、今度は左脚を上げて同じことを行います。

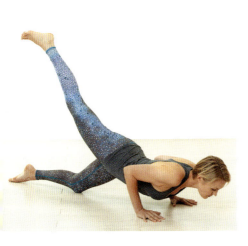

3. よい姿勢を保つことができるだけの筋力がついたら、両膝を床から上げ、足の指を立てて腕立て伏せを行いましょう。筋力があれば、床から少し上がった低い位置に体を保って完全なワニのポーズ(ナクラーサナ)を行います。

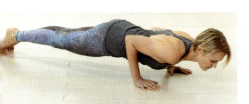

強度を下げる
肩立ちのポーズ (p.258)

注意
肩が内側に回ったり、おなかが下がったりするのは、休む必要のあるサインです。肩、ひじ、手首、首に痛みがあれば、専門家にアドバイスを求めましょう。

力強いワニのポーズ

☆ カラスのポーズ
☆

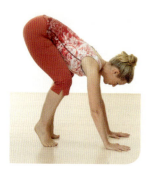

カラスのポーズで自由にバランスをとることで、力強さを感じることができます。姿勢の調整の指示に注意深く従えば、あなたもカラスになって飛んで行けます。

1. 両足で立ち、前屈して両手を肩幅に開いて床につきます。膝を曲げ、つま先立ちで前に歩きます。膝で腕を覆うようにして、膝を脇まで上げるか、あるいはひじに近い位置につけましょう。この後体重をかけるので、手の指を大きく広げます。手首を守るため、手の指の腹で床を押しましょう。

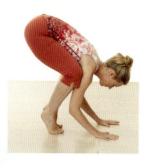
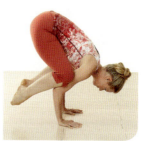

2. この時点で、ひじが手首より後ろにあることを確認しましょう。カラスのポーズを完成させるこつは体重をしっかり前に載せることであり、そのためにはひじが手首の上にこなければいけません。腕の筋力をつけ、ひじを曲げて肩を前に、そして下に持ってくる必要があります。この動きによって、両足が持ち上がります。足を「飛び上げる」のではなく、ひじを90度近く曲げて前に動かし、手首の上に持ってくることに意識を向けましょう。頭は、床に向かって少し下がります。これらの動きによって努力しなくても足は持ち上がり、カラスのポーズは完成します。このまま保ち、5回から10回呼吸しましょう。

力強い首、伸びのある肩

準備ポーズ	次に進んで	バランスをとる
ねじった花輪のポーズ(p.178)	カラスのポーズから板のポーズへのジャンプバック(p.148)	背骨を動かすランジのポーズ(p.42)

ベビークロウのポーズ

カラスのポーズのバリエーションである可愛いポーズであり、とても精巧なポーズです。手首が守られ、おしりには柔軟性が必要とされ、カラスのポーズを行うだけの筋力が養われていない人にはとてもいい選択肢です。

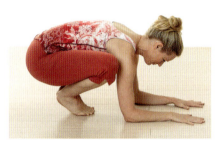
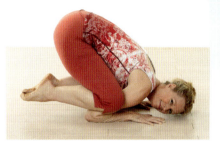

1. 膝を広く開き、足の指を外に向けて、低くしゃがみます。股関節から前に倒れ、上体をしっかり前屈します。両腿の間で胸郭をできるだけ前にして、できるだけ低く下げます。この深くしゃがんだ状態から、手のひらを前に歩かせてひじを床につけ、両腕の前腕が平行になるようにします。手首の内側、親指の節が持ち上がらないようにしっかり床を押します。

2. つま先立ちで膝を腕の外側につけ、おしりを高く持ち上げます。膝はできるだけ高いところで上腕の外側を押し、お腹を引き上げ、体の中心に力を入れます。さらにひじを曲げ、上体を前に傾け、足の指を床から離し、前腕でバランスをとります。頭を左右どちらかに向けます。そのまま保ち、5回から10回呼吸します。難しいポーズを完成すれば心が解放され、ポーズから出ることにはさして威厳を感じないかもしれませんが、しっかり意識を持ってポーズから出ましょう。ここまでの動きを逆にたどり、低くしゃがんだ姿勢に戻ります。

強度を下げる
下向きの犬のポーズ(p.58)

注意
首、肩、ひじ、手首に負傷がある、あるいは調子が悪く、ポーズによって悪化するようなら、ポーズをやめて専門家にアドバイスを求めましょう。

☆
☆ # カラスのポーズから
☆ # 板のポーズへのジャンプバック

カラスのポーズは腕と腹部を鍛えるばかりでなく、太陽神経叢にあるエネルギーセンターにとっても効果的なポーズです。集中力、決断力、精神力、意志の力を培います。

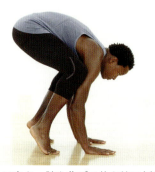 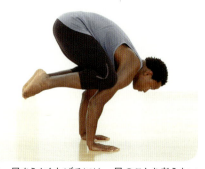

1. 両足で立ち、膝を曲げて体を前に倒し、手を肩幅に広げて肩の下で手のひらを床につきます。足の指を外側に向け、つま先を立てます。おしりを持ち上げ、両膝を広げて上腕骨の外側につけます。それぞれの体によって自然に収まりやすい場所があるので、膝を下げて膝の近くに持ってきたり、あるいは脇の近くに持ってきたりしてください。

2. 足をうまく上げるには、足のことを考えないのが一番です。ひじを曲げ、上体を前に動かします。これでひじが前に動き、ちょうど手首の関節の上にくるはずです。同時に肩をひじの高さまで下げましょう。これで、足が床から上がります。つま先を持ち上げようと頑張る必要はありません。バランスをとるには、指先を床に押しつけ、前腕の筋肉を働かせます。カラスの足が、大地を爪でひっかくつもりでやってみてください。バランスをとり、数回呼吸します。

力強い首、伸びのある肩

準備ポーズ
力強いワニのポーズ(p.144)、
ベビークロウのポーズ(p.147)

次に進んで
飛ぶカラスのポーズ(p.279)

バランスをとる
陰ヨガの肩のストレッチ
(p.322)

3. ジャンプバックに入ります。まず、下ではなく前を見ます。両膝を引き締め、背中を守るために緊張させます。胸を前に動かし、できるだけ長く両手でバランスをとります。ここで、腹筋を使っておしりを持ち上げ、両脚を後ろに素早く動かします。このとき、左右の脚

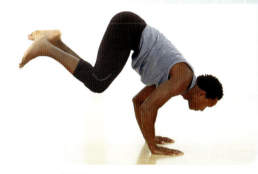

ができるだけ対称的に動くようにしましょう。最初は爆発的な動きのように感じるかもしれませんが、練習を重ねて自信がついてくると、両脚を優雅にゆっくり「浮かせて」、軽く着地することができるようになります。

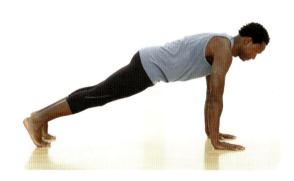

4. これで、板のポーズに入りました。肩甲骨の間の椎骨に意識を向け、この部分を持ち上げて肩甲骨の間のくぼみをなくします。このとき、胸の上部が狭くなったように感じるかもしれません。このバランスをとるため鎖骨周辺を開き、肩をわずかに後ろに回します。板のポーズを保ち、5回から10回呼吸します。

カラスのポーズから板のポーズへのジャンプバック

強度を下げる
コークスクリューのねじりのポーズ(p.172)

注意
首、肩、ひじ、手首の違和感や怪我が悪化したら、このポーズを続けず専門家にアドバイスを求めましょう。

気をつけましょう
現在どこかに怪我がある、あるいは慢性的な損傷がある場合は、経験のある指導者のもとで行いましょう。腰、仙骨の損傷、脊椎関節炎、椎間板損傷、腹部損傷のある場合は、さらにアドバイスを求めましょう。妊娠中は、おなかにいる赤ちゃんのためにポーズの角度を変える必要があるため、専門家にアドバイスを求めましょう。

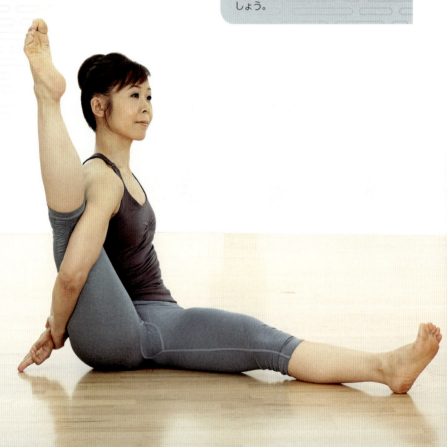

7. 柔らかな前屈

　前屈のポーズはヨーガの大きな特徴であり腿、ふくらはぎ、背中と体の背面すべてを伸ばします。背骨を楽にし、背中の痛みや緊張を和らげます。内への意識を高め、前屈の最中も後もとても心地よく感じることができます。そしてもちろん、ハムストリングが緩むと人生はより楽に感じられます。優雅な動きで落ちているものをたやすく拾うことができるのは、何と嬉しいことでしょう。

　ですが、たとえ望むほど簡単にハムストリングが伸びなくても、ヨーガとは実は、心の状態を言うのだということを頭に入れておいてください。鼻を膝につけようとしてもハムストリングが頑固なまでに硬く短いことにイライラしたり、他の人と自分の柔軟性を比べてがっかりしたとしても、練習を続け、自分を受け入れることです。

　どれくらい前まで前屈ができるかではなく、前屈をしている間、どれほど深く緩むことができるかが重要です。床にすわったり、横たわったりするポーズでは、バランスをとることは難しくありません。また、重力に反する必要もなく、重力に身を任せればよいのです。人生に、困難を持ち込むことはありません。おそらく、すでにたくさんの困難があるでしょうし、困難は体をさらに硬くするだけです。まだ自分の準備ができていないステージにまで、自分の体を追い込むことはありません。

　前屈は、静かに穏やかになるポーズです。今この瞬間に身を任せることを練習しましょう。呼吸の中で落ち着き、体という聖なるものを崇め、姿を現すのを待ちましょう。ハムストリングの硬さを問題にすることはありません。どれほど体が緩んでいるかを、考えましょう。自分を受け入れ、自分の今いるところに満足してください。それが、ヨーガです。そして、そういう練習こそ本当に楽しむことができるのです。

☆☆ 壁を使った深い前屈

これは大変気持ちのいいポーズで、私のお気に入りの前屈ポーズの1つです。他の前屈すべての動きを理解するのに、とてもよいポーズです。

1. 両足を壁から40cmほど離して立ちます。足を腰幅に開き、指は前に向けます。おしりを壁に傾けます。次の動きはおかしく感じるかもしれませんが、このポーズの効果を最大に得るためにするものです。左右の手を順に、左右それぞれのおしりに当てます。片側ずつ、上に、そして外側に、おしりの肉を引き離すように引っ張ります。これで、坐骨がしっかりと壁に押しつけられます。膝を曲げ、股関節からできるだけ深く前屈します。手の指先を、肩幅に開いて床の前のほうにつきます。膝は曲げたままで、恥骨から喉までの長さを感じましょう。息を吸うたびに胸郭が少し持ち上がり、スペースが生まれます。そして息を吐き、さらに伸びを感じるため胸の中心を前に伸ばすことで、スペースを緩めます。

柔らかな前屈

準備ポーズ
東西のフロー(p.48)

次に進んで
ナタラージャのポーズの
バリエーション(p.124)

バランスをとる
踊る橋のポーズ(p.202)

152

2. そのまま保ち、呼吸をしてポーズの中で緩み、坐骨を壁の上にスライドさせて脚をまっすぐに伸ばします。これで脚の角度が変わり、骨盤がさらに傾きます。前屈では、背中が丸まり呼吸が少し止まることがありますが、手を前に出すことで、それが最小限に抑えられます。さらに体を開くために、ヨガブロックを使うのもよいでしょう。両手をさらに前に歩かせ、体の前面が「平らに」長く伸びる心地よい感覚を味わいましょう。補助用具が身近にない場合は、前にいすを置き、いすの座部に手を置きましょう。10回以上呼吸したら、膝を曲げて息を吸い起き上がります。静かに立ち、このポーズの効果を感じてください。

壁を使った深い前屈

強度を下げる
横たわったワシのねじりのポーズ(p.226)

注意
椎間板ヘルニア、あるいは背中に何らかの損傷がある場合は、まず専門家にアドバイスを求めましょう。心臓に何か大きな問題がある、あるいは高血圧、網膜剥離、緑内障、内耳炎、ひどい鼻炎のある場合は、逆転の前屈はやめましょう。

合せきのポーズ

このポーズでは足の位置が独特で、股関節を開く通常の前屈にまったく新たな要素が加わっています。硬いおしりの筋肉を片側ずつ気持ちよく伸ばします。

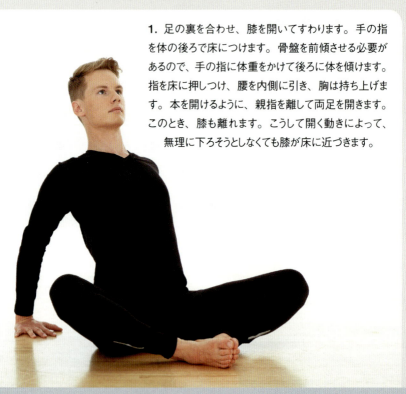

1. 足の裏を合わせ、膝を開いてすわります。手の指を体の後ろで床につけます。骨盤を前傾させる必要があるので、手の指に体重をかけて後ろに体を傾けます。指を床に押しつけ、腰を内側に引き、胸は持ち上げます。本を開けるように、親指を離して両足を開きます。このとき、膝も離れます。こうして開く動きによって、無理に下ろそうとしなくても膝が床に近づきます。

柔らかな前屈

準備ポーズ
蓮華座の背面を伸ばすポーズ
(p.160)

次に進んで
片脚開脚のサギのポーズ
(p.164)

バランスをとる
横たわったワシのねじりのポーズ(p.226)

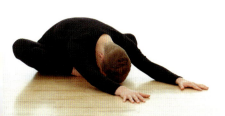 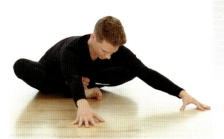

2. ここで骨盤をさらに前に傾け、ポーズを深めます。大腿骨をそのままの位置に保ち、寛骨臼（大腿骨のはまるソケット）が骨の先端周辺で前に動くと考えましょう。腰の内向きカーブを保つことができれば、手の指を体の前で床につき、前に歩かせて前屈を深めます。体の後ろについた指を離すと骨盤が後傾するようなら、まだ、手を前につく段階ではありません。いずれの場合も姿勢を保ち、5回から10回呼吸します。

3. 右のおしりを緩めます。体を起こし、右足のかかとと左足の指を前後に並べます。もう1度、手を後ろについた状態から始めます。同じステップを踏み、前屈を深めます。可能であれば、手を前について前に歩かせます。そのまま、5回から6回ゆっくり呼吸します。あるいは、心地よいと感じるなら、もっと長く保持しましょう。上体を起こし、反対側で同じことを練習します。

強度を下げる
横たわった合せきのポーズ
(p.284)

注意
仙腸関節に痛みがある場合は、このポーズを行う前に専門家にアドバイスを求めましょう。椎間板ヘルニアがある場合は、このポーズは避けましょう。

合せきのポーズ

☆
☆ # 緊張を緩める前屈

肩甲骨の間にたまった硬さを消し去り、ハムストリングにも深く働きかけるポーズです。このポーズから出ると、背中の上部の緊張が緩んで体全体が変わったように感じられます。もちろん、よい方向にです。

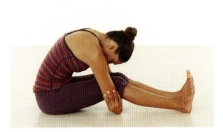 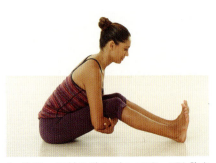

1. 体の前で膝を曲げてすわります。前腕を腿の下にくぐらせて、左右それぞれのひじをつかみます。背骨をしっかり丸めます。ひじをしっかりつかみ、肋骨をできるだけ腿前から離すようにして引っ張ります。腰に向かって、腹部を収縮させましょう。脇をひじに向かって動かし、左右の肩甲骨を引き離します。この背骨を丸める動きをサポートするため、尾骨を下に引き、顎を胸に引きます。このまま保ち、ゆっくり呼吸します。

2. 次に、反対の動きを行います。頭と胸を上げ、背中をまっすぐにします。後傾していた骨盤を前傾させます。肋骨を前に動かし、寛骨前部と肋骨の一番下のスペースを広げると、背中がまっすぐになります。今度は、背中がまっすぐ伸びたのを感じながら息を吐き、おなかと胸を腿の上に「休ませる」ことで、隙間を埋めましょう。次に、足をゆっくり前に滑らせます。おなかと胸が腿から上がりそうになったら、そこで保って5回呼吸します。

柔らかな前屈

準備ポーズ
簡単な太陽礼拝(p.72)

次に進んで
壁を使った深い前屈(p.152)

バランスをとる
半分のカエル・半分のバッタのポーズ(p.236)

3. 脚の位置を保ったまま、もう1度背骨を丸めます。脚と上体の間に、できるだけ空間を作りましょう。肩甲骨を引き離し、肩をひじに「預けます」。顎は引いたまま、骨盤も下に向けたままです。呼吸しましょう。体の柔らかい人は、腿の下にある腕を外に出し、まっすぐ前に伸ばしてかかとをつかみます。次に、もう1度骨盤の向きを変えます。尾骨から喉まで上体を伸ばし、できるだけ背中を平らにして、脚と上体の間にある空間をなくします。腹部と腿をつけ、足をさらに遠くに滑らせましょう。ここまでをもう1度、繰り返します。上体を起こし、違いを感じてください。

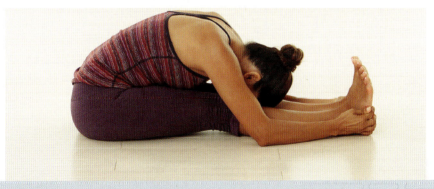

緊張を緩める前屈

強度を下げる
バナナのポーズ(p.194)

注意
椎間板ヘルニアがある場合は、このポーズは避けましょう。

ハッピーベイビーのポーズ

仰向けの足の親指をつかむポーズから進んだポーズで、ハムストリングの柔軟性を次の段階まで引き上げます。安全な方法での抵抗、そしてそれを押し返す動きを行います。

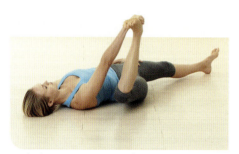
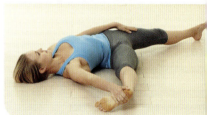

1. 仰向けになり、膝を曲げて足を床につけます。右足を上げ、膝を右脇に近づけます。かかとの内側を右手でつかんで下に押します。腿が体の脇で床に向かって下がり、膝が床に近づきます。それが無理なら、足首かすねをつかむか、あるいは足の甲に柔らかなベルトを巻き、そのベルトをつかみます。心地よく感じるようなら左足を伸ばし、左腰と左腿もストレッチしましょう。左手のひらを左腿の上に置き、腿をさらに床に落とします。あるいは、左膝は曲げたままで、ステップ2へと移りましょう。

2. ここで、まったく新たな質のストレッチをもたらす「抵抗」の動きを行います。右足かかとへの圧力を加えたまま、右膝を伸ばします。右ひじを曲げようとし、それを脚で押し返すことによって防ぎましょう。心地よくできる範囲でできるだけ脚をまっすぐに伸ばしますが、引き続き腕でそれを抵抗します。これは深いストレッチですが、安全です。10回くらい呼吸をし、ポーズから出て反対側で同じことを繰り返します。

柔らかな前屈

準備ポーズ
おしりを緩める広い足幅の子供のポーズ(p.216)

次に進んで
半蓮華座のバランスポーズ(p.166)

バランスをとる
3つの橋のポーズ(p.246)

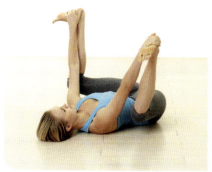 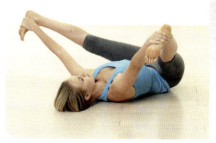

3. ハッピーベイビーのポーズに入ります。両脚を上げ、かかとをつかみます。左右どちらかに体を傾け、それから赤ちゃんを揺らすように前後に体を動かします。これで股関節が開きます。動きを止め、呼吸を楽しみましょう。膝が床に近いところにあれば、骨盤を前傾させると難易度が上がります。尾骨を床に近づけ腰を床から離して、腰が自然なカーブを描くようにしましょう。このまま保ち呼吸をして、伸びを感じましょう。

4. 次に脚を伸ばして、V字型に開きます。ここでも、腕で抵抗します。ひじを曲げようとし、それに脚で抵抗して曲がらないようにしましょう。脚をまっすぐに伸ばせるようなら、かかとから坐骨に向かって下に伸ばし、腰を床から少し浮かして、骨盤の傾きを変えて難易度を上げます。

ハッピーベイビーのポーズ

強度を下げる
東西のフロー(p.48)

注意
練習後に座骨にわずかでも痛みや違和感があれば、前屈のポーズについてアドバイスを求めましょう。椎間板損傷の既往歴のある人は、経験のある指導者のもとで行いましょう。

半蓮華座の背面を伸ばすポーズ

このポーズの最初の部分は、大変価値のある動きです。というのもこれによって、次のステップのためのアライメントが素晴らしく整えられるのです。

1. 両脚を伸ばして床にすわります。右足のかかとを滑らせ、右膝を外に曲げます。右足の指が左膝とほぼ一直線上にくるようにし、脚から少し離して、左右のかかとがそれぞれの寛骨の前にくるようにします。左右の股関節は前後にならないよう、まっすぐ前を向けます。足首を曲げ、小指側の縁を床につけます。股関節がもっと開くようなら、かかとを鼠径部までもってきます。これで、足の甲近くも床につきます。かかとが鼠径部にあると、右腰がより深く緩みます。かかとを置く位置が決まったら、左手を後ろに回し、右手を左腿、あるいは膝の外側に置きます。息を吸って背骨をできるだけ高く伸ばし、上体を左に回します。自然な凸状のカーブになっていれば、腰のほうがよく回ります。カーブをサポートするため、左手をしっかり床に押しつけましょう。腹筋を左方向に収縮させて、恥骨を少し左に動かします。この垂直方向のねじりの姿勢のまま、5回から10回呼吸します。

柔らかな前屈

準備ポーズ
立位の前後開脚のポーズ (p.122)

次に進んで
半蓮華座のバランスポーズ (p.166)

バランスをとる
飛ぶバッタのポーズ (p.38)

2. 上体を左方向に回転させたまま、右手を左脚方向にできるだけ遠くまで伸ばします。可能なら右手で左足をつかみ、左手も同様に左足に持ってきます。最初のねじりにより、左右の肩が同じ高さになっているはずです。ゆっくりと5回から10回呼吸しましょう。もし十分な柔軟性があれば、左手で右手首を握り、右手のひらを押し出しましょう。姿勢を保ち、足の指の付け根を押し出して、それによって深まる肩の伸びを感じてください。反対側でも、同じことを繰り返しましょう。

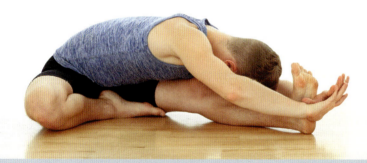

半蓮華座の背面を伸ばすポーズ

強度を下げる
東西のフロー
(p.48)

注意
仙腸関節の機能不全、あるいは足首靭帯弛緩がある場合、ステップ1の足の位置は、最初に示した膝のそばを選びます。体が硬いと感じたら、ブランケットやクッションの上にすわって前屈を助けましょう。椎間板に問題がある場合は前屈を避け、理学療法士のもとで強化に努めましょう。

☆ ねじって三肢の背面を伸ばすポーズ

腰の緊張が緩むとても心地よいシークエンスで、それぞれの動作で左右交互に背中を収縮させ、ストレッチで緊張をほぐします。そして、多くの人が硬い部位として挙げる股関節とハムストリングにも働きかけます。

1. 左脚を前に伸ばしてすわります。右膝を体の横で曲げ、右足を後ろに持ってきて、左右の腿が直角になるようにします。右足の甲が床についていることを確認しましょう。足の指は、右のおしりに向かっています。左手を右膝の外側に持ってきます。右手の指先は、後ろで床につけます。威厳を持って優雅に、体を引き上げましょう。ここで右にねじります。腹筋の右側を収縮させましょう。腕が体をねじるためのレバーの役目を果たします。背中の中部、上部の筋肉を意識的に働かせ、さらにもう少し体をねじりましょう。姿勢を保ち、5回から10回呼吸します。

柔らかな前屈

準備ポーズ
合掌のピラミッドのポーズ (p.140)

次に進んで
片脚開脚のサギのポーズ (p.164)

バランスをとる
合せきの橋のポーズ (p.192)

2. ここで両手をそれぞれ左脚の左右で床につき、ねじりの方向を変えます。下腹部をできるだけ左に回します。前に伸ばすストレッチがきつすぎない程度に、手を少し前に歩かせます。強度を深める前に、素晴らしいアライメントを感じましょう。息を吸い、肋骨前部を腰から離して持ち上げます。これで体にスペースが生まれ、背中が平らになります。次に息を吐きながら、おへそを前に向け左腿に向かって下げ、上腹部と脚の間の空間を埋めます。恥骨から喉までの長さを感じたまま、手を前に歩かせ、可能なら足をつかみます。そのまま保ち、5回から10回呼吸します。

3. 上体を起こし、右側にねじります。そのまま数回ゆっくりと呼吸し、ねじりをほどいて、もう1度左脚に向かって前屈を繰り返します。繰り返すことによって、これら2つのポーズが深まり、体が開く感覚を味わいましょう。反対側でも、同じことを繰り返します。

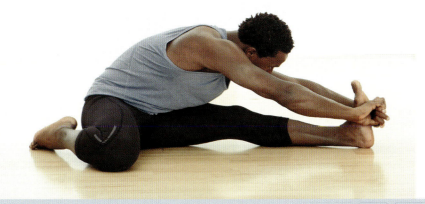

ねじって三肢の背面を伸ばすポーズ

強度を下げる
らせんの牛のポーズ (p.222)

注意
体が硬いと感じたら、ブランケットやクッションの上にすわって前屈を助けましょう。椎間板に問題がある場合は前屈を避け、理学療法士のもとで強化に努めましょう。

片脚開脚のサギのポーズ

この深い前屈のポーズには、ハムストリングの柔軟性と筋力が必要です。上げた脚の腿前部の筋肉が働くことで、腿の後ろ側を緩め、伸ばし、ポーズを完成させることができるという、大変よくできたポーズです。

1. まず、右脚の膝下を揺らして、おしりを動かします。ひじを曲げてふくらはぎの下に滑らせ、ゆっくりと左右に揺らします。あるいは、片手で膝を、片手で足のかかとをつかみ、左右に押してもよいでしょう。腰が沈まないように、気をつけましょう。腰の自然なカーブを保ち、胸が持ち上がっていることを感じましょう。おしりが緩めば、すねと胸の間の隙間を埋めるようにします。可能なら、足をさらに高く持ち上げましょう。

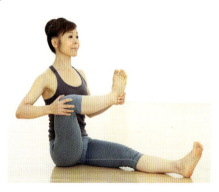

2. 右膝を右脇に向かって後ろに動かします。わずかに前かがみになり、右上腕が右腿の下にくるようにして膝をもう少し後ろに押し、さらに股関節が開くのを感じましょう。次に前かがみになった姿勢をまっすぐにし、もう1度できるだけ上体が高くなるようにすわります。右手のひらを体の横、あるいは可能ならおしりの後ろで床につけます。左手で右足をつかみます。

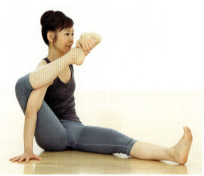

柔らかな前屈

準備ポーズ
背中で手をつなぐポーズ
(p.104)

次に進んで
陰ヨガのドラゴンのポーズ
(p.320)

バランスをとる
ねじったハトのポーズ(p.182)

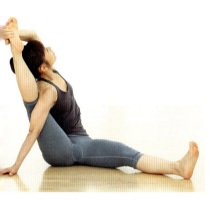 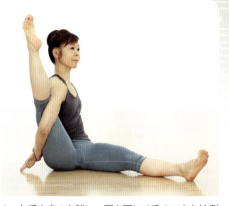

3. ここで、右足で左手を押して上に持ち上げ、右脚をまっすぐ伸ばします。右腕の上腕は脚の裏側を押した状態で、これによって股関節の開きを保ちます。右腿の前部の筋肉を収縮させて、脚をできるだけまっすぐにします。右手で床を押し、上体と頭を上に向けて上を見上げます。この姿勢が心地よく感じるなら、ステップ4の腕の動きにまで進みます。

4. 右手を床から離し、肩を回して手のひらを外側に向けます。ひじを曲げ、持ち上げて手の甲を右腿の下からスライドさせて仙骨の上に置きます。同様に、左手を離して手のひらを外側、親指を下に向けます。ひじを曲げて上げ、腰の上で左手を滑らせ、右手で左手首をつかみます。ひじをできるだけ伸ばし、胸を持ち上げ、右膝をまっすぐ伸ばします。何度か呼吸したら手を離し、反対側で練習します。

片脚開脚のサギのポーズ

強度を下げる
横たわったワシのねじりのポーズ(p.226)

注意
椎間板に問題がある場合は前屈を避け、理学療法士のもとで強化に努めましょう。

半蓮華座のバランスポーズ

これは股関節を開く前屈ポーズで、バランスをとりながら体幹を鍛えるというおもしろいポーズです。

1. 半蓮華座ですわる前に、おしりを緩めるために床にすわって右脚を上げ、164ページの片脚開脚のサギのポーズでのステップ1と同様に脚を揺らします。緩んだと感じたら右膝を外側に曲げ、右足首を左腿のできるだけ高いところまで上げ、右足かかとを左鼠径部に休ませます。これが、半蓮華座の姿勢です。膝に違和感がある場合は、このポーズはやめましょう。半蓮華座から出て「ヒップを幸せに」(p.214-227参照)に進み、おしりの柔軟性を養いましょう。膝に違和感がなければ、そのまま右おしりが緩むにつれて、さらに膝を低く下ろしましょう。バランスをとりながら行う前屈の前に、まず半蓮華座で前屈をします。左脚をしっかり根付かせ、左脚に向かって前屈しましょう。1分間しっかり保ってゆっくり均等に呼吸をし、再度曲げた膝に違和感がないことを確認します。

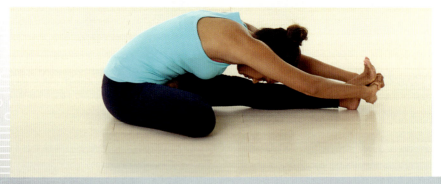

柔らかな前屈

準備ポーズ
半蓮華座の背面を伸ばすポーズ (p.160)

次に進んで
ヨーガのロールダウン(p.204)

バランスをとる
泳ぐ弓のポーズ(p.240)

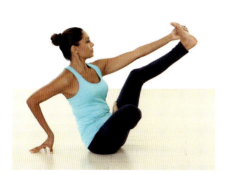

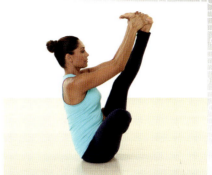

2. 上体を起こし、左膝を少し左向きに立てて左足を手前に滑らせます。両手を伸ばして、左足をつかみます。届かなければ、ふくらはぎ、あるいは足首をつかみます。

3. 左膝を真ん中に持ってきながら、左脚を上に向かって伸ばします。バランスをとりながら上体と脚の間の空間を埋めるようにし、心地よく感じられる範囲でできるだけ深く伸ばします。そのまま保ち、5回から10回呼吸します。

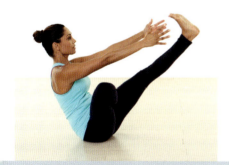

4. ここで手を離し、腕を前に伸ばします。上体を後ろに傾け、背骨を丸めてCの形を作り、腹筋を働かせます。さらに鍛えるには、両脚を下げ、ボートの形を作ります。そのまま保ち、腹部の疲れを感じるまで6回以上呼吸します。

半蓮華座のバランスポーズ

強度を下げる
横たわったワシのねじりのポーズ (p.226)

注意
おしりを緩めて準備してから、このポーズを行います。膝に痛みを感じたら、ポーズから出ましょう。椎間板ヘルニアの既往歴がある人は、このポーズを行う前に専門家にアドバイスを求めましょう。

気をつけましょう
腹部の炎症性疾患、血圧異常、心臓病、椎間板損傷のある場合は、ねじりのポーズは避けましょう。仙腸関節機能障害、食道裂孔ヘルニア、妊娠中、腹部手術の直後である場合は、経験のある指導者のもとでねじりのポーズの練習を行いましょう。

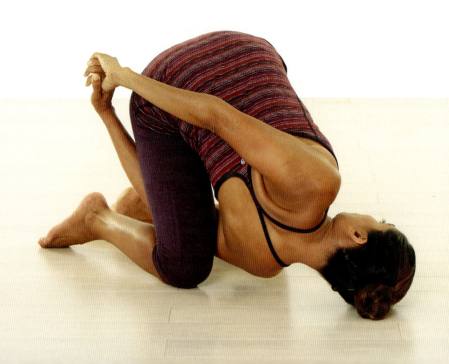

8. 効果の大きいツイスト

　ねじりのポーズは他のヨーガのポーズに比べると魅力的に感じられないかもしれませんが、健康面で優れた効果があります。ヨギーは、柔軟な背骨を持つことは若さの泉に入るようなものだとわかっているのです。ねじりによって背骨の可動範囲は増し、見た目の若さを保つだけでなく、気持ちも若くなります。ヨーガの目的の1つは、背骨に働きかけることで背骨を強化し、安定させ、可動域を広げ、リラックスして伸ばし、それによって違いを生み出すことなのです。

　ねじりのポーズは、これらの目的すべてに働きかけます。背中の痛みに驚くような効果があり、消化プロセスの助けにもなります。体側を伸ばすポーズ同様、前屈や後屈のカウンターポーズとしても優れています。準備としてのポーズにも使うことができ、その後に続くポーズを行いやすくしてくれます。

　ねじりのポーズは、神経系にも素晴らしい効果を発揮します。バランスをもたらし、心のざわめきを中和してくれます。ストレスで神経が高ぶっているときにも、ストレスで疲れているときにも、ねじりのポーズはうまく働きます。気が重い、疲弊している、あるいは心がうつろなときにも、ねじりのポーズによって気持ちが持ち上がり、新鮮な気持ちで明るくなり、エネルギーが感じられます。午後になって気分が沈んだときには、癒しの効果のあるねじりのポーズを行ってみてください。また、気が散って集中できないときには、あなたをしっかりと大地に根付かせ、あなたの「我が家」、つまりあなたの中にある穏やかで平穏に満ちた自己へと近づけてくれます。

☆ 3段階の横たわったねじりのポーズ

横たわって行うねじりのポーズの素晴らしいところは、傍脊柱筋群を緩めることができる点です。横たわっていれば脊柱は重力に反して働く必要がなく、より簡単に伸ばすことができます。このポーズでは3段階にわたって行うことで背骨の異なる部分をねじることになり、より一層背骨を動かすことができます。

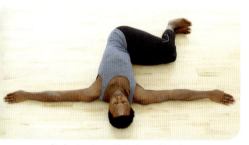 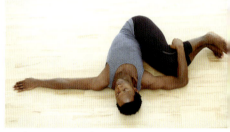

1. 仰向けになり、膝を立て、足を床につけます。腕を横に広げ、手が肩と一直線上になるようにします。手のひらは上向きでも下向きでも、心地よく感じるほうにしましょう。ねじりの際に背骨を均等に保つため、おしりを持ち上げ5cm左側に動かします。

2. 次に、膝を曲げて胸に近づけます。右腕を両脚のすねに回し、それを利用して脚を右側に倒します。腿はできるだけ上体に近づけます。脚が床についたら右腕を、上にきた脚に重ねます。左肩を床に押しつけ、左肩と左手をさらに左に滑らせてストレッチを強めます。首の位置は、右、上、あるいは左と、もっとも心地よく感じる位置を見つけましょう。何かを働かせることをやめ、ただ身を任せて、体が重くなっていくのを感じてください。このまま10回から15回呼吸します。

効果の大きいツイスト

準備ポーズ	次に進んで	バランスをとる
肩回し(p.34)	ねじった体側を伸ばすポーズ(p.92)	ヨーガのロールダウン(p.204)

3. 次に、背骨のもっと下の部分のねじりに注目します。腿を上体から離し、股関節、膝でそれぞれ90度になるようにします。足は、まっすぐ膝の下の位置にきます。膝は、股関節からまっすぐ伸ばした直線上にきます。そうすると、上にある膝は下の膝よりわずかに後ろにきます。腰が強く、ねじりを深めたい場合には、左肩を床に押しつけながら、上の膝と下の膝が重なるように上の膝を前に出します。このポーズで首の心地よい位置を確認し、頭の向きを決めます。8回から15回呼吸しましょう。

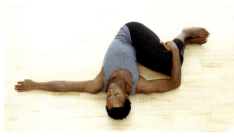

4. 次に、さらにねじりを強めます。膝を曲げて上体に近づけ、右手で両足の指を握ります。これが無理なら、足の指の付け根に柔らかなベルトを巻き、それをつかみます。両足を肩の高さまで引き上げながら、脚をできるだけまっすぐ伸ばします。上下のかかとを重ねます。そこを起点として、左手まで放射状に延びていくと考えてください。腹部を左向きに収縮させ、左肩を床に根付かせます。左肩を左腕方向に動かしましょう。そのまま保って8回以上呼吸します。ポーズから出て真ん中に戻り、反対側で同じことを行います。

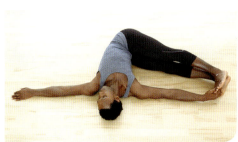

3段階の横たわったねじりのポーズ

強度を下げる
門のポーズのフロー
（p.188）

注意
椎間板ヘルニアの危険のある人はねじりと前屈のポーズについて専門家にアドバイスを求め、症状のある人はこのポーズの練習はやめましょう。骨盤のバランスが悪い人は体幹を強く働かせ、消化器官に炎症症状のある場合は強くねじるのは避けましょう。

コークスクリューのねじりのポーズ

このかわいらしいちょっとしたポーズは、ねじりにねじりを加えたものです。直立のために体幹の筋肉を使わなくてよいので、最初の部分ではとても気持ちよくリラックスすることができます。後半部では、少し圧力を加えることで腹部器官に締めつけの心地よいマッサージが感じられます。

1. 仰向けになって膝を曲げ、胸に近づけます。右腕を両足のすねの上に置き、膝を抱えます。腹筋を使って、腿を引き寄せましょう。次に両脚を右に倒し、脚を床につけます。膝は、できるだけ脇に近づけます。右腕を膝の上に置き、おしりと腿の筋肉を緩めます。左腕は、一番気持ちよく感じられる位置に置きましょう。ひじを曲げて手のひらを肋骨に置いてもよいですが、横に広げ手のひらを上に向けるのを心地よいと感じる人が多いようです。体側をさらにもう少し緩めるため、腕を耳に近づけるように滑らせましょう。ここで、頭と首がもっとも心地よく感じられる位置を探します。まず目を閉じ、大変ゆっくりと頭を右から左に動かします。どこか、とても心地よく感じられる位置があるはずです。その位置が、首の位置です。これは、左右で異なることもあります。

効果の大きいツイスト

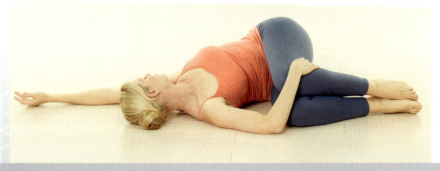

準備ポーズ
背骨を動かすランジのポーズ
(p.42)

次に進んで
ねじったハトのポーズ(p.182)

バランスをとる
踊る橋のポーズ(p.202)

2. 心地よい位置が定まったら、そのまま1分ほど保ちます。意識を体の硬いところに向け、その部分を緩めるようにしましょう。背中、肩、首など通常緊張していると考えられているところだけでなく、いろいろなところを探してみましょう。足の裏に、緊張はありますか。おしりや顎はどうでしょう。硬いところ、あるいは緩んだところに意識を向けるのは、癒し、緩めることへの第1歩です。次に、活発にねじりの感覚を得るため、両足を持ち上げます。すねから膝までが、まっすぐ下りるようにします。これで、体幹の斜紋筋が働きます。左肩を床に押しつけます。これは呼吸にも影響を及ぼし、呼吸が短くなる、あるいはスムーズでなくなるかもしれません。呼吸を整えるため、呼吸に意識を集中させましょう。そのまま保ち、5回から8回呼吸します。反対側でも、練習しましょう。

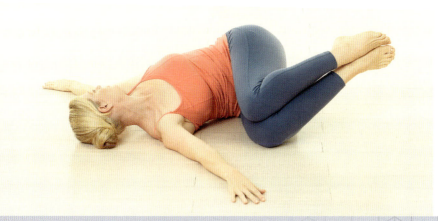

コークスクリューのねじりのポーズ

強度を下げる
後屈のさざ波(p.290)

注意
椎間板ヘルニアの危険のある人は、すべてのねじりと前屈のポーズについて専門家にアドバイスを求めましょう。骨盤のバランスがとれていない人は、体幹を強く働かせましょう。

☆ 安楽座のねじりのポーズ

ここで詳しく述べた4段階にわたるプロセスは、すべてのねじりのポーズに利用することができます。そして、このプロセスによってねじりのポーズはまったく新たなレベルに引き上げられます。必ずまず背骨を伸ばし、それから背骨の下から上にむかってねじります。素晴らしいねじりの世界を味わってください。

1. 脚を楽に組んですわります。体が硬いと感じたら、クッションの上にすわっておしりの位置を膝より高くします。脚を組むのがつらいようなら、膝を開いて、あるいは閉じてかかとの上におしりを置いてすわります。左手を右膝に置き、尾骨の外側あたりの心地よく感じられる場所で右手の手のひらか指先を床につきます。ねじりの第1段階では、下腹部に意識を向けます。たっぷり息を吸って体を伸ばし、息を吐くときに意識を腹筋に向け、腹筋をしっかり右方向に向けます。このねじりの第1段階で、どれくらいねじれているか確認しましょう。上体の筋肉の力と、両腕の働きによってねじっています。

2. 息を吸い、もう1度体を高く伸ばします。息を吐きながら上腹部を収縮させて右にねじり、ねじりを深めます。腹筋を働かせ続け、体の中心に向かって引き寄せます。

3. 腹部が硬く、強く感じられるでしょうから、次に息を吸うときには胸にもっと息を入れます。息を吸いながら胸を持ち上げ、息を吐きながら胸をできるだけねじります。

4. 最後に、肩に意識を向けます。息を吸い、尾骨から頭頂まで伸ばし、次に息を吐いて両肩を動かしさらにねじります。息を吐き、ねじりから出ると、炭酸水のボトルを開けたときのように圧力からの解放を感じるでしょう。体を前に戻し、解放されて泡が広がるのを味わってください。次に、反対側でも同じことを行います。このときも、下から上へとねじっていきます。222ページのらせんの牛のポーズなど他のねじりのポーズでも、この4段階の下から上へのねじりを試してみましょう。

効果の大きいツイスト

準備ポーズ	次に進んで	バランスをとる	強度を下げる
背骨を動かすポーズ (p.50)	仰向けの足の親指をつかむポーズ(p.196)	ヨーガのロールダウン (p.204)	トラのポーズ(p.32)

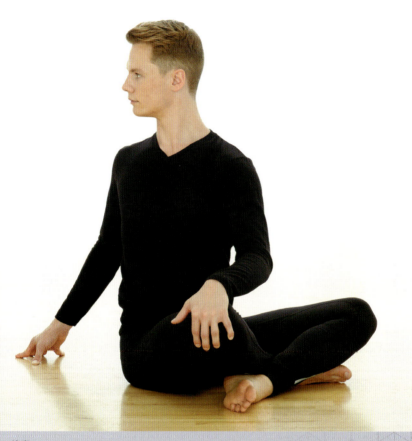

安楽座のねじりのポーズ

注意
椎間板ヘルニアの危険のある人は、すべてのねじりのポーズについて専門家にアドバイスを求めましょう。仙腸関節機能障害のある場合は、左右の腰をまっすぐ前に向けて保つのはやめましょう。代わりに、右にねじるときにきは左おしりを少し前にスライドさせ、右おしりが左おしりより後ろに動くようにしましょう。妊娠中は、腹筋を収縮させすぎないようにします。消化器官に炎症症状のある場合は、強くねじるのは避けましょう。

175

首を緩める賢者のねじりのポーズ

巧妙に首を緩めるこの方法は、多くのねじりのポーズにうまく組み込むことができます。素晴らしい感覚を得ることができ、誰もが気に入る動きです。力強いポーズでもあるので、首を伸ばすときには控えめにするほどよく、首の反応に慣れるまで優しく行いましょう。

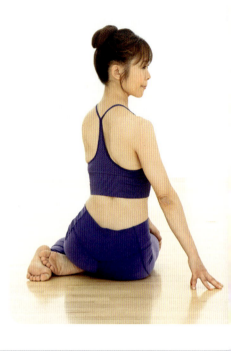

1. 賢者のねじりのポーズをとるため、まずすわって両足を左に持ってきます。左足の指はまっすぐ後ろに向け、右足は左足の甲に置きます。自然に体が右に傾きますが、なるべく左おしりを床に押しつけるようにしましょう。あまりに傾くと感じるなら、すわるところを持ち上げて左右の腰を同じ高さにします。折ったブランケット、あるいはヨガブロックの上にすわりましょう。右に向かって体をねじり、左手を右膝に置いて右手の指先を後ろで床につきます。腕をレバーのように使ってさらに深くねじりましょう。

効果の大きいツイスト

準備ポーズ	次に進んで	バランスをとる	強度を下げる
肩と首を緩める魔法 (p.136)	糸通しのポーズ (p.180)	3つの橋のポーズ (p.246)	合せきのポーズ (p.154)

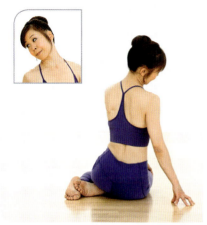 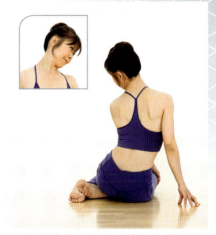

2. しっかりねじれたら、首を伸ばします。顎が床と平行になる自然な首の位置から始め、頭を右に回して後ろを見ます。違和感がないことを確認します。ここで右の耳たぶを右肩に下げ、頭を傾けます。顎は胸に近くなります。ここで両脇近くの筋肉を収縮させ、左肩を下げます。首の左側が斜めにかなり強く伸びるはずです。少し頷く動きをしてもよいでしょう。そのまま保ち、3回から5回ゆっくり呼吸します。

3. ねじった姿勢のまま、頭と首を元に戻します。首が伸ばされた感覚を保ち、首を左に回して左肩越しを見ます。まず顔を少し下に傾け、顎を引きます。次に左耳を下げます。右肩を下げ、首と肩の後ろをさらに伸ばします。そのまま保って5回呼吸し、頭を元に戻します。ねじりから出て、脚を前に伸ばします。首の感覚を確かめましょう。次に両足を右に運び、反対側で同じことを練習します。

首を緩める賢者のねじりのポーズ

注意
首に怪我をしたことのある人、あるいは首に凝りのある人は、この練習を初めて行うときには加減して行います。そして、徐々に長さや強度を強めていきましょう。消化器官に炎症症状のある場合は、強くねじるのは避けましょう。仙腸関節機能障害がある場合は、専門家にアドバイスを求めましょう。

ねじった花輪のポーズ

このねじりのポーズでは、伸ばした腕を使って背骨を心地よく伸ばします。熟達した人であれば、腕を輪のようにして組むことで硬い筋肉にマッサージを施します。驚くほど、心地よく感じられることでしょう。

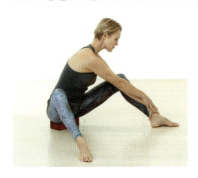

1. このポーズでは、ブロックや四つ折りにしたブランケットの上にすわっておしりの位置を高くするとよいでしょう。補助用具の上に、あるいは床にすわり、前で膝を立てます。両足は肩幅より少し広く開き、足の指を外側に向けます。これで両膝が離れ、内腿のストレッチが得られます。左脚のすね、足首、あるいは可能であれば足を左手で握ります。右手を左手に乗せ、次に右腕を外に開いて上に伸ばします。

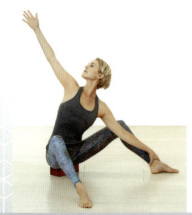

2. このねじりの際に、腹部も働いていることを確認しましょう。体幹の筋肉が働き、太陽神経叢から体がねじれるのを助けます。右腕を上げることで、腹部の右上が左下から離されて斜めに引っ張られる感覚が得られるでしょう。左腕を左脚に押しつけ、しっかりと体を根付かせます。そのまま右腕を上に、遠くに伸ばし、体の中心が生き返るのを感じましょう。そのまま保って5回から10回呼吸し、休みます。

効果の大きいツイスト

準備ポーズ	次に進んで	バランスをとる
体側を伸ばすポーズ(p.186)	ねじったハトのポーズ(p.182)	ヨーガのロールダウン(p.204)

3. 輪を作るために、左脇を左内腿に沿って膝近くまで滑らせます。これで、上体の左側が短くなったかのように感じるでしょうが、これがねじりによる収縮と緩みの効果です。つまり体のある部分が凝縮され、そしてある部分は拡大されます。左肩が可能な限り下がったら、肩を回して左前腕を左腿の下にスライドさせ、手の甲を仙骨の上に休ませます。

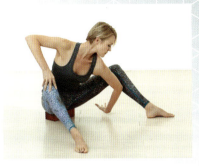

4. 下の腕の位置が定まったら、上の腕をステップ1と同様に上に伸ばします。次に肩を回し、右手の親指が前にくるようにして下に向けます。上向きにひじを曲げて手を下にし、腰の上を横に滑らせます。両手の指を絡ませるか、あるいは可能であれば左手で右手の手首をつかみます。手が届かなければ、柔らかなベルトを両手の間に準備して握りましょう。

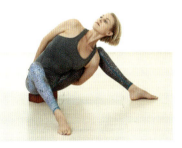
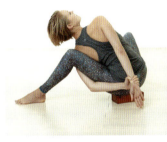

5. このねじりにさらに動きを加えて肩とおしりの伸びを強くするには、ひじからエネルギーを流し送るようにして、ひじを伸ばします。同時に手は体から離し、手がまったく体につかない状態にしましょう。そのまま保って5回呼吸し、反対側で同じことを繰り返します。

ねじった花輪のポーズ

強度を下げる
ねじって三肢の背面を伸ばすポーズ(p.162)

注意
椎間板ヘルニアの恐れのある人は、ねじりのポーズは避けましょう。妊娠中、あるいは消化器官に炎症症状のある場合は、強くねじるのは避けましょう。

糸通しのポーズ

☆
☆

どんなポーズでも、肩が素晴らしく緩むと満足感が得られます。ねじりのポーズから見事に進化し、腕を縛って肩のストレッチを行うこのポーズを、どうぞ楽しんでください。

1. 四つん這いになります。息を吸って右腕を上に上げます。息を吐き、右腕を横に広げながら下ろして、前腕を左脇の下から滑らせます。このとき左ひじを曲げ、右肩を床に休ませます。息を吸って右腕をアーチを描くように上に上げ、息を吐きながら「糸通し」を行うのを3回から5回繰り返しましょう。

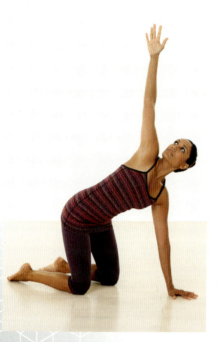
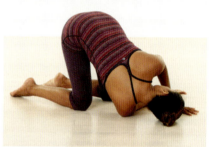

効果の大きいツイスト

準備ポーズ
ねじった花輪のポーズ(p.178)

次に進んで
横たわったワシのねじりのポーズ(p.226)

バランスをとる
踊る橋のポーズ(p.202)

2. 完全に糸を通したポーズにするため、右腕を内腿の下から通します。最初の四つん這いの姿勢から始めましょう。右肩を前に回し、ひじを持ち上げ、手のひらを右に向けます。両脚の間から前腕を滑らせ、小指の縁を床に近づけます。左ひじを曲げ、頭と右肩を床に休ませます。右手の甲をできるだけ高く上げ、右おしりに置きます。次に左腕を持ち上げ、肩を回し、ひじを曲げ、親指を下にして手のひらを後ろに向けます。手の甲を腰の上で滑らせて両手の指を絡ませます。左おしりの位置で両手を絡ませてしまうことが多いのですが、これは違います。難しいですが、右おしりのあたりで手を絡ませることができているかどうか、確認しましょう。可能なら、右手で左手の手首を握ります。ひじをできるだけ伸ばして、さらにねじりを感じましょう。肩を耳から離すように押し出し、手がおしりにあたらないようにします。5回以上呼吸したら、このポーズから出ます。かかとにおしりをつけてすわり、体の違いを感じてください。反対側で同じことを繰り返します。

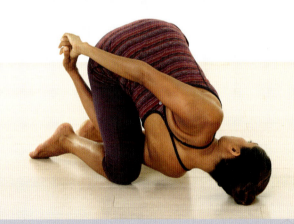

糸通しのポーズ

強度を下げる
膝立ちのねじりのフロー
(p.206)

注意
椎間板ヘルニアの危険のある人は、ねじりのポーズは避けましょう。
妊娠中、あるいは消化器官に炎症症状のある場合は、強くねじるのは避けましょう。

181

ねじったハトのポーズ

このポーズは心地よいねじりと、股関節の外旋筋、殿筋のストレッチを組み合わせたものです。左右それぞれにねじることで、おしり、腹部、胸郭の異なる部分の緩みが得られます。

1. 四つん這いになり、左脚のすねを両手の間に持ってきます。心地よく感じるようなら左足をさらに前に持っていき、体とすねが直角になるようにしましょう。体がそれほど柔らかくない場合は、左膝を前に向け、左足は右腰に近づけましょう。右脚を後ろにスライドさせ、できるだけ遠くに伸ばします。左のおしりが床につかないようなら、ヨガブロックか折ったブランケットを下に置きます。このストレッチの際には、おしりが動くことがなく両手を持ち上げられるようにします。手のひらを床に押しつけ、背骨が長く上向きにカーブしているのを感じましょう。ここで、右にねじります。左手を左膝の上に、あるいは左膝近くの床の上に置き、右手を伸ばして右脚の裏に置きます。息を吸うたびに上体を高く伸ばし、息を吐くたびに少しずつねじりを深めます。右腰と腎臓周辺が心地よく収縮しているとイメージしてください。右手の指をさらに遠くまでスライドさせ、この収縮の感覚を強めてください。

ねじるときに右寛骨を後ろに滑らせるか、あるいは、強度を上げるために右寛骨を前に押し出して左右の寛骨をともに前に向かせるか、いずれか好むほうを選んでください。このまま保って、5回以上呼吸します。

効果の大きいツイスト

準備ポーズ
ストレッチをした
ハトのポーズ(p.224)

次に進んで
片脚をかけた
ハトのポーズ(p.242)

バランスをとる
ハッピーベイビーの
ポーズ・陰スタイル
(p.318)

強度を下げる
横たわった合せきの
ポーズ(p.284)

2. 真ん中に戻り、左側にねじります。おしりを床でリラックスさせましょう。右手を前で床につくか、あるいは可能なら左膝の上に置きます。左手を伸ばし、左手の甲を腰の上で横に滑らせます。手のひらを回し、ウェアをつかむか、あるいは右おしりに置きます。右おしりのそばに左足がある場合は、手の親指、人差し指、中指で左足の親指を握ることも可能かもしれません。そのまま保って、5回以上呼吸します。ポーズから出て、反対側でも同じことを行いましょう。

ねじったハトのポーズ

注意
椎間板ヘルニアの危険のある人は、ねじりのポーズは避けましょう。膝に痛みを感じたら、前脚の腿の下にボルスターか折ったブランケットを入れて、おしりを膝より高くしましょう。消化器官に炎症症状のある場合は、強くねじるのは避けましょう。妊娠中は無理をせず、腹筋を締めすぎないようにしましょう。

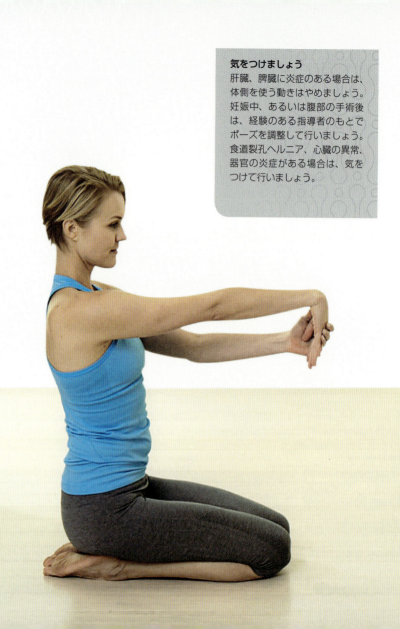

気をつけましょう
肝臓、脾臓に炎症のある場合は、体側を使う動きはやめましょう。妊娠中、あるいは腹部の手術後は、経験のある指導者のもとでポーズを調整して行いましょう。食道裂孔ヘルニア、心臓の異常、器官の炎症がある場合は、気をつけて行いましょう。

9. 力強くて伸びのある体側

　側屈はヨーガの練習において、称賛されていない英雄のように思われます。ですが私たちが日常生活で体側を伸ばすことはあまりなく、ヨーガの練習で体側を伸ばせば驚くほど心地よく感じるはずです。それはまるで、大きな屋敷内に開かずの間を見つけ、その扉を開けたかのような気持ちでしょう。ヨーガの練習では、この部屋に光を差し込みます。少しかび臭いかもしれませんが、そのほこりを払うように体側を伸ばすポーズを行いましょう。そうすれば体全体が、うまく動くようになることでしょう。

　体側を伸ばすという貴重な動きで安定、力、そしてバランスを養います。望むのは筋力だけではないはずで、ストレッチも必要です。体側を緩めることで、硬かった腰が素晴らしく伸びます。そしてねじりを深めることができ、魔法のように後屈もしやすくなり、呼吸が花開いて、まるで背が高くなって優雅な姿勢になったような気がします。

　本書には、この章のポーズ以外にも体側を伸ばし強化するポーズがたくさんあります。お気に入りのポーズを見つけ、側屈が体にとってチャンピオンのようなポーズであることを実感してください。

☆ 体側を伸ばすポーズ

このポーズにおける特徴的な方向性のある呼吸によって、硬く緊張した体はリセットされ、柔らかく開かれたように感じられます。柔らかく広がった体で世界を歩くほうが、硬く緊張した体で歩くよりずっと気分がいいはずです。

1. 両足を1.2mから1.5m開きます。脚が長く、柔軟な場合は、もっと広く開いてもいいでしょう。腿から動かして右足を15度ほど内側に回します。左足の指は左側に向け、左膝を曲げて膝が足首上にくるようにします。左ひじを左膝に置き、右腕を真上に上げます。肩関節を回して右手のひらを左に向け、腕を右耳上まで伸ばします。

力強くて伸びのある体側

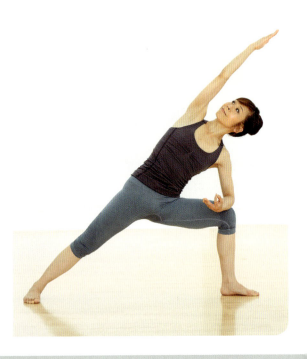

準備ポーズ
戦闘をやめた英雄のポーズのフロー(p.98)

次に進んで
頭を床につけて体側を伸ばすポーズ(p.100)

バランスをとる
半蓮華座の背面を伸ばすポーズ(p.160)

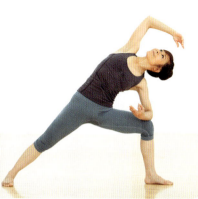

2. 次に、ちょっと工夫して側屈を行います。まず伸ばしていた上の腕のひじを曲げ、前腕と手首を垂らします。右ひじを腰から離すように持ち上げます。ここで、わずか5cmほどだけ、左腰を左に滑らせ左腰から左脇までのアーチを深めます。それにより、腰の右側がさらに伸びるはずです。魚になったつもりで、えらで呼吸をすることをイメージしましょう。肋骨右側と鼻がつながれ、呼吸を肋骨の右側に吸い、そこから吐くとイメージしてください。

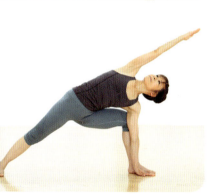

3. さらに側屈を深めたい場合は、左手のひらを床につきます。右腕を伸ばして従来の体側を伸ばすポーズに入ってもいいですし、ひじと指先を心地よく垂らしたままでもいいでしょう。右側の「えら」に息を入れ、吐く呼吸をあと数回楽しみます。ゆっくり深く息を吸うたびに、肋骨の間の小さな筋肉が伸び、胸郭が広がります。これで呼吸がリセットされ、ゆっくり深く呼吸できるようになり、さらにリラックスできます。そして、よい循環が生まれさらに好転します。つまり、リラックスすればするほど、ゆっくり呼吸するようになり、ゆっくり呼吸すれば、さらにリラックスできるのです。魚のように呼吸することは、これほどよいことなのです。元に戻って、反対側でも同じことを行いましょう。

強度を下げる
後屈のさざ波（p.290）

注意
膝が足首の上、あるいは足首より後ろにあることを確認しましょう。足首より前にこないよう、気をつけます。

☆ 門のポーズのフロー

このシークエンスの最初のねじりの動きによって体が緩み、次に続く体側のストレッチの質が高められます。頭を支えることで、他の部分のストレッチを安心して深めることができます。こうして段階を経て伸ばす原理がわかれば、他のどんなヨーガのポーズにも応用することができ、大変有効です。

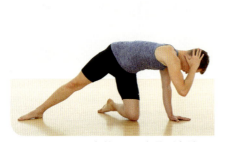 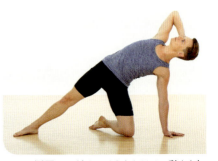

力強くて伸びのある体側

1. 四つん這いの姿勢から、右足が左膝と同一線上にくるように右脚を横に出します。足の指は、右に伸ばします。足の指をすべて床から上げ、指を広げてから床に下ろします。各指それぞれが少しでもスペースを多く使おうとしているかのつもりで、指と指とが離れるように大きく広げます。体を左に傾け、左手のひら、あるいは握りこぶしを左膝と一直線上にくるように床につきます。できるだけ首にかかる負荷が軽い位置で右手で頭蓋骨の基部を覆います。

2. 側屈に、流れるようなねじりの動きを加えます。下腹部を回転させ、息を吐いて胴体を床に向けます。上の腕のひじは前に動きます。息を吸い、ひじを天井に向かって上げ、胴体をねじります。息を吐いて体を閉じ、息を吸って開くのを数回繰り返しましょう。

準備ポーズ	次に進んで	バランスをとる
スクワットのポーズのフロー (p.46)	仰向けの足の親指をつかむポーズ(p.196)	半分のカエル、半分のバッタのポーズ(p.236)

3. もう1度前を向き、頭を支えていた手を離して右腕を左上に伸ばし、手のひらを下に向けます。

4. ここでもう1度、しっかり順を追って動きます。再度、広げた右足の指をしっかり床に押しつけます。特に、各指の付け根をしっかり押しましょう。これで、体をしっかりと根付かせます。体の右側全体に強いエネルギーの流れを作っていきます。右足首から右膝まで、エネルギーを持ち上げます。次に、大腿四頭筋を収縮させることで膝頭を右腰に向かって持ち上げます。肋骨の右側を右股関節から離すつもりで持ち上げ、伸ばします。次に、脇の下をウエストから離すようにして伸ばします。上腕の筋肉を腕の骨に至るまで収縮させ、ひじを肩から離すように伸ばします。それぞれの関節に、小さなポケットのようなスペースができるとイメージしましょう。次に、手首をひじから離し遠くに伸ばします。手のひらの皮膚を伸ばすようにして、指を広げましょう。指と指の間を伸ばし、小さな関節それぞれにスペースができると考えてください。呼吸をし、広げ、そして楽しみましょう。反対側でも、同じことを行います。

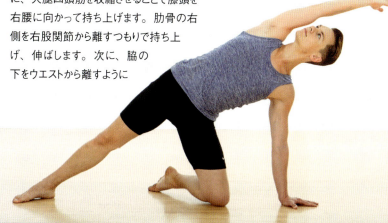

門のポーズのフロー

強度を下げる
休むハトのポーズ(p.294)

注意
必要なら、膝の下に折ったブランケットを置きましょう。

☆
☆
☆
横向きの板のポーズ

このポーズでは、脇腹の筋肉が鍛えられます。ヨーガのポーズには脇腹を強化するより伸ばすものが多く、ヨーガの愛好者の中には脇腹の筋肉が弱い人もいます。ですから、このポーズでエネルギーを脇腹の筋肉に注いでください。優美に動き、自信を持ち、効果を感じてください。

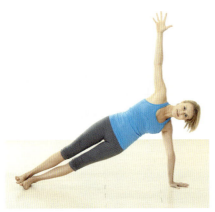 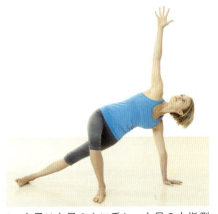

力強くて伸びのある体側

1. 板のポーズ（p.77のステップ5参照）から始め、足のかかとを左に動かします。左手を押しつけ、右腕を真上に上げます。同時に右腰を持ち上げ、左右の腰が上下に重なるようにしましょう。体重のかかっている肩は、耳から引き離します。ヨーガでは、肩をイヤリングのように耳の近くに持ってくることはしません。

2. 右足は左足の上に重ね、左足の小指側の縁に体重を載せます。これよりもう少し簡単にする場合は、上の足のかかとを下の足の指の前に持ってきます。この姿勢に耐えられるだけの力のない場合は、写真のように右脚の膝を曲げ、右足を左膝の前で床に置きます。

準備ポーズ
ヨーガのロールダウン(p.204)

次に進んで
板のポーズのフロー(p.212)

バランスをとる
ねじって三肢の背面を伸ばすポーズ(p.162)

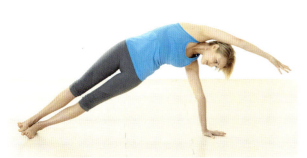 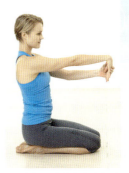

3. 足から腰、肩までをまっすぐ平らに伸ばした状態から、アーチを作ります。ウエストの筋肉を働かせて腰を持ち上げ、体側がカーブを描くようにします。これで肩の負荷が少し取り除かれ、斜腹筋がさらに働きます。以上の動きを息を吐きながら行い、息を吸って元のまっすぐのラインに戻します。できれば、息を吐いて体をカーブさせるときに、そのカーブの延長上に腕を頭上に伸ばしましょう。そして、息を吸いながら真上に戻します。ウエストは床から離すようにして収縮し続け、息を吐きながら、ゆっくり持ち上げて体側をカーブさせます。息を吸って体をまっすぐのラインに戻すときには、集中してしっかりコントロールします。5回繰り返しましょう。

4. 次に、かかとの上にすわります。手首のためのカウンターポーズとして、前腕をくすぐるつもりで指を下に向け丸めます。反対側でも同じことを行いましょう。

横向きの板のポーズ

強度を下げる
リストラティブヨガのねじりのポーズ(p.292)

注意
板のポーズや下向きの犬のポーズの練習で、手首の強さを養いましょう。

☆
☆
合せきの橋のポーズ

これは日本のヨーガセラピーからヒントを得た後屈のポーズで、股関節を開き、背中、内腿、ハムストリング、そしておしりの筋肉を鍛えます。また、流れるような動きで巧みに体幹の筋肉を鍛えます。

1. 仰向けになり、腕は腰幅に開いて手のひらを床につけます。両足の裏を合わせ、膝を離します。ヨーガでは、これは体がリラックスできる姿勢です。ゆっくりと長い呼吸を何度かして、鍛える動きに入る前にこの姿勢を楽しんでください。

2. 体を持ち上げるために、足の裏をしっかりと押し合います。おしりの筋肉を収縮させ、膝を開き、腰をできるだけ高く持ち上げます。肩を下向きに回し、胸から体を持ち上げましょう。アーチの形を保つために背中の筋肉が強く働いているのを感じます。

力強くて伸びのある体側

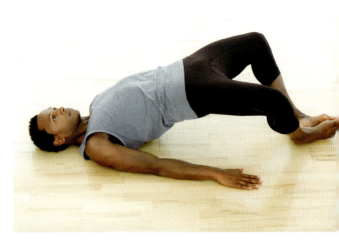

準備ポーズ
膝立ちのねじりのフロー(p.206)

次に進んで
鋤のポーズ(p.208)

バランスをとる
ハッピーベイビーのポーズ・陰スタイル(p.318)

3. 息を吸い、次に息を吐いておしりを左右に移動させます。息を吸って真ん中に戻り、息を吐いて左あるいは右に動かします。右に動くときに左腰が落ちないように、しっかり持ち上げます。そして、左に動くときには、右側を持ち上げます。

4. 唇をすぼめて口から息を吐いてもいいでしょう。そうすると、体幹の筋肉が働きます。左右に動くたびに、脇腹の筋肉が働きます。ゆっくりと8回左右に動いたら、次はもっとダイナミックに動きましょう。素早く息を吐き、それに合わせて左右それぞれに強く動きます。8回繰り返したら体を下げて休み、膝を胸に抱えましょう。

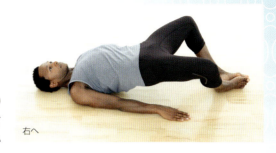
右へ

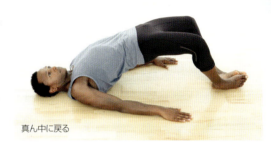
真ん中に戻る

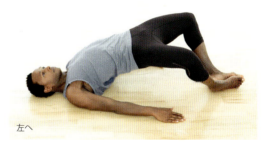
左へ

合せきの橋のポーズ

強度を下げる
ゆったりしたバナナのポーズ(p.286)

注意
この練習中は、膝の痛みのないことを確認しましょう。

☆ バナナのポーズ

この楽しい名前のポーズはとても簡単で、その上素晴らしい効果があります。これは陰ヨガの体側を緩めるポーズで、リラックス効果が高く、とても深いポーズでもあります。エネルギー上は胆嚢の経絡に働きかけ、身体的には体側すべて、斜腹筋、そして多くの人にとって硬いところである腿外側の腸脛靭帯を伸ばします。片側を終えてから横になって自分で観察してみると、体への効果がはっきりわかります。

1. 仰向けになり、両腕を頭上に伸ばします。右手で左手首をつかみ、左手首を少し引っ張って右カーブを描くように体を滑らせましょう。左肩が上がってしまうほど、体を滑らせる必要はありません。両側の肩甲骨で均等に床を押しましょう。

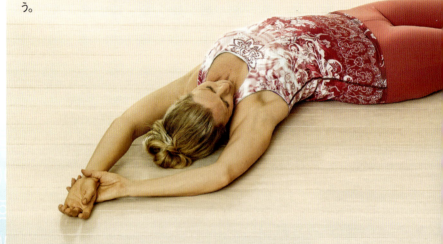

次に進んで
仰向けの足の親指をつかむポーズ(p.196)

バランスをとる
ヨーガのロールダウン(p.204)

力強くて伸びのある体側

2. 次に、左おしりを床にしっかりと保ったまま足を右に動かします。不快に感じるところまで足を動かさないようにしましょう。おそらく、足がわずか30cmから40cmほど動くくらいの位置がちょうどいいはずです。このポーズでは少しであるほどよく、効果を得るには極端に伸ばすのではなく時間を存分に使います。心地よく感じるようなら、左足首を右足の上に休ませましょう。そしてリラックスしてください。3分から5分、柔らかく腹式呼吸をして休みます。左右両側で同じ時間休むために、タイマーをセットしておくのもよいでしょう。体の左側が気持ちよく伸びますが、腹部右側が心地よく圧縮されているのも感じましょう。右側にある上行結腸がマッサージされ、消化機能を助けるために縮んでいるのを感じてください。肝臓、胆嚢、右の腎臓など右側にある器官すべてが、体を健康に保つ働きをなすためにマッサージを受けているとイメージしましょう。胃、脾臓、左の腎臓、下行結腸など左側の器官はどれも、押しつぶされることなく静かに穏やかにそこにあり、力強く健康を保つためにうまく働いていると考えてください。

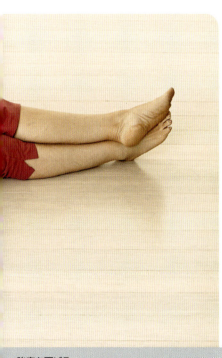

3. 両脚を中央に戻します。次に、上体も元に戻します。伸びをし、だらりとリラックスして左側が伸びて緩んでいるのを感じましょう。反対側でも、同じことを繰り返します。

強度を下げる
横たわったワシのねじりのポーズ(p.226)

注意
仙腸関節機能障害がある場合は、このポーズを行うことについて専門家にアドバイスを求めましょう。

バナナのポーズ

仰向けの足の親指をつかむポーズ

これは、体側全体が目覚める素晴らしいポーズです。最終段階まで完成させるにはハムストリングに十分な伸びが必要ですが、そのための特別なテクニックについてじっくり読んでください。最終ポーズに至るのが難しかったとしても、驚くほど体は緩みます。どうぞ、やってみてください。

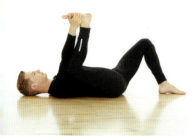
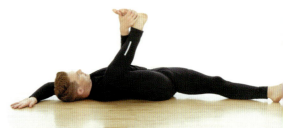

力強くて伸びのある体側

1. 仰向けになり、膝を立てて足を床につけます。おしりを持ち上げ、6cmほど右に動かします。曲げた右膝を右脇下に近づけ、右足かかとを右手でつかんで半分のハッピーベイビーのポーズ（p.158参照）を作ります。

2. 右脚をまっすぐにして、ハムストリングを緩めます。大腿骨を股関節窩にはめ込むつもりで、右手でかかとを押します。手は下に押し、ひじを曲げようとしながら、それに脚が「打ち勝つ」ようにし、かかとを押し出し脚をまっすぐにします。右脚ができる限りまっすぐになったら、左足を滑らせて左脚を伸ばします。次に左足を30cmほど右に動かし、半分のバナナの形にします。最後に左腕を頭上で床にだらりと下ろし、左手を20cmほど右に滑らせてバナナの形を完成させます。上体と左肩全体をできるだけだらりと床に休ませ、体の左側を伸ばします。

次に進んで
背中で手をつなぐポーズ（p.104）

バランスをとる
泳ぐ弓のポーズ（p.240）

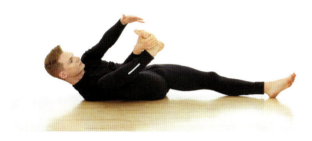

3. さらにストレッチを深めるため、左腕を上げて上体を斜めに上げ、右足指をつかみます。頭を上げると、やりやすくなります。

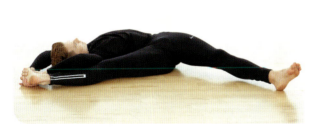

4. つかむことができたら体を下ろし、背中の左右で均等に床に体重をかけて頭を床に休ませます。右かかとを伸ばし続けましょう。左脚から左かかとにも、エネルギーを下ろします。5回から10回、ゆっくりと長く呼吸してから、反対側で同じことを行います。

仰向けの足の親指をつかむポーズ

強度を下げる
コークスクリューのねじりのポーズ(p.172)

注意
仙腸関節機能障害がある場合、あるいは椎間板ヘルニアの危険のある場合は、注意しましょう。

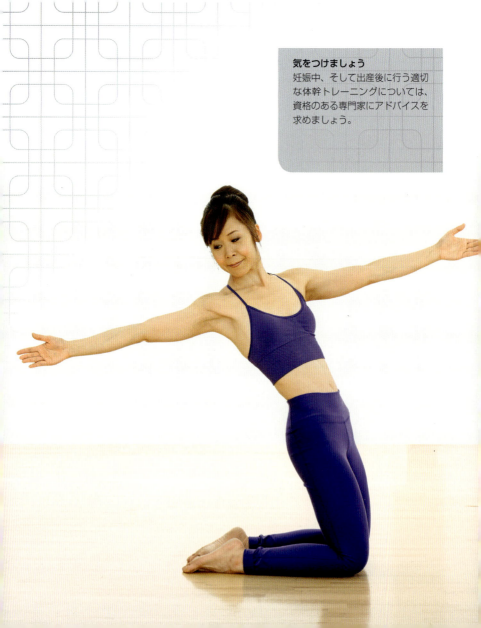

気をつけましょう
妊娠中、そして出産後に行う適切な体幹トレーニングについては、資格のある専門家にアドバイスを求めましょう。

10. 体幹を鍛える

　体幹とは、おなかの筋肉だけを言うのではありません。体幹の筋肉には骨盤底筋、背筋、脇腹の筋肉、そして横隔膜が含まれます。家のようなものだと考えましょう。ぐらぐらする土台の上に家を建てることはありませんね。ですから、強固な骨盤底筋を準備する必要があります。そしてしっかりした壁（おなか、脇腹、背中）を作り、その上に安定した屋根（横隔膜）を作ります。これらの筋肉がすべて一緒に働くことで、体を支え、動かし、バランスをとることができるのです。あなたを安全に、怪我なく保ってくれるのです。

　ヨーガでの体幹の練習は、以前に比べ行いやすくなりました。従来ヨーガではバンダ、つまりエネルギーの閉じ込めを用い、体幹の練習に相当するのは、下腹部や骨盤底の筋肉を微細に働かせる動きでした。古代のヨギーはこれを適切に理解していましたが、エネルギーの閉じ込めについてヨーガのグループレッスンでうまく説明するのは難しく、現代のヨギーのすべてがこのエネルギーの閉じ込めについて理解できているわけではありません。現代の理学療法とピラティスの影響によって今日のヨギーにも扉が開かれ、効果的に体幹のトレーニングができるようになりました。

　ヨーガでは、静的なポーズで自分の体重を支えることで、あるいは動くときに体を正しく保とうと体を整えることで筋力がつきます。自分の体を使うことで十分に鍛えられるなんて、素晴らしいことです。洗練された設備も必要なく、どこででも行うことができるのです。

　このセクションでは体幹に焦点を当てた練習を扱いますが、ヨーガとはあらゆることに対処する素晴らしいものであることを忘れないでください。本書の中には他にもいろいろな体幹の練習があります。これらによって体幹が統合され、すらりとしたスタイルを得ることができます。特に板のポーズ、逆転のポーズ、バランスポーズでは体幹が鍛えられます。また、後屈や体側に働きかける動きでも体幹の筋肉が働きます。体幹の筋肉を使ってねじりの動きを行うこともできます。こういう練習が初めてであれば、すぐに体幹の筋力強化の素晴らしさに気づくことでしょう。どうぞ、体幹を鍛える練習を始めてください。

☆ ヨーガのコンパス

これは体幹を鍛える手始めとして素晴らしいポーズですが、ヨーガの洗練された動きとは少し異なります。ですが土台を作るための練習であり、様々な腹筋をバランスよく働かせます。ですから飛ばさず、姿勢を整えるための貴重な投資であると考えてやってみてください。

1. 仰向けになり膝を立てて、足を腰幅に開いて床につけます。両手を腹部に平らに載せ、両手の親指と人差し指をそれぞれつけてひし形を作ります。尾骨と恥骨の間に筋肉がハンモック状にあるとイメージしてください。これが、骨盤底筋です。

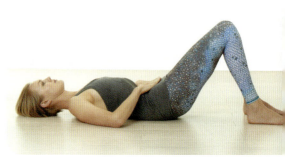

2. 骨盤を前後に揺らします。息を吸い、腰を床から浮かせて骨盤を後ろに傾けます。親指の指先は少し上がり、その他の指先は下がります。息を吐き、腹筋を収縮させて腰を床に押しつけます。腹筋の深層を収縮させ、おなかが手のひらから離れて沈む感覚を得ましょう。このおなかをえ

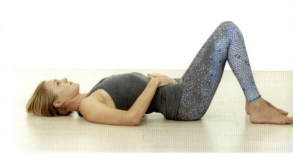

準備ポーズ
トラのポーズ (p.32)

次に進んで
膝立ちのねじりのフロー (p.206)

バランスをとる
おしりを緩める広い足幅の子供のポーズ (p.216)

ぐるような動きのときに、尾骨を引くと骨盤が前に傾きます。これで自然に骨盤底筋が収縮し、胴の中心へと引き上げられます。このとき親指は下に、その他の指は少し上を向いています。

3. ゆっくりと揺らす動きを続けます。腹部がコンパスだと考え、北（尾骨）と南（肋骨最下部）の地点を床につけるつもりで動かしましょう。このシークエンスでは、眉間にしわを寄せたり歯を食いしばったりするほどがんばる必要はありません。幸せな好奇心を持って穏やかに集中し、ぼんやりしている部位や弱い筋肉を探します。リラックスした呼吸ができれば、ゆっくり動くことができます。ゆっくり動くほど、おなかを「えぐる」ことができます。また、意識を持って取り組むことができるだけの時間も得られます。これこそが、ヨーガの練習の鍵となるものです。

4. 次に、南北方向の揺れから東西方向の揺れへと移ります。まず、南北のちょうど中心地点を見つけましょう。腰は、自然なカーブで床から少し上がっているはずです。そこから、東に移動します。腹筋の右側を収縮させ腰の右半分を床につけます。息を吸って真ん中に戻り、息を吐いて西に動きます。お腹の左半分を働かせて、腰の左側を床に押しつけましょう。意識を持ってあと10回東西の動きを繰り返します。

5. 次に、コンパスを時計回りに動かします。まず北地点を下に押しつけ、次に東、南、西と動いてまた北に戻ります。円を描きながら、床につけにくい場所に意識を向けましょう。そして、その場所にとどまり、意識を向けて筋力を養いましょう。5回回ったら中心に戻り、今度は反時計回りに5回回します。

ヨーガのコンパス

強度を下げる
英雄のポーズⅡ：呼吸の広がり(p.94)

踊る橋のポーズ

のびのびと流れるように直感のまま動き、体幹の筋力を養いましょう。このポーズでは、体の中に生まれながらにある英知を思い出すことができます。腹筋がうまく働いて、力強く健康的な体幹が自然に作られます。骨盤を「躍らせて」、楽しく自然な感覚を味わってください。

1. 仰向けになり、両腕を真上に上げます。息を吐いて尾骨まで伸ばし、仙骨を床から持ち上げます。そのまま尾骨を床から遠くに上げ、腰、背中と心地よく感じるままに上げていきます。背中が気持ちよく伸び、長くなるのを感じましょう。ひじを無理に伸ばすよりも、少し曲げて柔らかく保ち、両ひじの間を少し離します。上腕骨を肩関節のソケットに落とし込み、背中の上部が広がって床の上で重くなっていることを感じましょう。これによって、動いたときに素晴らしいマッサージ効果が得られます。

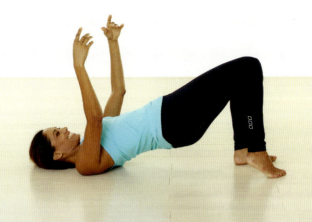

体幹を鍛える

準備ポーズ
背骨を動かすポーズ(p.50)

次に進んで
板のポーズのフロー(p.212)

バランスをとる
横たわったワシのねじりのポーズ(p.226)

2. 両足の指の付け根を持ち上げて足をくるりと片側に滑らせ、骨盤を逆方向に揺らします。それから、骨盤を回しましょう。尾骨を遠くに離し、腰が収縮しないようにします。正確に円を描くというより、骨盤を素早くスライドさせます。足は、腰の動きに自然に反応させて、揺らします。腕は、胴や腰の動きに先導されて動きます。骨盤の流れるような動きに対応し、それぞれ別の方向に動いている感じがするでしょう。流れに任せ、踊らせましょう。回す速さや動きの方向を変えてみましょう。体幹が鍛えられるだけでなく、ハムストリングや背中の筋肉も鍛えられます。

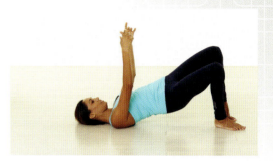

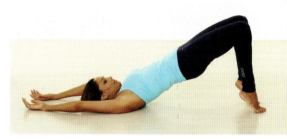

3. 両腕を頭上で床に下ろし、体幹を鍛える姿勢に戻ります。両足のかかとを上げ、つま先立ちになります。尾骨を押し下げて腰をできるだけ伸ばしましょう。背中の上部から尾骨まで、順に床に下ろします。椎骨が、1つ1つ床につくようにイメージしてください。ゆっくり行うほど、鍛えられます。

踊る橋のポーズ

強度を下げる	注意
コークスクリューのねじりのポーズ(p.172)	おしりを高く上げることで腰に違和感が生じるようなら、おしりを低く保ちます。

ヨーガのロールダウン

このポーズでは、大切な腹横筋全体を鍛えます。腹横筋はコルセットのような役目をする筋肉で、筋線維で腹部を水平に覆っています。腹横筋が働くことで腰を守り、また、怪我に対する保険のようでもあり、繰り返し起こるストレスから体を守ります。姿勢を保つためにも、大切な筋肉です。

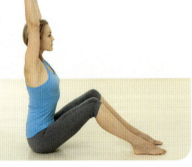

1. 膝を曲げてすわります。膝と足は、腰幅に開きます。解剖学的な腰幅は、思っているより狭いです。親指の間を握りこぶしで計って、確認しましょう。息を吸って両腕を頭上に上げ、背骨を高く伸ばします。このとき、腰を引き入れて骨盤を前に傾けましょう。

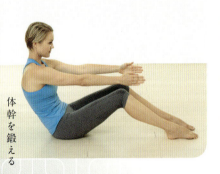

体幹を鍛える

2. 息を吐き、おへそを背骨に引き込みます。おなかがえぐれると考えてください。尾骨を下に押し込み、骨盤を後傾させます。これで背骨が丸くCの形になり、ロールダウンの動きが先導されます。上体を下ろしながら両腕を床と平行になるよう下ろし、両手のひらを両脚横に持ってきます。息を吸い、上体を起こして、背中の筋肉を働かせて背骨を長くします。両腕を頭上に上げ、肩は耳から遠ざけます。息を吐き、おな

準備ポーズ
ヨーガのコンパス(p.200)

次に進んで
犬のポーズから板のポーズへのフロー(p.210)

バランスをとる
揺れるバッタのポーズ(p.234)

かをえぐるようにして上体を下ろします。以上を10回から15回繰り返しましょう。

3. 次に、2層になった内腹斜筋と外腹斜筋に働きかけます。息を吸い、背中を平らにして胸を持ち上げ、両腕をあげます。息を吐き、上体を下げながら両腕を右腿外側に下ろします。上体のねじりは、最小限に抑えます。左右への動きには腕を伴うことが多く、腹斜筋を働かせるにはこれで十分です。息を吸い、上体を起こして真ん中に戻り、息を吐いて体を下ろします。今度は両腕を左側に下ろします。上体を下げるときに、腹部を見て確認しましょう。外側がドーム状に持ちあがっていたら、誤った筋肉を使っています。筋肉を鍛えるためには中にえぐれていることを確認し、それ以上は上体を下げることはありません。左右交互にあと10回繰り返します。

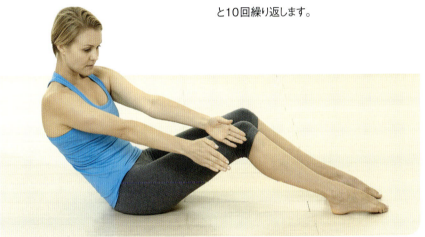

ヨーガのロールダウン

強度を下げる
ゆったりしたバナナのポーズ
(p.286)

注意
姿勢を保つことができないようなら、両手を腿に置きましょう。やりやすくなります。妊娠中に体幹を鍛えるには、経験のある指導者のもとで動きを調整して行います。椎間板損傷の直後、あるいは慢性的に症状のある場合は、背骨を丸めることはやめましょう。

205

☆ 膝立ちのねじりのフロー

このシークエンスは、4層になった腹筋の深層筋3層に働きかけます。ヨガではこうしてウエストが絞られるため、矯正下着の必要性を感じなくなります。

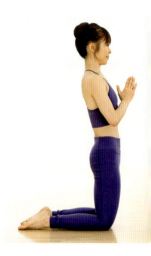

1. 膝立ちになり、胸の中心で手のひらを合わせます。これがスタート姿勢ですが、このとき背骨が自然なカーブであることを確認しましょう。次に尾骨を下に引き入れ、下腹部の筋肉が働くのを感じます。この動きのときに、息を吐きます。息を吐くたびに、骨盤底筋も働かせます。息を吸って背骨を通常のカーブに戻し、もう1度息を吐き、骨盤を前傾させます。腿の前部が伸びている感覚が得られるはずです。体幹深層筋が働けば、ウエストが引き入れられてさらにスリムになります。

2. 尾骨を引き入れる動きを数回繰り返したら、息を吐くときに上体を後ろに傾ける動きを加えます。上体を後ろに動かすときに、胸郭前面が開くのではなく、肋骨下部の前面が下がって上腹部の中に入り込むようにしましょう。おなかの上の部分が硬く感じられるはずです。膝から腰、肩までが一直線になるようにします。腿前部に心地よい伸びが感じられるでしょう。5回繰り返します。

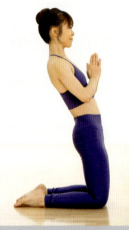

体幹を鍛える

準備ポーズ	次に進んで	バランスをとる
飛ぶバッタのポーズ(p.38)	おしりを自由にする犬のポーズから板のポーズのフロー(p.66)	おしりを緩める広い足幅の子供のポーズ(p.216)

3. 次に息を吸って最初の姿勢に戻り、両腕を床とほぼ水平にして前に伸ばします。息を吐き、右腕を下ろして下半分の円を描きながら後ろに伸ばします。両腕を伸ばし、肩は力を抜いた柔らかな状態に保ちます。息を吸い、右腕を前に戻して両手のひらを向き合わせ、ひじをゆったり曲げます。息を吐き、骨盤底筋を引き上げ、上体を後ろに倒して左側に回します。目は、動かしている手の親指を見続けます。息を吸って、正面に戻ります。左右交互に、あと8回繰り返しましょう。

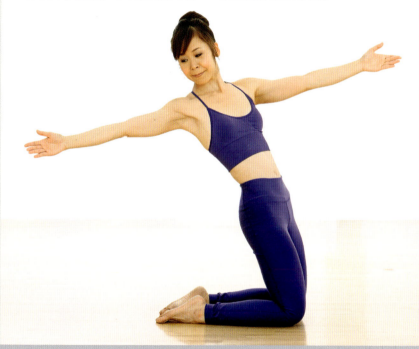

膝立ちのねじりのフロー

強度を下げる
合せきのポーズ(p.154)

注意
必要なら、柔らかなブランケットを敷いて膝をつきましょう。

鋤のポーズ

☆
☆
☆

このポーズは効果的に下腹部を鍛え、腰を緩めて柔軟性を高めます。ゆっくり体を下ろすたびに、硬くなった腰の筋肉がマッサージされるようです。肩立ちのポーズ（p.258参照）に入るとき、出るときの準備のポーズとしても最適です。

1. 仰向けになり、膝を曲げて足を上げます。両手の人差し指を、膝の裏に置きます。息を吐き、腹筋を使って仙骨を床から持ち上げます。このときひじは曲がり、横に広がります。息を吸い、背中を床に戻します。床から持ち上げ、下ろすのはかなり素早い動きです。背中を持ち上げるときには股関節が曲がり、両膝が前に動きます。膝が上体から離れると体は下り、ひじはまっすぐになります。腰が硬いと感じるなら、下に柔らかなものを敷いて動きを小さくします。

それでも心地よくない場合、あるいは難しく感じる場合は、このポーズの代わりに膝立ちのねじりのフロー（p.206）を練習しましょう。

体幹を鍛える

準備ポーズ
トラのポーズ（p.32）

次に進んで
肩立ちのポーズ（p.258）

バランスをとる
3種の弓のポーズ（p.238）

208

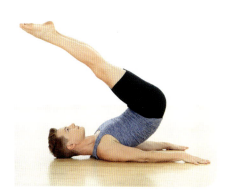

2. 次に動きをゆっくりにし、体幹をコントロールします。床の上に、手のひらを下にして腕を伸ばします。手のひらを押しつけ、息を吸って仙骨を上に持ち上げます。おしりを先程より高く、背骨をもう少し上まで上げます。体幹が強く、前屈のための柔軟性がある場合は、写真のように脚を伸ばして行います。膝を曲げる必要があれば、もちろんそれでかまいません。

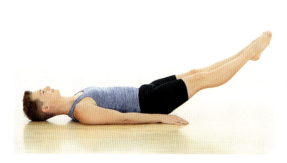

3. 次に床にある手のひらをうまく使って、体をゆっくり下ろします。息を吐き、おへそを背骨に向かって引き入れ、脚を真上から少し下げます。回数を追うたびに、脚を少しずつ床に近づけましょう。おなかを引き入れることができなくなれば、脚を下げ過ぎたというサインなので、膝を曲げるかそれ以上脚を下げないか、あるいは両方を行います。この練習では、多くの人が脚を真上に近い位置で保ちます。床に近いところに脚を運ぶのはとても難しく、それがこの練習の目的ではありません。大きな動きを無理して行うより、体幹を適切に働かせることの方が大切です。10回繰り返して、休みましょう。

強度を下げる
横たわったワシのねじりのポーズ(p.226)

注意
生理中、妊娠中、あるいは椎間板ヘルニアのように何か腰に問題のある場合は、このポーズは避けましょう。

鋤のポーズ

犬のポーズから板のポーズへのフロー

これは、体幹全体を鍛える優れたフローです。さざ波のような動きで体幹の深層に働きかけ、全体の統合性に効果を発揮し、板のポーズでは、フィットネス関連の雑誌の表紙をしばしば飾る「シックスパック」と呼ばれる腹直筋を鍛えます。

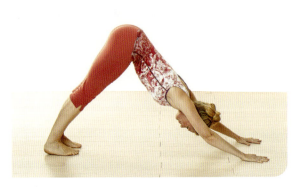

1. 下向きの犬のポーズ（p.58参照）から始めます。骨盤を傾かせる動きを始めるために、膝を曲げてつま先立ちになります。尾骨を下に引き入れ、骨盤を傾けます。腰が伸びて、腹筋が収縮しているのを感じましょう。ハムストリングが硬い場合は、常に膝を曲げて骨盤の動きを先導します。ハムストリングが十分柔軟であれば、写真のように脚を伸ばして行いましょう。

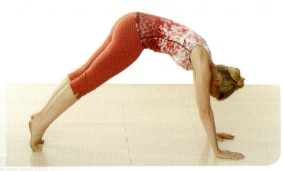

準備ポーズ	次に進んで	バランスをとる
ヨーガのロールダウン(p.204)	横向きの板のポーズ(p.190)	柔軟なハトのポーズ(p.54)

2. おしりを前に動かし、肩を手首の上に持ってきて板のポーズに入ります。このポーズに入るときには、まずおしりから動かして、首まで動かします。体の下部から上部まで、さざ波のように動かしましょう。背骨をいくつかの椎骨からなる小さな部位に分けて考えると、やりやすくなります。板の直線を作るためには、大きく見れば形としては下がっていくのですが、いくつかの椎骨からなる部位が順に、腹筋で支えられて一瞬上に上がります。この動きを、息を吸いながら行います。たっぷり時間を使って動くことができるように、ゆっくりと呼吸しましょう。

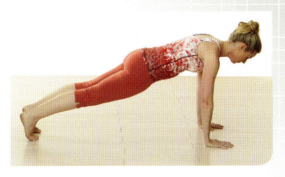

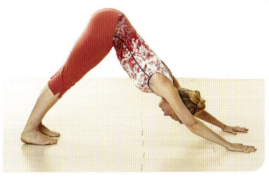

3. 板のポーズに入ったら、息を吐いておへそを床から離すつもりで持ち上げます。腹部はしっかりと引き入れ、おしりを後ろに向けて上げて、下向きの犬のポーズに戻ります。ゆっくり長く息を吐き、じっくりふくらはぎをストレッチしながらかかとを床に下ろしましょう。

4. 次に、呼吸に先導されながら、流れるように動きを行います。息を吸い、骨盤を後ろに傾け、さざ波の動きで背骨を動かして板のポーズに入ります。息を吐き、腹筋を収縮させて下向きの犬のポーズに入ります。6回から10回繰り返し、休みましょう。

犬のポーズから板のポーズへのフロー

強度を下げる
横たわった合せきのポーズ
(p.284)

注意
妊娠中、あるいは出産後は、完全な板のポーズの練習を行ってはいけません。手首に痛みのある場合は、壁に向かい、手を壁につけ、足を壁から1歩下げて同様の練習をしましょう。

211

板のポーズのフロー

難しいシークエンスですが、流れにのってできると信じて行いましょう。板のポーズの姿勢をとっている間は、次に息を吸えば体を持ち上げ心地よく体を伸ばす犬のポーズに移るのだと思ってください。バリエーションとして四つん這いの姿勢のままで行うと、やりやすくなります。

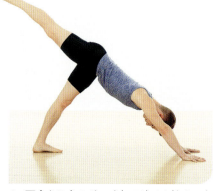

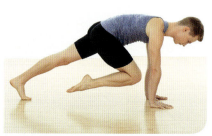

1. 下向きの犬のポーズ (p.58) から始め、息を吸って右脚を高く持ち上げ1本脚の下向きの犬のポーズに入ります。両手のひらを押しつけ、右足の母指球を押し出します。

2. 息を吐いて上体を前に動かし、肩を手首の上に持ってきて板のポーズに入ります。このとき、右膝を曲げて胸骨にくっつけるようにして近づけます。腹部を床から離すように強く持ち上げます。同時に胸を持ち上げ、胸椎を丸くカーブさせます。椎骨を持ち上げるときに肩甲骨は広げ、手の指先でしっかりと床を押します。

体幹を鍛える

準備ポーズ
トラのポーズ (p.32)

次に進んで
太陽礼拝A (p.76)

バランスをとる
傾いた門のポーズ (p.44)

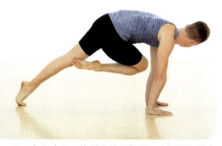 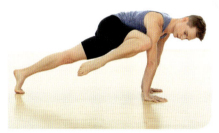

3. 息を吐き、体幹を強く意識して右脚を後方に上げ、おしりを上げて1本脚の下向きの犬のポーズに入ります。息を吸い、もう1度腹部を引き入れて板のポーズに戻りますが、今回は右膝を左脇に近づけます。体がねじれ、腹斜筋が鍛えられます。

4. 息を吐き、腹筋を働かせて1本脚の下向きのポーズに戻ります。息を吸い、もう1度板のポーズに戻ります。今度は右膝を広げて上腕骨の右側に持っていきます。息を吐いて1本脚の下向きの犬のポーズに戻り、右足を下ろします。手首を回して休んだら、反対側でも練習します。

板のポーズのフロー

強度を下げる
開脚のスパイラル(p.220)

注意
妊娠中、あるいは出産後は、完全な板のポーズの練習を行ってはいけません。

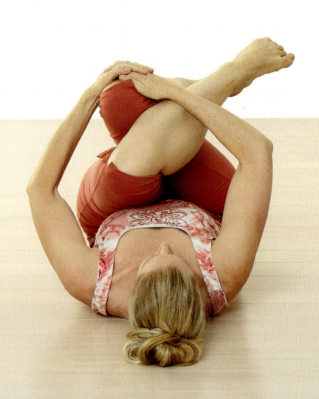

> **気をつけましょう**
> 股関節、あるいはおしりの筋肉や軟部組織に痛みがある場合は、これらのポーズを練習する前に専門家にアドバイスを求めましょう。関節炎がある、あるいは可動域が狭い場合は、経験のある指導者にポーズの調整をしてもらって行いましょう。

11. ヒップを幸せに

　ヨーガのクラスからさっそうとしなやかに出ていくことを保証してくれるポーズがあるとしたら、それはおしりを緩めるシークエンスです。

　股関節はボールとそのボールがはまるソケットからなり、とても可動域が広いのですが、デスクワークに費やす時間が長い生活を送っているとこの能力を利用する機会が十分にありません。仕事の間はデスクの前で多くの時間を過ごし、仕事が終わればソファにだらりとすわり、その間の通勤時間もすわって毎日を過ごしているなら、このセクションのポーズで生活の質を高めましょう。

　おしりのストレッチによって背骨や骨盤の位置が正され、背中の痛み、硬さが和らぎます。開脚で内腿を伸ばし、ランジの姿勢で股関節前を緩め、股関節横、股関節後方の硬くなった回旋筋を緩めれば、股関節の周り全体が緩みます。

　本書には他にもたくさん、おしりを緩める練習があります。とてもよい練習を紹介している「陰ヨガ」についての章（p.304–p.327）も、確認してください。おしりには何層もの組織がありますから、少し時間をとってください。決して慌ててポーズを行わないようにしましょう。それぞれのポーズで、少なくとも1分は保ちます。軽くなって、自由に浮いているような素晴らしい感覚を十分に楽しんでください。

おしりを緩める広い足幅の子供のポーズ

おしりには何層もの筋肉と筋膜があり、ポーズで筋肉を緩めるには少し時間がかかります。このリラックスしたポーズでは、おしりが緩むのに必要な時間がたっぷりあります。子供のポーズのバリエーションであるこのポーズは股関節を開くだけではなく、肩のストレッチを行い、上体を伸ばします。ポーズに入って、素晴らしい時間を楽しんでください。そして体を緩め、伸ばしましょう。

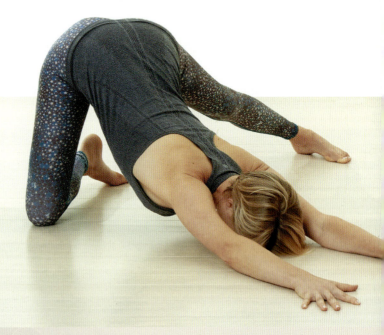

ヒップを幸せに

準備ポーズ
背骨を動かすランジのポーズ (p.42)

次に進んで
パワースクワット (p.218)

バランスをとる
らせんの牛のポーズ (p.222)

1. 四つん這いの姿勢から始めます。右膝を右に開き、右足指は中心に向かって動かし、尾骨の下にくるようにします。

2. 左脚を左に出し、左右の足のかかとが一直線上にくるようにします。左足の指がすべて前を向くように気をつけ、親指の付け根、小指の付け根、かかとの内側の縁、外側の縁という足の四隅全部で均等に床を押します。足が丸まって内側のアーチがつぶれそうになるのに抵抗し、足を働かせてアーチを持ち上げます。おしりを持ち上げ、前腕を下げます。可能なら左足をさらに左に滑らせ、無理のない範囲で内腿を十分に伸ばします。

3. 両足のかかとと一直線上になるあたりで、おしりを高く保ちます。手を前に歩かせ、床に向かって胸の中心を開きます。額を床に休ませ、手のひらはできるだけ前に伸ばして、ひじを持ち上げます。上体が長く伸び、肩が緩む感覚を楽しみましょう。脇を下げながら、ひじはエネルギーを持ってさらに上がると考えてください。下向きの犬のポーズ（p.58）同様、指の関節すべてを均等に床に押しつけます。5回から15回、長くスムーズに呼吸をしてポーズを保ちます。ポーズから出て、反対側でも同じことを行いましょう。

おしりを緩める広い足幅の子供のポーズ

強度を下げる
柔軟なハトのポーズ(p.54)

注意
このポーズは、妊娠35週目までは心地よく行うことができますが、出産直後はやめておきましょう。高血圧、網膜剥離、緑内障の危険がある人は、上下逆になるポーズはやめましょう。

パワースクワット

☆
☆
☆

武道の影響を受けたこのシークエンスで腿は力強くなり、おしりと内腿のストレッチが行われます。また、膝回りの筋肉が鍛えられ、様々な膝の問題が解消されます。

1. 両足をおよそ1.2m開いて立ちます。背が高い場合はもっと広く、背が低い、あるいは体が硬い場合はもっと狭くしましょう。両脚をまっすぐにし、腿を回して足の指を外側に向けます。左膝を曲げ、膝が左足の小指上にくるようスライドさせます。体を支えるため、両手を左膝に置きます。ここで、左膝が左足首より前に出ていないかどうか確認しましょう。もし前にある場合は、足幅を広げましょう。位置が決まったら、息を吸って上体を中央でまっすぐ伸ばし、息を吸って右膝を曲げて開き、両手を右膝に載せます。5回から10回、流れるように行いましょう。息を吸って真ん中に戻り、息を吐いて左右交互に動きながら、動きに合わせてオーシャンブレス（ウジャーイ呼吸）(p.332参照)を行ってもいいでしょう。

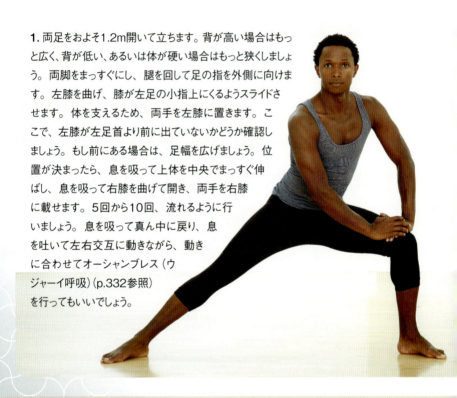

ヒップを幸せに

準備ポーズ
おしりを緩める広い足幅の子供のポーズ(p.216)

次に進んで
陰ヨガのカエルのポーズ(p.324)

バランスをとる
肩を緩めるワシのポーズ(p.116)

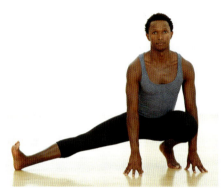
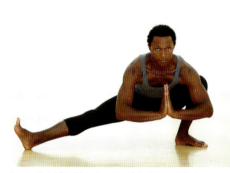

2. 十分ウォームアップができたと感じ、膝に違和感がなければ、体をもう少し低く深く下げます。手の指を床について腰を低くし、左の座骨が左かかとの上にくるようにします。左足かかとを持ち上げましょう。右足指を持ち上げ、右足かかとを押し出して内腿のストレッチを深めます。この股関節を開くストレッチを行うときに、背骨に沿った背中の筋肉は硬くします。これで上体が高く持ち上がります。

3. 上体が高く持ち上がれば合掌し、もう1度、できるだけ上体を高く引き上げます。左かかとを床に下ろしてもいいでしょう。息を吐き、おしりや右脚の内腿の硬さを緩めます。5回長く呼吸をした後、骨盤底筋を引き上げ、脚の力を利用して立ち上がり、右側に移動して行います。

パワースクワット

強度を下げる
横たわったワシのねじりのポーズ（p.226）

注意
膝に違和感のない範囲で行い、痛みの出る姿勢まで行うのは避けましょう。

☆ 開脚のスパイラル

しっかりしたリズムにのって穏やかに動けば、体は安心して緊張を解きほぐすことができます。この練習で、それを実感してください。スムーズにらせんを描く動きによって、骨盤や腿周辺が柔らかくなります。まるで脳まで柔らかくなって、催眠状態で思考が和らぐかのようです。

1. 両脚を開いて伸ばし、すわります。膝を少し曲げ、無理せずとも背を高くしてすわれるように骨盤を前に傾けます。左右の座骨の中心が床に接触しているのを感じましょう。まず、股関節から上の上体を回します。座骨の右側に揺れ、次にゆっくりと前に動いて坐骨の前に乗っているのを感じます。そのま ま左に回り、体を少し後ろに傾けて腹筋を働かせます。徐々に大きな円を描き、腕も一緒に動かしたくなったら、右に動いているときには右に、前に動いているときには前に両手を差し出し伸ばします。体を後ろに傾けるときには、ひじを曲げて両手を胸の近くに持ってきます。

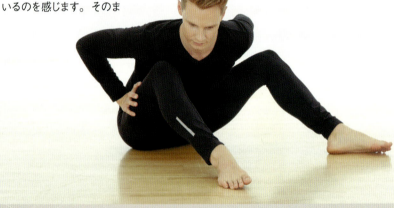

準備ポーズ
前屈で揺れるポーズ(p.106)

次に進んで
立位の前後開脚のポーズ (p.122)

バランスをとる
揺れるバッタのポーズ(p.234)

ヒップを幸せに

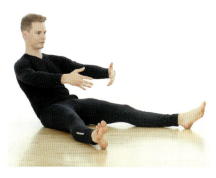

2. 円を描くことで骨盤周辺が自由になったら、脚を伸ばして同様に徐々に大きな円を描きます。体が柔らかく、しっかりと体を床に根付かせたい場合は、かかとを押し出し膝の裏を床に押しつけましょう。後ろにしっかり傾いて、体幹の筋肉を働かせます。

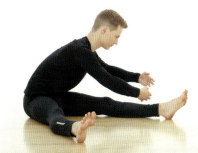
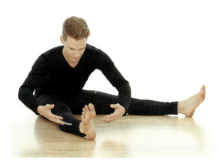

3. 10回以上円を描いたら、方向を変えます。今度は、大きい円から始めましょう。何度か大きな円を描いたら、少しずつ円を小さくしていきます。何度も円を描き、最後には上体がまっすぐになって止まります。腿に手を置き、休みましょう。骨盤の軸の上に体の中心があるのを感じることができたら、持ち上がった上体が長くなって威厳を持ってそこにあることを確認しましょう。体の外側は静かにとどまり、体の内側は少し揺れを感じます。脳は、さらにリラックスしています。少し長めに呼吸をして、リラックスの感覚を楽しんでください。

開脚のスパイラル

強度を下げる	注意
牛の顔とワシのポーズ(p.142)	椎間板ヘルニアの危険がある場合は、前に倒れるときにしっかり背中を保護しましょう。

らせんの牛のポーズ

これは、おしりの外側も含めた臀部全体を緩める効果のある牛の顔のポーズの脚の部分と、肩を緩めるための深い前屈ポーズの腕の部分を合わせたものです。長く深く緩める前に、まず少し緩める動きを加えてあります。きしきしと音を立てるような硬さを、溶かしてください。

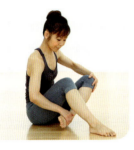

1. 膝を曲げて立て、すわります。右手を右腿の下から伸ばして左足首をつかみます。足を引っ張り、右のおしりの外側に休ませます。左手で右足首をつかみ、脚を持ち上げて右足を左おしり外側に置きます。できるだけ、左膝と右膝を重ねましょう。無理なら左脚を前に伸ばし、左脚を上から左側に被せて右足を左おしり外側に置き、両膝をできるだけ重ねます。

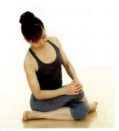
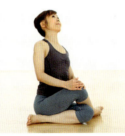
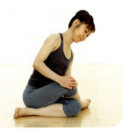

2. 両手の指を組んで、上の膝に被せます。心地よいと感じるスピードで、股関節から上体を回します。腰は動いていないように見えますが、上体を回すにつれ、いろいろな方向に心地よく伸びていくのが感じられるはずです。体を回すことで、徐々に緊張をほぐしていきましょう。8回以上回したら、反対方向に回します。硬いところに意識を向け、そこが緩んでいくのを感じましょう。

準備ポーズ
おしりを自由にする犬のポーズから板のポーズのフロー
(p.66)

次に進んで
ねじった体側を伸ばすポーズ
(p.92)

バランスをとる
ハッピーベイビーのポーズ
(p.158)

3. 動きを止めます。両腕を開き、肩を回転させ親指を前、下そして後ろへと回します。背中で手のひらを合わせ合掌しましょう。指を上向きにすることが難しければ、下に向けましょう。あるいは、もっと簡単にするには、反対の手でそれぞれの前腕を握りましょう。息を吸い、上体を高く伸ばします。次に息を吐き、股関節から前に倒れます。まず、おなかと腿のスペースを埋めます。次に、胸の中心を上の膝に近づけます。胸にはちみつが溢れ、そのはちみつを膝の前に垂らすと想像してください。尾骨から背骨を通って頭頂部まで、エネルギーが流れていると考えましょう。右脚が上にあるときは、右のおしりに伸びを感じます。そのまま保って、8回十分に深く呼吸しましょう。次に反対側でも同じことを行いましょう。

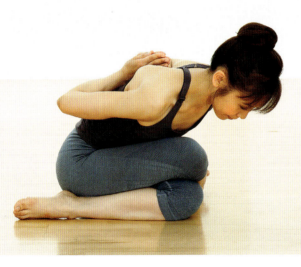

らせんの牛のポーズ

強度を下げる
横たわった合せきのポーズ
(p.284)

注意
肩あるいは臀部に損傷のある場合は、専門家にアドバイスを求めましょう。

ストレッチをしたハトのポーズ

科学的なストレッチのテクニックを使い、ハトのポーズでおしりを緩めましょう。PNF（固有受容性神経筋促通法）のテクニックを使えば、短時間で大きくストレッチをすることができます。ここで用いるのは収縮し、それから緩めるというテクニックで、このポーズ以外のヨーガのポーズでの多くのストレッチに適用することができます。

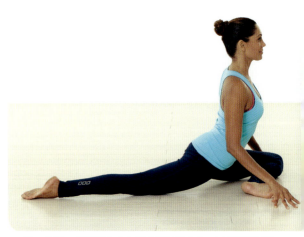

1. 四つん這いの姿勢から左膝を前に滑らせ、左手首横に持ってきます。左足を右手首に近づけます。右脚を後ろにまっすぐ伸ばし、おしりを床に下げます。右腰を前に動かし、できるだけ左右の腰が前後にならないようにしましょう。背骨を長くなだらかに後屈させます。これが最初のハトのポーズです。体が柔軟な場合は、左膝をさらに左に動かし、左足をさらに前に進ませましょう。右足と右膝は、同じ線上にくるようにします。右腰を前に押し続けましょう。おしりが硬い場合は、前にある脚の膝を足よりかなり前にしましょう。

ヒップを幸せに

準備ポーズ
柔軟なハトのポーズ(p.54)

次に進んで
片脚をかけたハトのポーズ
(p.242)

バランスをとる
背骨を動かすランジのポーズ
(p.42)

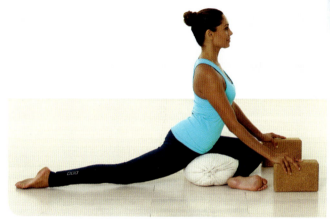

2. 膝に痛みを感じる場合は、ボルスターか折ったブランケットを前脚の腿の下に入れておしりを膝より高くします。また、両手をそれぞれヨガブロックの上に置くのもよいでしょう。それでも膝に痛みがあるようなら、このポーズはここでやめましょう。違和感がなければ、能動的ストレッチに移ります。両膝を床に置いたまま、後ろ脚の膝を前に、前の膝を後ろにスライドさせるかのように筋肉を収縮させます。筋力の3割ほどを使い、6秒間収縮させます。基本的に姿勢は変えず、おしりがわずかに持ち上がります。収縮を緩め、息を吐いてすべてを緩め、おしりを下げて後ろの脚をさらに遠くに滑らせます。30秒間ストレッチの状態を保ち、緩めて30秒間休みます。もう1度3割の力で、両膝を近づけようとするかのように6秒間筋肉を収縮させ、緩めます。左右の脚をそれぞれ滑らせて、左おしりと右腰の前部を30秒間、ストレッチして伸ばします。両手を使ってポーズから出て、反対側でも同じことを行いましょう。

ストレッチをしたハトのポーズ

強度を下げる	注意
半蓮華座の背面を伸ばすポーズ (p.160)	膝の弱い人は、このポーズでは膝関節より股関節を高く保ちましょう。違和感があれば、ポーズをやめましょう。腰に違和感があれば、もう少し前に上体を倒しましょう。

☆
☆
横たわったワシのねじりのポーズ

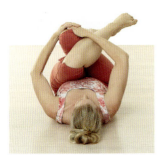

とにかく気持ちのよいシークエンスです。脚を倒して、おしりと外腿の緊張を緩めます。また、ねじりの動きで背中が素晴らしく伸び、心地よいエネルギーが流れます。そして、横になっているため、のんびりした気分になります。

1. 仰向けになり両脚を上げ、膝を曲げて左腿を右腿の手前にして脚を組みます。手を上の脚のすねに置いて膝を抱え、5回以上長く呼吸をします。

2. 脚を組んだまま足を床につけます。おしりを床から持ち上げ、5cmほど左にずらします。両脚を持ち上げ、腹筋を使って腿をできるだけ体に近づけます。両腕を開き、脚を右側に倒します。心地よく感じながら床まで倒すのが難しければ、クッションを下に置き、腰のストレッチが強くなりすぎないようにしましょう。心地よい首の位置を選びます。右、左、あるいはその間のどこでもいいので、好きなところを見ましょう。8回以上、呼吸します。

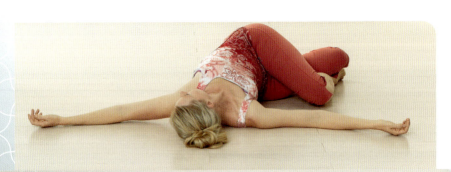

ヒップを幸せに

準備ポーズ	次に進んで	バランスをとる
肩を緩めるワシのポーズ (p.116)	シューレースのポーズ (p.316)	ハッピーベイビーのポーズ・陰スタイル (p.318)

3. この姿勢から安全に出るには、組んだ脚をほどき、それから片脚ずつ上げます。次にもう1度左腿を右腿の上にして、同じように脚を組みます。足を床につけ、おしりを持ち上げて10cmほど右側に動かします（つまり、背骨を左右対称の位置に戻すために5cm、それから右に5cm移動させたことになります）。腿を引き上げ、足を上げて左側に倒します。こちら側のほうが難しいので、必要なら脚の下にサポートを入れましょう。上背部を開き、床の上で右肩を緩め、この姿勢でリラックスします。心地よく感じる首の位置を見つけましょう。8回以上呼吸をし、脚をほどきます。右腿を左腿の上に重ね、反対側でも練習しましょう。

横たわったワシのねじりのポーズ

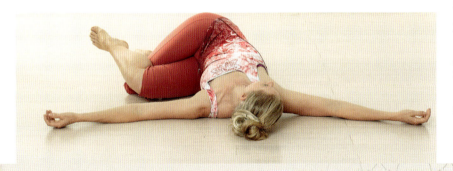

強度を下げる
ゆったりしたバナナのポーズ
（p.286）

注意
腰の弱い人は、脚の下に何かサポートを置いて脚の位置を高くしましょう。

気をつけましょう
妊娠中には、後屈の多くのポーズは禁忌です。高血圧、あるいは狭心症の場合は極端な後屈は避けましょう。食道裂孔ヘルニア、消化性潰瘍、関節炎、あるいは背中に問題がある場合は、専門家にアドバイスを求めましょう。

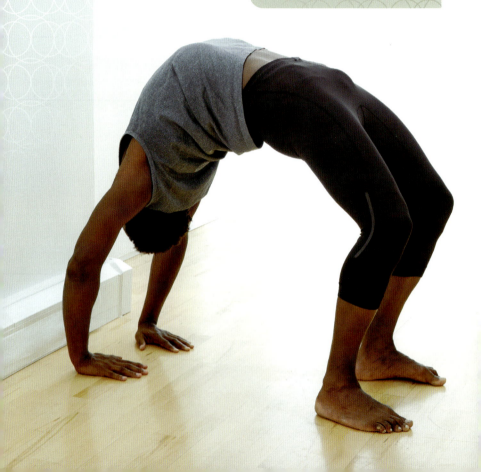

12. 素晴らしい後屈

　体が活性化され、回復し、生き生きとして気持ちは高まり、新たな活力が得られる、そんな素晴らしいことをすべてボトルに詰めた万能薬が、後屈によって提供されます。もちろんボトルに詰めて売ることはできませんが、とはいえ後屈は、望めばあなたの手の届くところにあります。

　私たちは皆、柔軟性と筋力の間でバランスをとる必要があります。後屈には、伸ばすものもあれば、筋力を必要とするものもあります。後屈にはまるでカフェインのような効果がありますが、いつも飲む大好きなコーヒーとは違います。種類は少なくていいのです。その日の後屈のブレンドを選ぶ際には、少なくとも1つは筋肉を鍛える後屈を、そしてもう1つは柔軟性をターゲットとした後屈を選び、練習しましょう。

　デスクワークが多く、テレビを見る時間や通勤、パソコンに費やす時間の多い現代生活では、前かがみで猫背になりがちです。それを後屈で解消しましょう。後屈は、よい姿勢になるにはとても効果的です。そしてそれ以上に、胸を持ち上げエネルギーを高め、開いた心で世界に向かうことができます。それこそが、世界が必要としていることですね。

☆ 肩を緩めるコブラのポーズ

子供たちにとって、母親を独り占めできる時間はとても大切です。その時間は、自分だけが母親の愛情とサポートを受け、愛情が育まれます。まさに同じことがこの練習では起こり、左右の肩それぞれに時間が使われます。体の各部位に特化して集中する時間を持つことの重要性は、決して過小評価されるべきではないと思い知らされます。痛む部位、硬いところ、怪我のある場所であれば、なおさらです。それらの部位だけに意識を注いだとき、まるで新たな扉が開くように素晴らしい癒しが生じます。

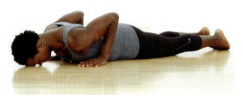 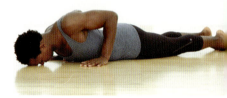

1. うつ伏せになり、手のひらを下にして肩の下で床につけます。指先と肩が同一線上にくるようにしましょう。手の指を広げ、中指をまっすぐ前に向けます。肩が硬い場合は、手のひらを少し滑らせて人差し指を前に向けてもよいでしょう。ひじは上がりますが、横に広げるのではなく、まるで長らく会っていない恋人同士であるかのように、お互いに引き寄せます。

2. 左肩に、意識を向けます。大きく円を描くような動きで肩を下ろし、前から上げて左耳に近づけ、左の肩甲骨をウエストに引きながら肩を後ろに下ろして一周します。これで、右肩に比べて左肩は高く持ち上がり、うまく後ろに下がっているはずです。

素晴らしい後屈

準備ポーズ
肩回し(p.34)

次に進んで
3つの橋のポーズ(p.246)

バランスをとる
陰ヨガの肩のストレッチ
(p.322)

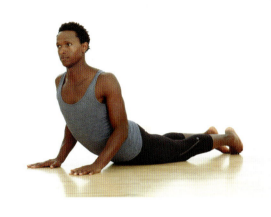

3. 息を吸いながら両手のひらを押して胸を持ち上げ、コブラのポーズに入ります。ひじは曲げたままです。息を吐きながら体を下げ、額を床につけます。次に、右肩に意識を向けましょう。息を吸って前、上、後ろ、下と回します。肋骨の後ろ側で肩甲骨を滑らせましょう。引き続き息を吸ったまま、体を持ち上げコブラのポーズに入り、首の後ろを長く保ちます。息を吐きながら、ゆっくりと体を下ろしましょう。もう1度左肩に戻り、息を吸って円を描くように肩を回し、それから体を持ち上げます。息を吐いて、体を下ろします。息を吸って肩を回し体を持ち上げ、息を吐いて体を下ろす動きを、左右交互にあと数回繰り返します。肩関節が柔らかく開いていくのを楽しみましょう。

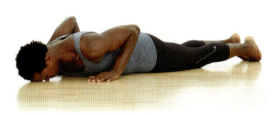

4. 左右両方を済ませたら、終わります。体を下げた姿勢から両肩をともに後ろ、下へと回し、次に左右の肩甲骨の下側を引き寄せます。胸骨を前に動かし、体を上げてコブラのポーズに入り、頭頂部を伸ばします。そのまま保って5回から10回呼吸します。体を下ろして休みましょう。

肩を緩めるコブラのポーズ

強度を下げる	注意
ハッピーベイビーのポーズ (p.158)	腰に違和感があれば、体を持ち上げる前に恥骨を床に押しつけることで圧迫感を取り除きます。高く体を上げることはやめましょう。 妊娠10週目以降は、この練習はやめましょう。

日本式背筋トレーニング

これは、日本流ヨーガの療法からヒントを得た背中の強化の方法です。エネルギーに満ち、力強く、そして楽しい練習で、口から息を吐くことでうまく背中を鍛えます。額を手につけることで、首の位置が安全に保たれます。

1. うつ伏せになり両手のひらを床に重ね、まくら代わりにして額を置きます。顎を引き、鼻で快適に息ができることを確認しましょう。

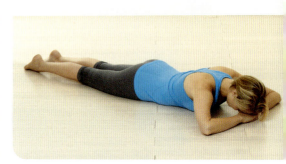

2. わずかに骨盤を傾けて恥骨を床に根付かせ、体を持ち上げる準備をします。床にかかる腹部の重さを軽くするつもりで、おへそを体に引き込みます。足の甲を床に押しつけましょう。脚をまっすぐに伸ばし、膝頭を収縮させて床から持ち上げます。息を吸い、胸と腕を持ち上げましょう。額は手の甲につけたまま、首の後ろを長く保ちます。

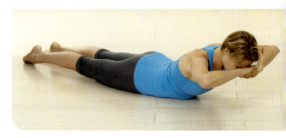

素晴らしい後屈

準備ポーズ
飛ぶバッタのポーズ(p.38)

次に進んで
半分のカエル、半分のバッタのポーズ(p.236)

バランスをとる
安楽座のねじりのポーズ(p.174)

3. 口から息を吐き、上体を右に動かし背骨を右に向けてカーブさせます。左右で同じ高さになるように、気をつけましょう。体をカーブさせる方向に体が下がらないようにします。鼻から息を吸い、真ん中に戻ります。息を吐き、今度は左に上体を動かします。息を吸って真ん中に戻り、息を吐いて左右交互に体を移動させる動きを10回以上続けます。流れに乗って動くことができ、背中に心地よさを感じれば、少し動きを速めます。素早く力強く吐き、それに合わせて左右に上体を揺らすことで力強く集中した動きになり、背中が熱くなってくるはずです。呼吸をし、上体を揺らし、恥骨と足はしっかりと床に根付かせます。膝頭と腹部は床から離しましょう。

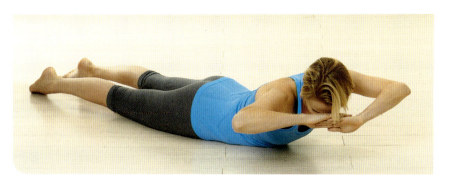

日本式背筋トレーニング

強度を下げる
開脚のスパイラル(p.220)

注意
十分な筋力がない場合は、手の指先を前に出して床につけたまま軽く揺れて練習しましょう。

揺れるバッタのポーズ

後屈を深める秘訣は、体の前部をストレッチし伸ばすことにあります。これによって背骨は心地よく長くなり、カーブします。バッタのポーズのバリエーションであるこのポーズでは体の前部を緩め、後屈に必要な柔軟性を養います。さらに、気持ちよいねじりの動きも加わっています。

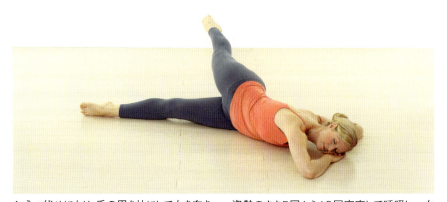

1. うつ伏せになり、手の甲を枕にして右を向き、頭を休ませます。右足を少し右に滑らせてから右脚を持ち上げます。足の指までしっかり脚を伸ばし、右腰を持ち上げて脚を左に動かします。左右の腰を上下に重ねるようにしましょう。上げた脚は、床とほぼ平行に保ちます。この姿勢のまま5回から10回安定して呼吸し、右ひじまでエネルギーが伸びていく感覚を味わいましょう。筋肉を収縮させて、ひじを右に開き、さらに前に滑らせます。腹部が緩む心地よい感覚を、楽しみましょう。ポーズから出て、反対側でも練習します。

準備ポーズ
日本式背筋トレーニング
(p.232)

次に進んで
片脚をかけたハトのポーズ
(p.242)

バランスをとる
首を緩める賢者のねじりのポーズ(p.176)

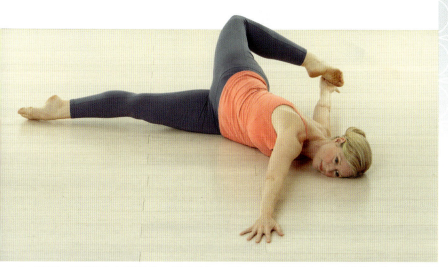

2. ここで、両腕を左右に伸ばし、手のひらを下にして肩と同じ高さにします。右を向き、もう1度右脚を外側に滑らせてから持ち上げ、左に動かします。左右の腰を上下に重ねましょう。右膝を曲げ、左手で右足をつかみます。おしりから引き離すつもりで、足で手を押し、後屈を深めます。手を使って、足を肩に近づけます。同時に、体全体を床に向かって「根付かせる」ようにして、後屈を深めましょう。右腰を前に押し出し、右腿の前側をさらに開きます。姿勢を保ち、5回から10回呼吸しましょう。次に、反対側でも繰り返します。

揺れるバッタのポーズ

強度を下げる
3段階の横たわったねじりのポーズ(p.170)

注意
椎間関節に何か問題がある場合は、十分に気をつけましょう。違和感を覚えるまで練習することはやめましょう。妊娠10週目以降は、このポーズの練習はやめましょう。

半分のカエル、半分のバッタのポーズ

このポーズでは、左右の片側でバッタのポーズ、もう片側でカエルのポーズを行います。片側では柔軟性を養い、もう片側は伸ばして筋力をつけます。過度の圧迫が防がれ、ポーズの名前に半分とついているものの効果は偉大です。実際に、後屈の効果はまったく小さくなっていません。各ポーズの相乗効果で、効果は倍増どころかそれ以上になっています。

1. うつ伏せになり、両腕を肩幅に広げて前に伸ばします。額を床に休ませ、顎を胸にしっかり引き寄せ、楽に鼻で呼吸できるようにします。半分のカエルのポーズに入るため、右膝を曲げて右手で足の甲をつかみます。かかとをおしりに近づけ、おしりにつくようなら右足を横に滑らせてかかとを床に近づけます。できるだけ右のおしりを緩め、かかとを下げましょう。後屈にはおしりを働かせる必要がありますが、この筋肉を緩めるにはある程度の練習が必要です。右足が十分低く下がったら、手の付け根を中心に手をくるりと右から回して前に向け、ステップ2の写真のようにしましょう。これで、肩の前部がよく伸びます。

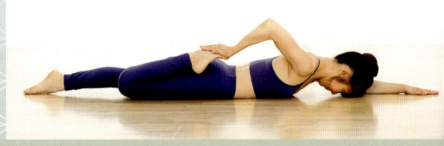

準備ポーズ
東西のフロー(p.48)

次に進んで
ナタラージャのポーズのバリエーション(p.124)

バランスをとる
糸通しのポーズ(p.180)

2. 次に、体の左側を半分のバッタのポーズで活性化します。左足の甲を床に押しつけます。膝周辺の筋肉を使って膝を伸ばし、膝を床から持ち上げます。背中の筋肉を収縮させ、胸を持ち上げます。

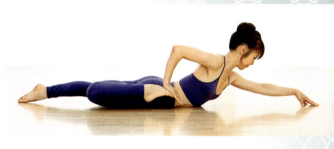

左手を手前に滑らせ、胸、肩、ひじを床から持ち上げます。左手に圧力をかけるのではなく、背中の働きと左脚の筋肉を根付かせることによってすべての動きが生じるようにします。たとえ左手を床から離しても胸が下がらないよう、姿勢を維持します。

3. 体の左右で異なるポーズをとることで、右側は緩み、左側は働いていることを感じながら、姿勢を保って数回呼吸します。次に難度を上げるため、左脚を持ち上げ、股関節にスペースを作るつもりで遠くに伸ばします。

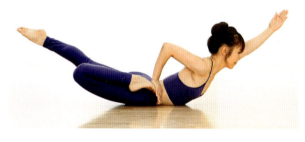

左手の親指を上にして左腕を上げます。左腕を遠くに伸ばしながら、肩甲骨はウエストに向かって引き続け、背中が丸くならないようにします。左側は強く保ちつつ、右側は引き続き緩めることで、右かかとは下がっていきます。そのまま保ち、集中して丁寧に5回呼吸します。反対側でも、同じことを練習しましょう。

半分のカエル、半分のバッタのポーズ

強度を下げる
支えのある頭立ちのポーズ
(p.264)

注意
カエルのポーズで膝を曲げると痛みがあるようなら、足を外に押し出して腕をまっすぐ伸ばし、半分の弓のポーズ (p.238) にします。
妊娠中は、このポーズは避けましょう。

3種の弓のポーズ

弓のポーズは、私にとって特別です。というのも、ヨーガの生徒はときに後屈で背中の下部に圧迫を感じるようなのですが、弓のポーズには楽しんで取り組みます。ここにあるバリエーションでは、手の位置を変えることで肩のストレッチの部分が変わります。それによって上体を持ち上げ、胸を開く動きが深まります。

1. マットの上にうつ伏せになり、両手を後ろに伸ばして足首をつかみます。両肩を後ろに回転させ、息を吸って脚を外に押し出し、胸を床から持ち上げます。足を後ろに押し出すとともに、高く持ち上げます。背中と脚の間に、できるだけ大きなスペースを作りましょう。胸骨を前に上にと押し出します。おなかを柔らかくしましょう。体の前面を長く丸くし、胸を高く持ち上げます。体が柔らかければ、息を吐くと自然に体が前に、息を吸うと後ろに揺れるかもしれません。5回から10回長く呼吸をして、この動きを楽しみましょう。

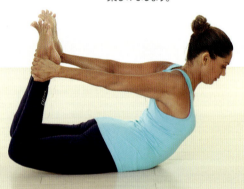

準備ポーズ
太陽礼拝A(p.76)

次に進んで
片脚を上げた上向きの
弓のポーズ(p.248)

バランスをとる
背中で手をつなぐポーズ
(p.104)

素晴らしい後屈

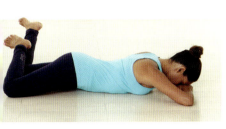

2. 体を下げ、手の上に額を休ませます。膝を曲げ、足が膝の真上あたりにくるようにします。ワイパーのように、両足一緒に左右交互に数回揺らします。次のステップが難しければ、最初のステップをあと2回繰り返しましょう。回を追うごとに、さらに心地よく感じられるはずです。

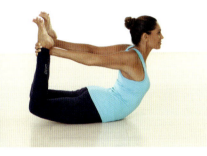

3. もう1度体を上げます。今度は、右手を右足首内側から、左手を左足首内側から回して足首を握ります。息を吸って体を持ち上げ、鎖骨が広がり、肩が後ろに心地よく回転するのを楽しみましょう。ここでも、姿勢を保って5回から10回呼吸し、次に上体を下げて休みます。

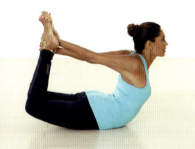

4. 最後のステップでは両腕を後ろに伸ばして手首で交差し、反対側の足首を握ります。左手で右足首内側、右手で左足首内側を握りましょう。息を吸うときには胸郭の広がりを感じ、高く伸び上がりましょう。息を吐くときには腹部を緩め、リラックスさせます。5回から10回呼吸し、体を下げて休みます。

強度を下げる
肩を緩める前屈(p.108)

注意
体に痛みを感じるところがあれば、それはどこかおかしいという体の訴えです。その場合は、ポーズを保持するのをやめましょう。

3種の弓のポーズ

239

☆ 泳ぐ弓のポーズ

これは、背中の筋力をつけ、温めるのに最適のポーズです。十分に伸びをし、重力に逆らって体を持ち上げることで、強く健康的な姿勢をとることができます。しかも自分の筋力を使って体を持ち上げているため、大変安全です。こうして、つい後屈をやりすぎてしまう熱狂的なヨギーを守っています。

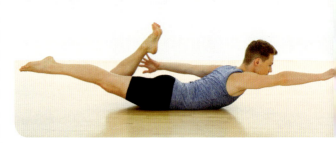

1. うつ伏せになり、ウエストに向かってひじを曲げます。尾骨をわずかに引き下げ、腰を伸ばします。腹部を床から持ち上げます。ベリーダンサーになったつもりで、おへそに、大きくカラフルな宝石をつけていると想像しましょう。大切な宝石を床から持ち上げ、同時に恥骨を床に押しつけます。

2. 両脚を持ち上げ、後ろに伸ばします。胸を上げ、流れるように動きます。片側の膝を曲げて足の指を上げ、反対側の腕を前に伸ばします。次に両脚、両腕の動きを逆にし、ダンスのように動きましょう。腕、脚をできるだけ高く上げます。胸を左右に揺らすのに合わせて、背骨を左右にカーブさせます。熱帯の美しいビーチで、暖かな海に入って泳いでいるとイメージしましょう。手を後ろに伸ばし、反対側の脚をつかんでさらに高く上げてもよいでしょう。

素晴らしい後屈

準備ポーズ
トラのポーズ(p.32)

次に進んで
3つの橋のポーズ(p.246)

バランスをとる
鋤のポーズ(p.208)

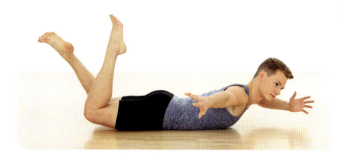

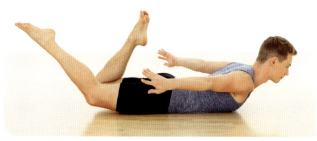

3. そのまま続けてストレッチをし、揺れ、流れるように動きましょう。健康的な血液が背中の筋肉のあらゆるところを流れて背中が温まり、心地よい疲れを感じるくらいになったら、子供のポーズ（p.288参照）で体を伸ばします。カーブが逆向きになり、緩やかに背骨が丸まるのを楽しんでください。

泳ぐ弓のポーズ

強度を下げる
前屈で揺れるポーズ（p.106）

注意
背中に違和感があれば、専門家にアドバイスを求めましょう。妊娠中は、このポーズの練習はやめましょう。

片脚をかけたハトのポーズ

☆
☆
☆

これは活性化のポーズで、片方のおしりを気持ちよく緩め、腿の前部を素晴らしく伸ばし、ねじりながら後屈します。上半身と下半身がそれぞれ相反して力強く働き、体に停滞しているものを吐き出して、新鮮で活力に満ちたよいエネルギーを新たに生み出します。

1. 四つん這いの姿勢から左膝を左手首に近づけ、左足を右足首に少し近づけます。右脚を後ろにまっすぐ滑らせ、ハトのポーズに入ります。股関節周辺がストレッチを得られるように、床に向かって体を安定させることが大切です。左おしりが床につかない場合は、ヨガブロックか折ったブランケットを使いましょう。しっかり根付かせたまま、両手を上げます。左右にぐらぐらしないよう、気をつけましょう。左おしりが床につくなら、左膝をさらに左に動かし、足を前に動かしてすねが体に対して垂直になるよう試み、臀部のストレッチを強めます。右足首が右おしりのまっすぐ後ろにあり、膝が右側に張り出していないことを確認しましょう。曲げた膝が右側に張り出しているなら、すわる位置を高くする必要があります。おしりの下に、サポー

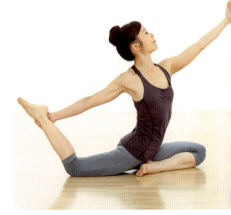

トを入れましょう。準備が整ったら右膝を曲げます。右手で右足をつかみ、足の甲で右手を後ろに押します。その動きを利用してさらに高く体を引き上げ、後屈を深めます。手のひらを上にして左腕を上に伸ばし、親指と人差し指の指先をつけます。意識して腰から体を上に伸ばし、背中の中心、そして上部をさらに深くカーブさせます。息が上体の前面に流れ込み、息を吸うたびに前面が広がり、軽くなって持ち上がるのを感じましょう。

素晴らしい後屈

準備ポーズ	次に進んで	バランスをとる
ねじったハトのポーズ(p.182)	片脚を上げた上向きの弓のポーズ(p.248)	ねじって三肢の背面を伸ばすポーズ(p.162)

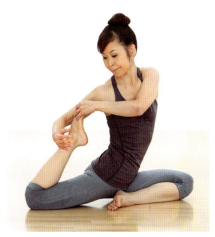 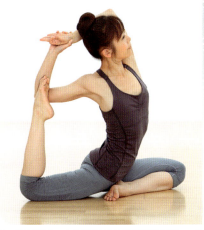

2. ハトのポーズで5回から10回呼吸をした後、片脚をかけたハトのポーズに入ります。右足を体に近づけます。右側に体をねじり、左手を使って右足をできるだけ引き寄せます。次に、右腕を右足首後ろに滑らせ、足をひじに引っ掛けます。足の位置が定まったら、左腕を前に伸ばし、上から後ろに回して両手の指を絡ませます。

3. 形が定まったら胸郭の右側を前に押し、できるだけねじりを少なくします。右足を後ろに押し、心地よく体の中で押し合う力を働かせます。息を吸うたびに、右側を前に向かって収縮させましょう。同時に右足を後ろに押し、後屈を深めます。ポーズを保ち、5回長くスムーズに呼吸をします。ポーズから出て、反対側でも練習しましょう。

片脚をかけたハトのポーズ

強度を下げる
リストラティブヨガの前屈
(p.296)

注意
背中に違和感があれば、専門家にアドバイスを求めましょう。

☆ ラクダのポーズのフロー

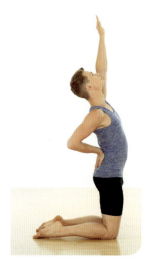

均等でよく伸びた後屈の鍵となるのは、後ろに反るときに胸骨をしっかりと持ち上げることです。また、おへそを背骨に軽く引き寄せる感覚を持つことも大切です。これによって背中の圧迫が減り、違和感がなくなります。そして、呼吸を胸に入れると胸郭の後屈が深まります。

1. 足を腰幅にして、膝立ちになります。右手のひらを仙骨（ウエストと尾骨の間にある平らな骨の板）に置き、軽く下に押します。同時に、仙骨で手のひらを少し押し返します。これは、このシークエンスの間常に意識します。息を吸い、左腕を前から真上に上げ、胸を高く持ち上げます。背骨の延長で腕が伸びているとイメージし、背が高く持ち上がるようにしましょう。

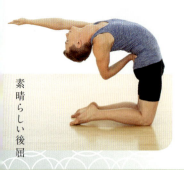

素晴らしい後屈

2. 胸郭を腰から離して持ち上げたまま、息を吐き左腕を後ろに下げ後屈の姿勢に入ります。大腿骨を前に押し出し、床と垂直になるようにします。息を吸って胸の中心を持ち上げ、左腕を真上に戻します。次に息を吐き、左腕を前から下ろして左右の手を変え、左手のひらを仙骨に置きます。息を吸い、右腕を前から上へ上げ、息を吐いて後ろに伸ばし、後屈の姿勢に入ります。腰を前に押し出しましょう。息を吸い、できるだけ体が左右前後で対称になるようにし、次に息を吐いて右手のひらを仙骨に置きます。以上を5回以上繰り返します。徐々に、深めていきましょう。

準備ポーズ
月礼拝(p.80)

次に進んで
弓なりの半月のポーズ(p.120)

バランスをとる
ハッピーベイビーのポーズ
(p.158)

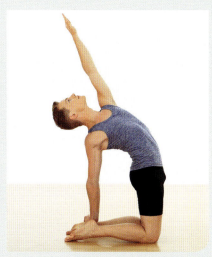 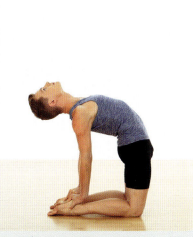

3. ここでねじりを加えてましょう。左腕を上げたら右下を見て、後屈しながら右手の指先を左かかとにつけます。足の指を立てるか、あるいは難易度を上げたければ立てずにかかとの甲を床につけます。左腕によって、背骨がさらに高く持ち上がります。そのまま保って数回呼吸をし、息を吸って元に戻り反対側でも練習します。

4. 両手をかかとに置き、ラクダのポーズに入ります。常に胸の中心を持ち上げることを意識し、腿の前を押し出して、おへそは引き入れます。肩を後ろに回転させ、首に違和感がないことを確認します。胸に向かって顎を軽く引き、斜め上を見ましょう。

ラクダのポーズのフロー

強度を下げる
リストラティブヨガのねじりのポーズ(p.292)

注意
違和感が生じる段階まで練習するのはやめましょう。頭を後ろに完全に下げてしまわず、長いカーブを保ちましょう。

３つの橋のポーズ

☆
☆
☆

橋のポーズを、3つの方法で行います。力強い後屈のポーズですが、パンケーキ作りに似ています。1枚目のパンケーキは、一番よいできにはなりません。同様に最初の後屈では、ぎこちなさが感じられます。体が開いて準備ができ、2番目の後屈はもう少しよくなります。そして3番目では、とても心地よく感じるようになります。

1. すわって、足を腰幅に開き膝を立てます。足の第2指がまっすぐ前を向くようにしましょう。上体を丸めながら下げ、床に下ろします。両足を後ろに歩かせ、おしりの前にくるようにします。両腕を床に下ろし、手のひらを下にして腰より少し外側で床につけます。腰を上げ、橋の形を作りましょう。体を右に傾けて左肩に重さがかからないようにし、左肩を引き入れます。次に左側に傾き、右肩を引き入れます。肩甲骨の間にくぼみができるようにしましょう。脚の筋肉を働かせておしりの高さを保ち、胸骨を顎に近づけます。5回から10回ゆっくり呼吸します。ポーズから出て休み、あと2回繰り返すか、あるいはステップ2に移りましょう。

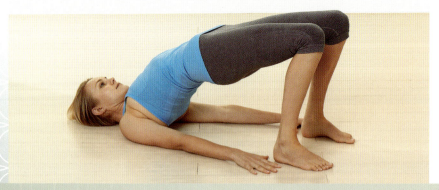

準備ポーズ
肩を緩めるコブラのポーズ (p.230)

次に進んで
片脚を上げた上向きの弓のポーズ (p.248)

バランスをとる
合せきのポーズ (p.154)

素晴らしい後屈

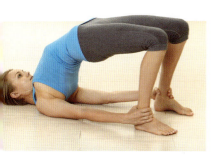 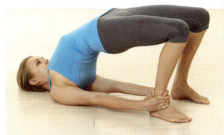

2. 膝を胸に向かって近づけ、左右それぞれの手で足首の前側を握り、足をおしりに近づけます。手で足をつかんだまま、もう1度おしりを持ち上げましょう。上体を上げたら、左右それぞれに傾いて肩を下に引き入れます。足首を引っ張るようにして、おしりをさらに高く上げます。胸骨を顎に向かって持ち上げましょう。そのまま保って、5回から10回ゆっくりと呼吸したら、ポーズから出て休みます。足首を握ったままあと2回以上繰り返すか、あるいはステップ3に進みましょう。

3. もう1度おしりを持ち上げます。右に傾いて左肩を床から上げ、左肩をさらに引き入れて左手を伸ばし、右足首を握ります。左肩を床に下ろしましょう。足首を握った両手をてこのように使い、胸とおしりをさらに持ち上げます。胸郭の右側が下がりがちになるので意識して持ち上げ、上体の左右をできるだけ対称にします。背中では、肩甲骨を引き寄せ続けます。腿の筋肉を強く働かせ、おしりを持ち上げ続けます。5回から10回呼吸し、上体を下げます。休んだら、次は両手で右足を握って行います。

3つの橋のポーズ

強度を下げる
らせんの牛のポーズ (p.222)

注意
首に問題がある、あるいは首のカーブが少ない場合は、肩幅より広くなるように4つ折りにしたブランケットを肩と上背部の下に置き、肩が持ち上がって床にある首と頭が一段低くなるようにしましょう。

片脚を上げた上向きの弓のポーズ

このポーズには肩の筋力が必要ですが、難しいと感じるヨギーもいれば、時間をかけて柔軟性を養う必要があると感じるヨギーもいると思います。片脚を上げることで、難易度が上がります。他の後屈ポーズ同様、ねじり、体側のストレッチ、肩を緩める動き、前屈や背中の強化で体の準備をしてから行いましょう。

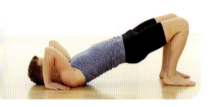

1. 仰向けになり、膝を曲げて足を腰幅にして床につけます。耳の横で指を肩に向け、手のひらを床につけます。おしりを持ち上げ、肩から離すようにして上に上げます。

2. 息を吸い、その流れに乗って手のひらを床に押しつけ体を上げます。かかとが持ち上がるかもしれませんが、おしりを高く保ち、かかとは床に下ろします。可能ならかかとを手に向かって歩かせ、体全体がさらに丸くなるようにします。できるだけひじを伸ばし、胸をおしりから離して前に動かします。上下逆になると呼吸することを忘れてしまいがちなので、安定して規則正しく呼吸をするよう気をつけましょう。足の指が外を向いてしまったら、左右の親指を近づけ、第2指が前を向くように足の位置を整えます。5回以上呼吸をしたら、顎を引き、ひじを曲げて、コントロールしながら体を下げます。休んでから、あともう2回繰り返しましょう。回を追うと疲労はしますが、関節が滑りやすくなり簡単に感じるようになるはずです。

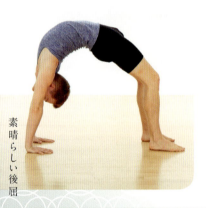

素晴らしい後屈

準備ポーズ
太陽礼拝A(p.76)、首を緩める賢者のねじりのポーズ(p.176)、合掌のピラミッドのポーズ(p.140)

次に進んで
ドロップバック(p.250)

バランスをとる
3段階の横たわったねじりのポーズ(p.170)

3. 3回目を終え、準備ができたと感じたら、片脚を上げます。まず、左脚を2.5cm外側に向けます。左膝も同様に、少し動かします。左おしりを硬くし、体重をかける準備をします。腹筋を働かせ、右膝を曲げて右足を床から持ち上げます。右膝をしっかり曲げたまま、右腿をおなかに向けて持ち上げます。右脚を、柔軟性に従ってできるだけ真上にまっすぐ伸ばしましょう。まず足の指をまっすぐ伸ばし、次に反らして、足の指の付け根が体の中でもっとも上になるようにします。そのまま保って5回呼吸をし、ポーズから出ます。まず右膝を曲げ、コントロールしながら脚を下げます。落ち着いたら右脚と膝を2.5cm外に向け、今度は左脚を持ち上げましょう。

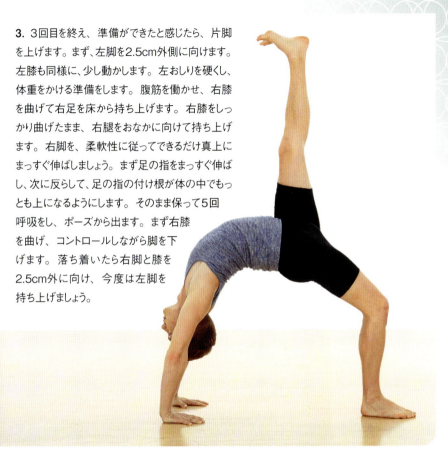

片脚を挙げた上向きの弓のポーズ

強度を下げる
ハッピーベイビーのポーズ・陰スタイル(p.318)

注意
十分なウォームアップの後に行います。妊娠後期は、このポーズの練習はやめましょう。高血圧、狭心症の場合は、注意して行います。椎間板ヘルニア、消化性潰瘍、関節炎、あるいは背中に何か問題のある場合は、専門家にアドバイスを求めましょう。

ドロップバック

ドロップバックから入る上向きの弓のポーズほど、刺激的なポーズはありません。壁を使ってそれができるなんて、とても素晴らしいことです。そしてそのうちに、壁の助けがなくてもできるようになります。心も体も満たされ、楽しんでください。

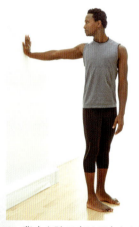

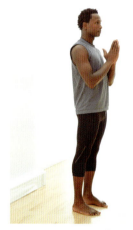

1. 背中を壁に向けて立ちます。腕を伸ばして片手のひらを壁につけ、適切な位置を決めましょう。

2. 前を向き、足を腰幅に開いて両足の第2指を前に向けます。このシークエンスでは、腿をしっかり働かせることが大切です。腿前部の筋肉を引き締め、膝頭を持ち上げましょう。足、特にかかとをしっかりと床に根付かせます。シークエンスの間ずっと、かかとがしっかりと床に根付いているように意識し続けます。

準備ポーズ
太陽礼拝A(p.76)、
片脚を挙げた上向きの
弓のポーズ(p.248)

次に進んで
片脚をかけたハトのポーズ
(p.242)

バランスをとる
横たわったワシのねじりポーズ
(p.226)

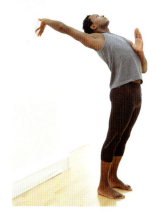

3. 手のひらを胸の前で合わせ、息を吸って親指に向かって胸骨を持ち上げます。息を吐き、そのまま胸骨を持ち上げ続けます。もう1度息を吸いながら、どちらか一方の腕を頭上に上げ、息を吐きながら手を壁につけます。腰を丸めるのではなく、上背部を「上に、遠くに」と意識し、胸が平らにならないよう気をつけます。両脚を強く保ち、この段階ではまだ腿を働かせて脚は伸びています。

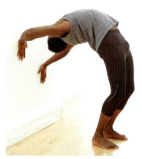

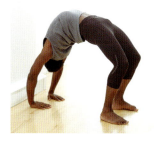

5. 手が下まで下りたら、手のひらを床につけて上向きの弓のポーズ（p.248参照）に入ります。足をできるだけ手に近づけ、体全体でなだらかで高いアーチを作ります。できるだけ丸い形にし、腰椎に過度の負担がかかったり、かかとが上がったりしないよう気をつけましょう。手のひらを床に押しつけ、腕をまっすぐにします。足を腰幅に保ち、足の第2指が前を向くよう気をつけます。ポーズから出るには顎を引き入れ、体を下げて床につけ、休みます。あと2回繰り返しましょう。できれば、ステップ3で両腕を同時に上から後ろに回します。徐々に、壁なしで行えるように練習しましょう。

4. もう片方の手も上から後ろに伸ばして壁につき、次に両手を壁の上で下に向かって歩かせます。膝を曲げ、必要なら少し足を壁から少し離します。

ドロップバック

強度を下げる
ねじって三肢の背面を伸ばすポーズ（p.162）。ねじり、体側を緩め、前屈を行う。

注意
後屈のポーズの練習をし、体幹を鍛え、肩を緩めて、十分に準備してから行いましょう。妊娠中、あるいは高血圧、狭心症の場合は、このポーズはやめましょう。椎間板ヘルニア、消化性潰瘍、関節炎、あるいは背中に何か問題がある場合は、専門家にアドバイスを求めましょう。

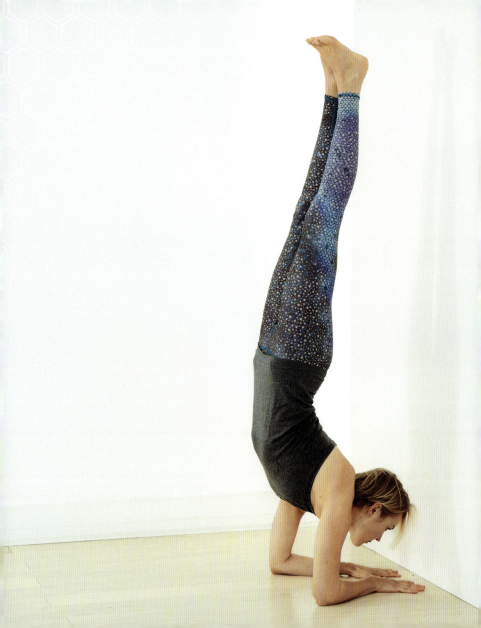

13. 逆転のポーズ

　物事を違った角度から見ることは、有益です。逆転のポーズにはまさに、この効果があります。新しいヨーガのポーズを探索することは楽しく、体で新しい形を作れば、やるべきことや締め切りで頭がいっぱいの人も、気楽な人へと変わるかもしれません。

　肩と腕でしっかりと体重を支えるためには、自信と筋力が必要です。それを養うには、単に肉体を準備するだけでなく、バランスが必要です。筋肉が調整され、柔軟性が養われれば、心臓のポンプの働きもよくなります。ヨーガの逆転のポーズではバランス力が養われ、体幹が鍛えられ、さらに外側だけでなく内側にも目が向けられます。

　逆転のポーズは、消化系にとって恵みです。少しの間腹部器官が浮き上がり、排泄器官は楽になります。胸焼けのときに逆転のポーズをしたいとは思わないかもしれませんが、逆転のポーズはアグニ（消化のための火のエネルギー）を肝臓、胆嚢、胃に戻し、消化を促すと考えられています。重力と筋肉の動きに頼るところの多いリンパの循環を助け、それによって免疫システムも助けられます。下向きの木のポーズや頭立ちのポーズなどは体のシステムを「熱くし」、エネルギーを与えると考えられています。また肩立ちのポーズやその関連ポーズは冷やすポーズと考えられ、神経系を穏やかにします。

　ヨーガでは昔から、逆転のポーズはアンチエイジングによいと考えられてきました。年齢より若く見えるヨーガの実践者は多くいます。少なくとも逆転ポーズは、新鮮な酸素と栄養を運ぶ血液をたっぷり顔に運んでくれます。つまり、頬が赤みを帯びて明るくなることは約束できます。

　次のページの「気をつけましょう」をしっかり読んでください。何か疑問があったら、経験を積んだヨーガ指導者に助けを求めましょう。最初は、体重をすべてかけるポーズは難しいかもしれません。ですが、頭が心臓より下にくるポーズの中にできるものはたくさんあります。下向きの犬のポーズにはいろいろなバリエーションがありますし、様々な立位の前屈を楽しむこともできます。

気をつけましょう

頭立ちのポーズは、すべてのポーズの「父」と、肩立ちのポーズは「母」と言われています。これらのポーズは歴史的にハタヨーガの練習で重要な位置を占めていますが、現代生活においてはこれらのポーズやその関連ポーズは必ずしも適切でないこともあります。現代生活では、このポーズにもすわった姿勢からアプローチしなくてはいけません。生活の大半を直立状態で動いているので、頭と首で体重を支えるためにゆっくり、注意しながら筋力をつける必要があります。

肩立ちと頭立ちのポーズは、あらゆる種類の練習を行い、しっかりと体のウォームアップができてから行いましょう。

このページの写真のようなシンプルなものから始め、最初のうちは保持するのも数回の呼吸の間にとどめます。もう1度練習するまでに24時間あければ体からのフィードバックがあります。頑強で、しっかり準備のできた体だと思っていても、自分のエゴに任せてはいけません。逆転のポーズのうち、今はまだ自分に適切ではないものもあるかもしれません。様々なプロップス（補助用具）やポーズの微調整により、練習の見た目をよくすることも可能ですが、それでも完全にこれらのポーズが適切であることにはなりません。そういう場合は、経験のある指導者のもとで行いましょう。

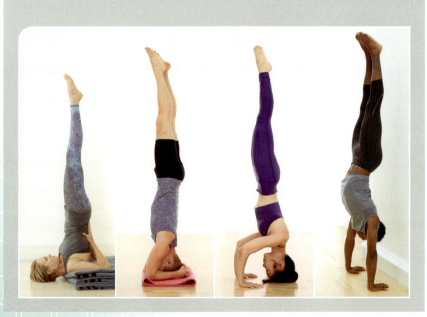

逆転のポーズ

逆転するべきか、しないべきか

上背部の調子が悪い、首に損傷や痛みがある、あるいはその既往歴がある、肩に痛みがある、肩が弱い、極端に硬い、あるいはバランスが悪いときには、逆転のポーズはやめましょう。椎間板ヘルニア、あるいは背中に炎症のある場合は、まず専門家にアドバイスを求めましょう。心臓に重要な問題がある、高血圧、緑内障、網膜剥離、内耳炎、ひどい鼻炎のある場合は、逆転のポーズは避けましょう。頭痛のときは、練習するのをやめましょう。骨粗鬆症の場合は、アドバイスを求めましょう。経験のある指導者のもと、逆転のポーズに対して備えましょう。

生理中は、逆転のポーズを行うことは勧められません。自然な流れの方向に逆らえば、体の排泄プロセスを遅らせることにもなりかねません。妊娠中は、それまで定期的に練習を行っていた場合は27週目目まで頭立ちと肩立ちのポーズを行うことができます。35週目目以降は、絶対に行ってはいけません。ですが多くの女性は妊娠すると、逆転のポーズをしたいとは思わなくなるようです。ですから、妊娠期間中はこれらの華麗なポーズを自由にやめてください。妊娠中もどうしても続けたい場合は、十分にコントロールした上で揺れることなく脚を持ち上げることができなくてはなりません。頭立ちのポーズや3点頭立は壁のそばで行い、倒れる心配のないことを確認します。

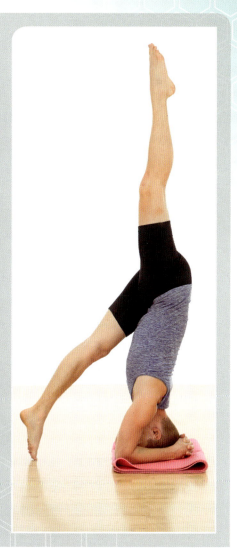

気をつけましょう・逆転するべきか、しないべきか

壁を使った肩立ちのポーズ

肩立ちとはどんなものなのかを、安全に知るための優れた練習です。初心者、体重の重い人、あるいは腹筋の弱い人に最適です。このようにしっかりとコントロールされた方法で体を上げることで、35週目までの妊婦であっても行うことができます。

1. ブランケットを3枚用意し、横80cm、縦50cm、厚さ10cmに折ります。ブランケットを重ね、壁に平行にして置きます。壁から25cm離して、あるいは背の高い人であればもう少し離して置きます。横向きで壁のそばにすわり、左のおしりと肩を壁につけます。片側のおしりはブランケットの上に、もう片側のおしりは浮いています。両手に体重をかけて体を後ろに傾け、壁の上に脚を持ち上げながら、すわっている位置を回します。

2. 背中を下ろし、両足を壁に上げます。ブランケット上で、姿勢をもう1度確認しましょう。おしりが壁についている必要はありません。重要なのは頭が低くなり、肩がそれより高いところにあることです。肩はブランケットの端から5cmのところにあります。必要なら片側に体を回してポーズから出て、ブランケットの位置を調整します。位置が決まったら前を見て、かかと、恥骨、喉の中心がすべて同じ直線上にあることを確かめましょう。このポーズはブランケットの有無にかかわらず、ヴィパリータ・カラニと呼ばれます。魔法のような疲労回復の効果があり、10分から20分この姿勢で休むだけで十分な回復になります。

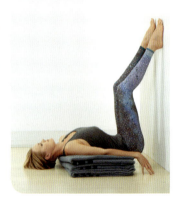

逆転のポーズ

準備ポーズ
座位の首のストレッチ(p.134)

次に進んで
肩立ちのポーズ(p.258)

バランスをとる
合せきのポーズ(p.154)

3. 壁を使った肩立ちのポーズを続けるには、壁上で足を下に滑らせ、膝を直角に曲げます。足を壁に押しつけ、おしりを持ち上げます。十分注意しながら行い、首が伸ばされて突っ張ったような感じがないか首の様子を確認します。心地よく感じられていなければなりません。手のひらを腰に当てましょう。

4. 壁上で足を上に歩かせ、脚をまっすぐ伸ばします。手首にもう少し体重をかけ、片足を壁から離し、次にもう片方の足を壁から離し、両脚をまっすぐ上に伸ばします。これで、肩立ちのポーズができました。

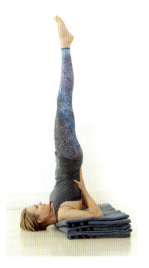

5. 首に違和感がないことを、確認します。脚を真上に上げると首が曲がって心地よくないと感じるなら、股関節で曲げて両足を前に、腰を後ろにします。30秒姿勢を保つところから始め、定期的な練習を数週間から数か月繰り返し、徐々にポーズを5分保つことができるようにしていきましょう。

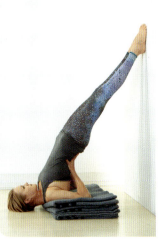

壁を使った肩立ちのポーズ

強度を下げる
リストラティブヨガのねじりのポーズ(p.292)

注意
生理中、あるいは妊娠35週目以降は、肩立ちの練習はしないほうがよいでしょう。首や肩に問題があるなら、個人にあったアドバイスを求めましょう。逆転のポーズの注意点については、254ページを参照してください。

257

☆
☆
☆

肩立ちのポーズ

壁を使った肩立ちのポーズ (p.256参照) では、ブランケットを使うことで体重を支えるときに首が曲がり過ぎないようにしています。練習を数週間から数か月続けるうちに、ブランケットを1枚ずつはずすことができるようになります。肩立ちのポーズの練習を定期的に続け、練習の前後に首に違和感がなく、心地よく感じるようになれば、ブランケットをすべて取り除きましょう。

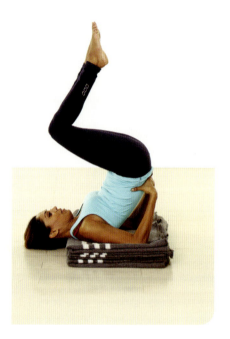

1. ブランケットを重ね、肩を載せます。頭は肩より下になり、ブランケットの端から8cmのところに肩がきます。膝を曲げ、両手のひらを腰の脇につけます。手のひらを押しつけ、腹筋を収縮させて両脚、おしりを持ち上げます。膝を曲げ、背骨を丸めながら上げていき、膝を頭上に持ってきます。両手を仙骨に持ってきましょう。真上を見つめ、何度か呼吸をして、この姿勢に慣れましょう。首に違和感のないことを確認します。もし違和感があれば、ポーズから出ましょう。大丈夫であれば、このまま続けます。

2. 頭は傾けず、右側に少しだけ傾いて左肩をわずかに緩めます。左肩を後ろに回し、左肩を心地よく左側に引き入れます。次に体重を少し左側に移し、右肩を引き入れ、もう1度体

逆転のポーズ

準備ポーズ
壁を使った肩立ちのポーズ
(p.256)

次に進んで
鋤のポーズ(p.208)

バランスをとる
逆転後に首を緩めるポーズ
(p.262)

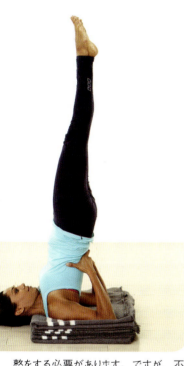

を中央に戻します。肩甲骨の間にはくぼみがあります。両ひじを近づけましょう。これで上体が、もう少し持ち上がります。徐々に左右の上腕骨が平行に、両手は仙骨から下がって背中の真ん中辺りを支えられるようになります。

3. 肩立ちのポーズの練習に体が慣れてくるまでは、股関節を曲げて両脚を直角に曲げ、両手に体重の多くをかけます。これが、安全な姿勢です。基盤がしっかりし、心地よく感じられるようになれば、脚をもっと高く上げて、体にもっとも適切な角度を見つけられるようになります。胸を顎に近づけ、上体前面をさらに持ち上げて脚を高く上げ、全体がさらに床と垂直になるようにします。どのような姿勢であっても、肩立ちからは大きな効果が得られます。ですからエゴは忘れ、もっとも自分に適切な姿勢を選びましょう。まず30秒間姿勢を保つところから始め、定期的に練習して5分間保てるようにしていきましょう。その5分間の間には、体を持ち上げ、左右対称に保つために微調整をする必要があります。ですが、不必要なまでに調整しないようにします。呼吸をしながら、安定して長くまっすぐに脚を持ち上げることに集中します。ポーズから出たら、肩立ちのポーズのカウンターポーズ（262ページの逆転後に首を緩めるポーズを参照）を練習します。

強度を下げる
半蓮華座の背面を伸ばすポーズ
(p.160)

注意
生理中、あるいは妊娠35週目以降は、肩立ちのポーズの練習はしないほうがよいでしょう。首や肩に問題がある場合は、個人にあったアドバイスを求めましょう。逆転のポーズの注意点については、254ページを参照してください。

鋤のポーズ、半蓮華座の鋤のポーズ、足を片側に寄せた鋤のポーズ

肩立ちのポーズから行う、様々なおもしろいバリエーションをいくつかここで紹介します。

鋤のポーズ

肩立ちのポーズから始め、股関節から倒して両脚を頭の向こう側に下ろします。柔軟に前屈ができる場合は、足の指を立てて足を床につけることができるかもしれません。足が床につかない場合は、手のひらで背中を支えたまま膝を曲げ、足は浮かせます。この姿勢の場合、背骨は緩やかに丸くなり、リラックスできます。足が床につく場合は背骨をもう少し高く床と垂直気味に持ち上げ、肩の真上におしりがくるようにします。手の指を組み、床の上で両腕を後ろに伸ばします。腕と肩で作った三角形で体が支えられ、そこから上体が持ち上がっています。このポーズを練習するには、初めはブランケットを3枚利用しましょう。練習を積み、首がポーズに馴染んでくれば、徐々にブランケットなしで行うことができるようになります。

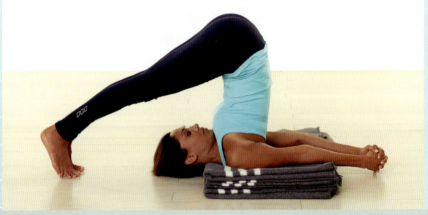

準備ポーズ
肩立ちのポーズ(p.258)

次に進んで
頭立ちのポーズ(p.268)

バランスをとる
逆転後に首を緩めるポーズ(p.262)

半蓮華座の鋤のポーズ

肩立ちのポーズで両脚を垂直に上げた状態で、左腿を外側に回転させて左脚を外に開きます。次に左脚の膝を曲げ、足を右腿の前に持ってきます。片手で腰を支え、もう片方の手を使って左足のかかとを右の鼠頸部に収めます。あるいは、腿の上で、できるだけ鼠頸部に近いところに置きます。足の位置が決まったら、右脚を頭の向こう側に下ろし、できれば右足指を床につけます。左膝に違和感のないことを確認しましょう。腕を床に伸ばして、手を組みます。1分以内姿勢を保ち、次に肩立ちのポーズに戻ってから反対側で練習します。

足を片側に寄せた鋤のポーズ

このポーズでは、前屈が深まります。鋤のポーズをブランケットなしでできるようになってから、取り組みましょう。鋤のポーズで足の指を立て、両手で背中を支えます。両足を左側に歩かせます。首に違和感のないことを確認します。ゆっくりと膝を床の上、左耳脇に向かって下ろし、足の甲を床の上で休めます。両腕を床に伸ばし、両手を組んで腕を下に押しつけ、さらに上体を持ち上げます。5回から10回呼吸をしたら、反対側でも練習します。

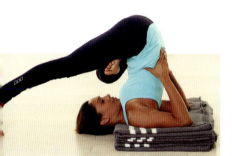

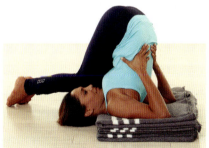

強度を下げる
3段階の横たわったねじりのポーズ(p.170)

注意
生理中、あるいは妊娠35週目以降は、肩立ちのポーズのバリエーションの練習はしないことを勧めます。首や肩に問題がある場合は、個人にあったアドバイスを求めましょう。逆転のポーズの注意点については、254ページを参照してください。

逆転後に首を緩めるポーズ

このシークエンスは、とても貴重です。肩立ちのポーズや鋤のポーズの練習で強く曲げた首、そして頭立ちのポーズやそのバリエーションの練習で体重のかかった首を傷めず、安全に保つことができます。

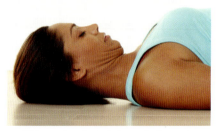 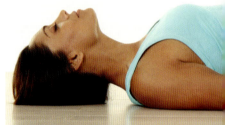

1. 逆転のポーズから出たら、仰向けになり、膝を曲げます。ブランケットを使っていた場合は、ブランケットをはずして頭と首を同じ高さにします。首を左右どちらかにねじることなく、まず前後に首を緩めます。顎を喉に向かって引き、首が床の上で平らになるようにします。頭を肩から離すように滑らせ、それによって首が長くなることを感じましょう。そのまま保ち、2回呼吸をします。

2. 次に、頸椎をアーチ状にして頭蓋骨の基部を肩に向かってわずかに滑らせます。そのまま保ち、2回呼吸をしましょう。首の曲げ伸ばしの動きを、数回繰り返します。

3. 魚のポーズは、肩立ちのポーズの後に行うポーズとして最適です。脚をまっすぐ伸ばします。片手ずつ順に、手のひらを下にしておしりの下に滑らせます。顎を胸に向かって引き、胸から持ち上げ、前腕で上体を支えます。この段階では、前を見ています。次に顎を持ち上げて体を後ろに反らし、頭頂部を床に向けていきます。ひじに角度がつき、頭頂部がわずかに床につきます。体重はほぼ前腕と下半身にかかっていることを確認しましょう。そのまま保ち、5回から10回呼吸します。ポーズから出るにはまず、頭が床についていない状態までわずかに頭を持ち上げ、上体を下げて仰向けになります。両膝をおなかで抱え、数回首の曲げ(ステップ1)伸ばし(ステップ2)をします。

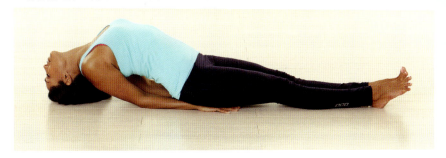

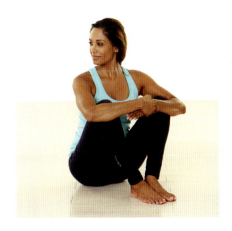

4. 首を緩めたら、左右どちらかに丸くなって首も一緒に体を傾けます。ここでも、首をねじらないよう気をつけます。起き上がってすわったら、頭を左右に動かします。この後に半蓮華座の背面を伸ばすポーズ(p.160参照)を行うのが、私のお気に入りです。

逆転後に首を緩めるポーズ

支えのある頭立ちのポーズ

このポーズはウサギのポーズとも呼ばれ、頭にかかる体重をうまく制限できるとてもよいポーズです。頸椎で体重を支えるよい練習になり、中年期以降の骨粗鬆症に対する保険の役目も果たします。また、肩の位置で体を持ち上げる正しい動きの練習になり、頭立ちのポーズのためのよい準備練習になります。

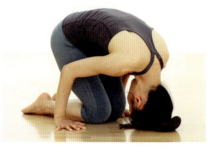 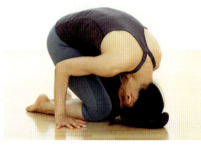

1. 正座になり、上体を前に倒して子供のポーズ (p.288) に入ります。両手を肩幅に開いて床に下ろし、額と指がほぼ同一線上にくるようにします。おしりを持ち上げ、赤ちゃんの頭の上にある柔らかい部分、大泉門を床につけるつもりで、床についている場所を額から頭頂部に滑らせます。首の骨が垂直に上がるよう試みましょう。そうならなければ、もう1度戻って額を床につけ、額を膝に近づけてからポーズに戻ります。

2. ここで、肩の正しい位置を練習します。肩甲骨をウエストに向かって動かして肩先を耳から離し、肩を水平にします。両腕の上腕骨を平行にし、ひじをまっすぐ後ろに向けます。これで、頭にかかる体重をうまくコントロールできます。体重の2割くらいをかけることを目標としますが、2割もかけないつもりでやってみましょう。背中を高く持ち上げ、丸くします。3回から10回呼吸をした後、子供のポーズで休むか、あるいは、休まなくても大丈夫であればそのまま次のステップに進みます。

準備ポーズ	次に進んで	バランスをとる
座位の首のストレッチ(p.134)	頭立ちのポーズ(p.268)	逆転後に首を緩めるポーズ(p.262)のステップ1とステップ2

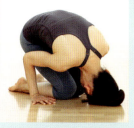 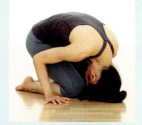 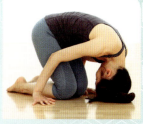

3. 手のひらを床に押しつけて肩を耳から離して持ち上げたまま、額を下げるようにして2cmほど動かします。次に、頭頂部を中心に円を描きます。ゆっくりと円を描きながら、それに合わせておしりを前後左右に円を描くように動かします。頭のマッサージを楽しみましょう。何周か回ったら、次は反対の向きに回ります。3周回ったら子供のポーズに入るか、あるいは大丈夫であれば完全なポーズへと進みます。

4. 体重を頭頂部に戻し、後ろで手を組みます。腕を真上に、あるいはさらに前に上げ、腕を持ち上げることで頭にかかる力を少し軽くします。そのまま保って10回呼吸し、床の上で手のひらの位置を整えて子供のポーズに入り、1分間休みます。準備ができたら背骨を丸めながら休を起こし、頭を最後に上げてすわります。

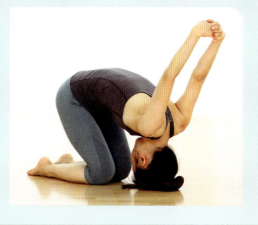

支えのある頭立ちのポーズ

強度を下げる
リストラティブヨガのねじりのポーズ(p.292)

注意
逆転のポーズの注意点については、254ページを参照してください。

いすを使った頭立ちのポーズ

この練習では頭に体重をかけず、なおかつ完全な頭立ちのポーズの持つ要素や効果の多くが含まれます。この練習で上下逆の状態で安定して呼吸を行うことに慣れましょう。最初のうちはポーズを保って数回呼吸するだけにし、肩に違和感のないことを確かめましょう。

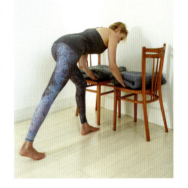

1. 安定したいすを2脚、同じものを用意し、壁のそばに向かい合わせに置きます。いすのシートを15cm離して置き、その間に頭が入るようにします。それぞれのシートに肩を置くので、いすといすの間が広くなりすぎないようにします。同じブランケットを2枚用意し、高さ10cmほどに折ります。2枚がまったく同じ高さになるよう気をつけ、これを肩を置く土台に使います。ブランケットの下に左右の手をそれぞれ滑らせ、手のひらをいすのシートに置きます。手首はいすのシートの手前の縁にきます。

2. 2脚のいすの間に、頭を入れます。肩をそれぞれ、いすの幅の半分くらいのところ（手首より奥）に置きます。脚を後ろに下げ、肩先全体をブランケットにつけます。つま先立ちになり、足をいすに向かって歩かせます。それ以上は膝を曲げないと進めなくなる位置に来たら、そこで脚を蹴り上げます。片脚を、できるだけ高く上げましょう。

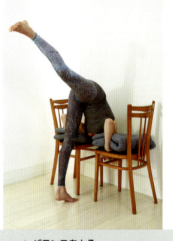

準備ポーズ
支えのある頭立ちのポーズ
(p.264)

次に進んで
頭立ちのポーズ(p.268)

バランスをとる
ねじって三肢の背面を伸ばすポーズ(p.162)

3. もう片方の膝を曲げ、蹴り上げて脚を揃えます（あるいは、慣れてきたら両脚を軽く浮かせて持ち上げます）。両足のかかとを壁につけます。徐々に、壁に足をつけなくてもできるようになります。脚を持ち上げたら、できるだけ左右対称にします。誰かに後ろについてもらい、姿勢を確認してもらいましょう。長く安定した呼吸を行います。逆転のポーズから出てしまうのは多くの場合身体的にポーズを保つことが難しくなったからではなく、呼吸をするのを忘れるためです。足を壁から離し、バランスをとる練習をしましょう。ポーズを保って3回呼吸するところから始め、定期的に練習して徐々に1分間保つことができるようにします。

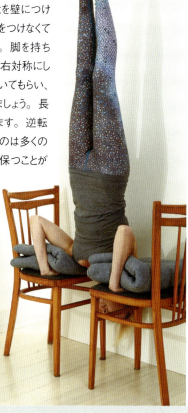

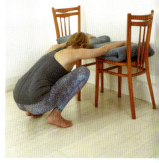

4. 足の指を前に出した状態で片脚を下ろし、足をそっと床に下ろします。両足を床に下ろしたら後ろに足を出し、頭をいすから離します。しゃがむか、あるいは正座をして1分間保ち、それから立ち上がります。

いすを使った頭立ちのポーズ

強度を下げる
リストラティブヨガの前屈
（p.296）

注意
逆転のポーズの注意点については、254ページを参照してください。

267

頭立ちのポーズ

すべてのポーズの王とも言われる頭立ちのポーズは神経系を静め、日常に新鮮な空気を送り込みます。下の「注意」を読み、このポーズを行うことが可能かどうか確認してください。最初は壁を使い、十分な練習を積んでから壁なしで行いましょう。

1. ヨガマットを折って大きな長方形を作り、壁のそばに置きます。マットの前に膝立ちになり、ひじを肩幅に開いてマットに載せ両手を組みます。両手が壁から20cmほど離れたところにくるようにしましょう。手の小指側が床につき、手首が床と垂直に持ち上がっていることを確認します。手首の下側を床に押しつけ、手首が外側、あるいは内側に倒れないようにします。両手の間に、後頭部を入れます。床についているのは頭頂部であり、額ではありません。膝を床につけたまま、肩を床から離すようにして持ち上げる練習をしましょう。前腕で均等に床を押し、支えとなる三角形を意識します。肩を持ち上げ、首ができるだけ縮まらないようにします。この動きができるようになったら、おしりを持ち上げ脚をまっすぐに伸ばします。おしりを上げたときに肩が崩れ落ちるようであれば、あるいは首の自然なカーブが保たれないようであれば、おしりを上げるのをやめ、もう少し柔軟性と筋力を養ってからにします。

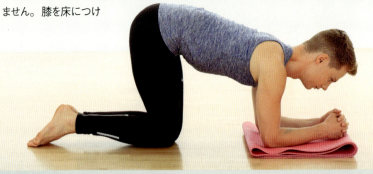

逆転のポーズ

準備ポーズ
座位の首のストレッチ (p.134)、支えのある頭立ちのポーズ (p.264)、いすを使った頭立ちのポーズ (p.266) などでまず、バランスの練習をしてから行いましょう。

次に進んで
三点頭立から飛ぶカラスのポーズ (p.278)

バランスをとる
逆転後に首を緩めるポーズ (p.262) のステップ1とステップ2

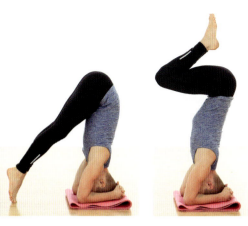

2. つま先立ちになり、足を歩かせて上体に近づけます。足が前に進まなくなる位置が、足を上げる位置となります。肩とおしりを耳と一直線上に重ね、前腕を下に押し続け、肩を持ち上げます。腹筋を硬くしましょう。

3. 膝を曲げ、両足を床から離します。膝をおなかに引き寄せます。体重の7割は腕に、3割は頭にかけ、ポーズを安定させます。

4. 安定すれば、足を上まで持ち上げます。膝を上げて「股関節で脚を開き」ます。かかとはおしりの近くにきます。

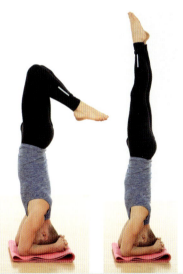

5. 次に、両脚をまっすぐ伸ばします。30秒保つところから始めましょう。長く保つ前に、姿勢の確認のため資格のある指導者にアドバイスを求めましょう。脚を持ち上げたら、股関節が前を向いていることを確認します。肩を耳から離すことを意識し、頭に体重がかかり過ぎるのを防ぎます。両腕で床を押します。足を伸ばし、持ち上がっている感覚を得ます。筋力があれば、この時点で体が軽く感じられます。ポーズから出るには、持ち上げたときと逆のステップを踏みます。コントロールして膝を曲げ、股関節で脚を曲げて両足を床に軽くつけます。子供のポーズ（p.288）で、しっかり1分休みます。

強度を下げる
脚を壁にかけるポーズ（p.298）

注意
首の損傷や痛み、頭痛、肩の痛みや緊張、あるいは頸部に損傷の既往歴のある場合は、頭立ちのポーズはやめましょう。網膜剥離、緑内障など目の病気の危険がある人は、逆転のポーズはやめましょう。妊娠中は特に注意が必要であり、経験のある指導者のもとで行いましょう。

頭立ちのポーズ

頭立ちのポーズのバリエーション

頭立ちのポーズを壁なしで簡単に行うことができるようになったら、これらのバリエーションで変化を楽しみましょう。

開脚でねじる頭立ちのポーズ

頭立ちのポーズ(p.268参照)から、右脚を前に左脚を後ろに開きます。このとき左右のおしりは、左右対称に床と平行であった位置から、それぞれ脚の方向に動きます。後ろの脚がまっすぐ伸びていることを確認し、右脚と同じくらい下がるよう試みましょう。ここで、右脚を左に動かし、体をねじります。体がねじれたら、もう1度脚に意識を向けます。両腿を内側に回転させましょう。次に、両足の付け根を押し出して両脚を引き離し、足の指を体の中心に向かって広げます。そのまま1分保ち、頭立ちのポーズに戻って反対側でも練習します。

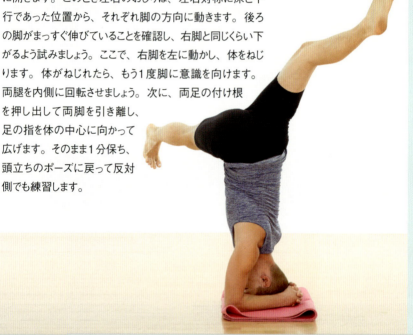

逆転のポーズ

準備ポーズ
座位の首のストレッチ (p.134) をすべて行い、腹筋強化の練習と頭立ちのポーズ (p.268)の練習をしてから行いましょう。

次に進んで
羽を立てた孔雀のポーズ(p.276)

バランスをとる
子供のポーズ(p.288)

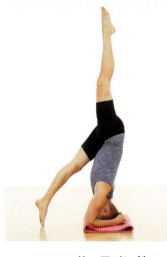

片脚の頭立ちのポーズ

頭立ちのポーズから右脚をさらに上に伸ばします。左脚を外側に回転させ、足の指を左に向けます。左脚を左側に倒し、可能なら足の指を床につけ、かかとを押し出します。肩は、床から離すように押し上げ続けます。左右の前腕を均等に床に押しつけ、頭に体重がかかり過ぎないようにします。右脚を内側に回したまま、高く伸ばします。そのまま保って5回から10回呼吸し、左脚を持ち上げてポーズが安定したら、反対側でも練習します。

ハーフベンド

このバリエーションでは、腹筋に大きく働きかけます。頭立ちのポーズから、息を吐いて床上まで両足を下げます。脚に抵抗するように、腹筋が働きます。このとき、肩の上に位置していたおしりが後ろに動くはずです。息を吸って脚を低く保ち、次に息を吐いて床と平行になるまで脚を上げます。もう1度息を吸い、次に息を吐きながら脚を再度下げます。ゆっくり行うほど、重力の力や勢いを利用することがなくなり効果的です。肩の筋力が働いて床から肩が離れていることに意識を向けながら、10回繰り返します。頭立ちのポーズでは体重のほとんどは前腕と手の縁にかかり、頭にかかっているわけではないことに注意してください。

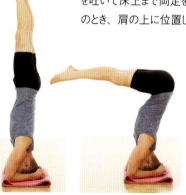

頭立ちのポーズのバリエーション

強度を下げる
逆転後に首を緩めるポーズ (p.262)、コークスクリューのねじりのポーズ (p.172)

注意
逆転のポーズの注意点については、254ページを参照してください。

☆☆ 下向きの木のポーズの準備

下向きの木のポーズの準備では、次の段階である脚の蹴り上げの準備が整っているかどうかを安全にコントロールした方法で確かめることができます。この準備ポーズは下向きの木のポーズに比べて簡単な面もありますが、壁に向かってテーブルのような形を作るためには下向きの木のポーズで必要な筋力以上の筋力が体幹や肩に必要です。やってみてください。そして、世界が上下逆になるのを楽しんでください。

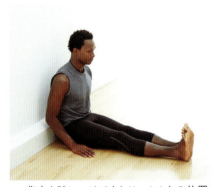 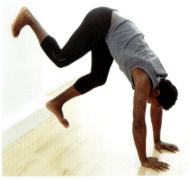

1. 背中を壁につけてすわり、かかとの位置を確認します。次に、かかとのあった位置に手の付け根を置いて四つん這いになります。両手を肩幅に開き、指を広げます。すべての指の付け根で均等に床を押し、しっかり根付いたら、さらに指の腹にも意識を向けて床を押します。これによって、手首が安全に守られます。

2. 足の指を立て、膝を持ち上げて体で逆向きのV字を作ります。通常の下向きの犬のポーズ（p.58参照）より手と足の幅が少し狭まった形です。両膝を持ち上げ、片足を壁につけます。足で壁を押し、もう片方の足を壁のもう少し高い位置に上げます。

準備ポーズ
犬のポーズから板のポーズへのフロー(p.210)

次に進んで
壁を使った下向きの木のポーズ(p.274)

バランスをとる
ねじって三肢の背面を伸ばすポーズ(p.162)

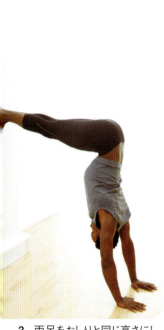
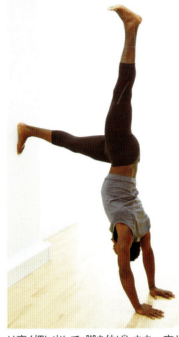

3. 両足をおしりと同じ高さにし、両脚を平行にします。手のひらで床を押しつけます。腹筋を働かせ、姿勢を保ちます。足を高く歩かせたほうが楽なので、十分な筋力がついていないときは足の位置を上げましょう。

4. 片脚を真上に上げ、上下逆になった感覚を得ましょう。足の裏をできるだけ高く押し出して、脚を伸ばします。忘れずに呼吸しましょう。脚を上げていられなくなる原因は、呼吸の欠如であることが多いのです。下向きの木のポーズの準備の形で、1分保つことができるように練習します。ポーズから出るには、壁を歩いて下り、足を床につけます。膝を曲げ、子供のポーズ（p.288参照）で両腕を体側に置き、休みます。次に体を起こしてすわり、手首を両方向に回します。

下向きの木のポーズの準備

強度を下げる	**注意**
横たわった合せきのポーズ（p.284）	手首の痛み、違和感があれば、専門家にアドバイスを求めましょう。

273

壁を使った下向きの木のポーズ

子供の頃、運動場でやったことがあるでしょう。このポーズは楽しくて、嬉しい気分になります。何にでも興味を持つ、明るい子供のような気持ちが蘇ります。この気持ちは、大人が日々やるべき仕事にも効果的です。

1. 壁の前に膝立ちになり、両手を肩幅に開いて、指先が壁から15cmくらいのところにくるようにして手を床に置きます。指を広げ、親指側を意識して押しつけて、手のひらの外側でも内側でも均一に床を押します。つま先立ちになり、膝を持ち上げ、下を向いた犬のポーズ (p.58参照) に入ります。足を手に向かって歩かせ、肩を手の付け根上に持ってきて、おしりをできるだけ高く上げます。片脚を床から離してできるだけ高く持ち上げましょう。肩をしっかりと持ち上げたまま保つことができていると感じれば、脚を蹴り上げます。肩が崩れ落ちそうな気がするなら、その日の練習はそこまででやめ、下向きの犬のポーズ、板のポーズ (p.77参照)、肩のストレッチのポーズを練習しましょう。練習を積むうちに、脚を蹴り上げるための筋力がつきます。

準備ポーズ
鋤のポーズ (p.208) での持ち上げ

次に進んで
羽を立てた孔雀のポーズ (p.276)

バランスをとる
ねじった子供のポーズ (p.315)

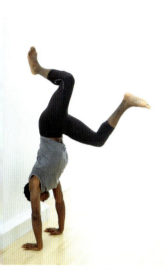 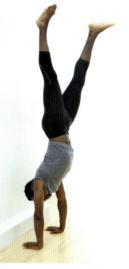 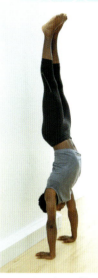

壁を使った下向きの木のポーズ

2. 脚を蹴り上げる準備ができていると感じたら、ここで両膝を曲げます。脚を持ち上げやすくするために腹筋を収縮し、備えます。下の脚を使ってしっかりと蹴り、両脚を浮かせて伸ばします。上にある脚が壁につけば、もう片方の脚をそれに続け、両足のかかとを壁につけます。引き続き腹筋を働かせましょう。練習を積むうちに片脚を、そして両脚を壁から離してバランスをとることができるようになります。1分間保ったら片脚ずつ順に下ろし、膝を曲げて床に下ろし、おしりをかかとに近づけて子供のポーズ(p.288)で休みます。体を起こしてすわり、両手を両方向に回して緩めましょう。

強度を下げる
休むハトのポーズ(p.294)

注意
手首の痛み、違和感があれば、専門家にアドバイスを求めましょう。

275

羽を立てた孔雀のポーズ

これは、様々な要素が組み合わさったとても素晴らしいポーズです。しっかり身体を支えられるくらい肩が強靭で、なおかつふわりと持ち上がるほど柔軟であれば、心地よく体を持ち上げて楽しむことができます。このポーズの前に腹筋強化の練習を一通り行えば、バランスがとりやすくなります。

1. 壁の前に膝立ちになり、ひじを床につけます。肩幅より広くならないようにしましょう。人差し指が壁から10cmくらいのところにくるようにし、まっすぐ前を向けます。左右の前腕が平行になるように位置を調整し、指を広げてしっかりと床に根付かせます。手首の内側と親指の付け根をしっかり押しましょう。こうして、左右の親指が中心に向かって滑るのを防ぎます。

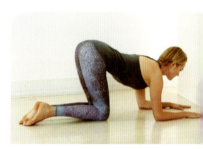

2. 足の指を立て、膝を持ち上げて逆のV字を作ります。つま先立ちになり、膝を曲げ、肩を持ち上げて頭を床から上げます。肩の筋肉を働かせ、脇の下を引き入れて、腿の前に向かって持ち上げようとすると、肩の柔軟性が養われます。ひじから肩、そしておしりまでが一直線になるように試みましょう。頭が床についている場合は、ステップ3に進む前に柔軟性を高め(p.140の合掌のピラミッドのポーズで)、筋力をつける(p.62の3本脚の犬のポーズで)必要があります。

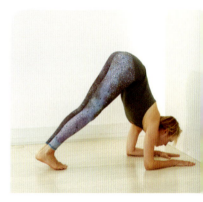

逆転のポーズ

準備ポーズ
ヨーガのロールダウン(p.204)、合掌のピラミッドのポーズ(p.140)、3本脚の犬のポーズ(p.62)

次に進んで
片脚を上げた上向きの弓のポーズ(p.248)

バランスをとる
横たわったワシのねじりのポーズ(p.226)

3. 足をひじに向かって少し歩かせます。次に肩を床から離して持ち上げ、ひじから肩、おしりまでを一直線にして姿勢を再度確認します。もう1度、これ以上歩けないところまで足を前に歩かせます。この位置で、脚を蹴り上げます。片脚を持ち上げ、両膝を曲げ、蹴り上げて両膝を伸ばします。しっかり蹴

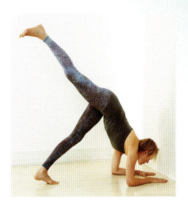
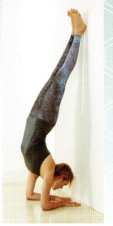

り上げれば、両脚が壁に届きます。前腕でバランスをとっている間に頭が落ちて床についたら、もう少し柔軟性が必要だということです。練習するときには、左右交互の脚で蹴り上げ、バランスを保ちます。

4. 次に片足ずつ壁から離して、バランスをとります。1分間バランスを保つことができるようになれば、壁から40cm離れたところで蹴り上げ、壁にもたれずにバランスをとる練習をしましょう。最初に上がった脚は一瞬壁につきそうになりますが、後に上がる脚でバランスをとります。両脚を揃え、体幹を収縮して足の指の付け根を天井に向かって押し上げることで、体を持ち上げている肩の働きを助けます。前腕、手首の内側、指先で常にしっかりと床を押します。ゆっくり20回呼吸をした後、片足ずつ床に下げ、つま先から軽く床につきます。子供のポーズ（p.288参照）で休みます。

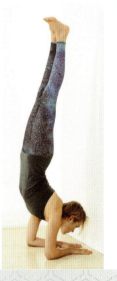

羽を立てた孔雀のポーズ

強度を下げる
陰ヨガの肩のストレッチ
(p.322)

注意
肩に痛みがある場合は、このポーズを練習する前に専門家にアドバイスを求めましょう。このポーズには筋力と柔軟性が必要であり、いずれが十分でない場合でも、しっかり練習して準備します。

三点頭立から飛ぶカラスのポーズ

これはとても複雑なシークエンスであり、集中力、筋力、空間感覚、そして自信が必要です。練習する前に、まずはこれらを養いましょう。カラスのポーズ（p.146）に熟達し、逆転の要素として頭立ちのポーズ（p.268）がうまくできるようになってから、三点頭立を試みます。

1. 手のひらを肩幅で床にき、四つん這いになります。そこから三点頭立に入ります。カラスのポーズに移行するつもりがなければ、壁の前で練習してもいいでしょう。頭頂部を床につけます。両手のひらでしっかりと床を押し、肩を床から離して持ち上げます。これによって首が守られ、頭にかかる体重の負荷を減らすことができます。両腕の骨を平行に保ち、ひじが広がらないようにします。足の指を立て、膝を床から離し持ち上げ、脚をまっすぐ伸ばした状態でつま先歩きでできるだけ前まで歩いてきます。おしりを高く、保ちましょう。ここで片脚の膝を上腕に持ち上げ、次にもう片側の膝も同様にします。

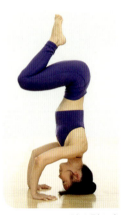
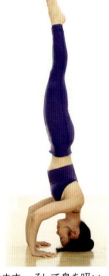

2. ここで、両膝を引き寄せます。そして息を吸い、腹筋を強く働かせ、両脚をまっすぐ上に持ち上げましょう。これが、三点頭立です。呼吸をし、楽しみながらバランスをとってください。肩を耳から離すようにして持ち上げることを意識し、手のひらをしっかりと床に押しつけることで頭と首にかかる負荷を減らしましょう。

準備ポーズ
ヨーガのロールダウン（p.204）、カラスのポーズ（p.146）、頭立ちのポーズ（p.268）

次に進んで
羽を立てた孔雀のポーズ（p.276）

バランスをとる
逆転後に首を緩めるポーズ（p.262）

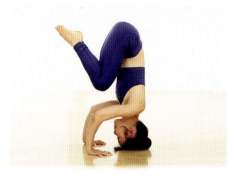

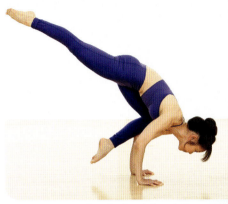

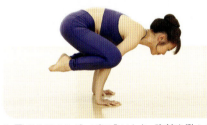

3. 飛ぶカラスのポーズに入ります。腹筋を働かせ、膝を曲げてかかとをおしりに近づけます。次に胸郭の前部を引き寄せるつもりで股関節から体を曲げ、膝を上体へと近づけます。膝を下げ、膝で上腕を覆います。おしりを下げても、足は浮かせたまま、足の指が床につかないようにします。胸を前に出し、頭を床から上げ、カラスのポーズに入ります。

4. 飛ぶカラスのポーズに入ります。まず、できるだけ腕を伸ばそうと試みます。両腕をお互い引き寄せ、おしりを高く上げます。腹筋を働かせて、引き上げましょう。右脚を後ろに伸ばし、前に体重をかけるようにして胸でバランスをとります。伸ばした脚の膝を腕に戻し、今度は反対側の脚を伸ばします。難しいようなら足の指を軽く床につけ、片脚ずつ上げて練習します。完全に腕でバランスをとるために必要な、安定の感覚を養うことができます。

三点頭立から飛ぶカラスのポーズ

強度を下げる
安楽座のねじりのポーズ
(p.174)

注意
包括的なヨーガの練習でしっかりとウォームアップをしてから、取り組みましょう。肩や首が弱い、怪我がある、あるいはバランスの悪い場合は、三点頭立はやめましょう。首、手首、肩に問題がある場合は、練習する前に専門家にアドバイスを求めましょう。

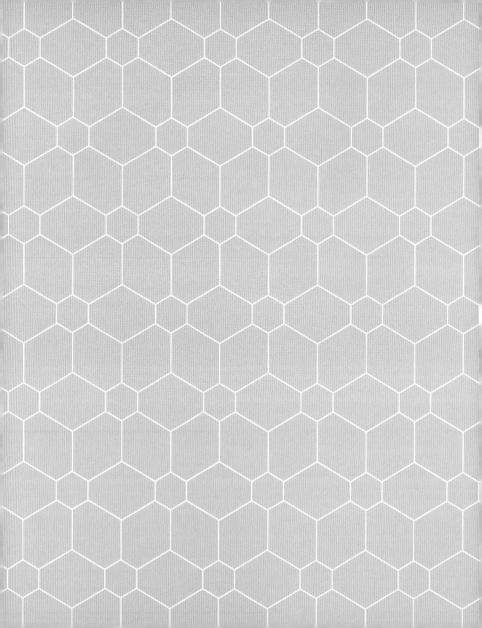

第 3 章
エネルギーのヨーガ：
陰－静的な練習

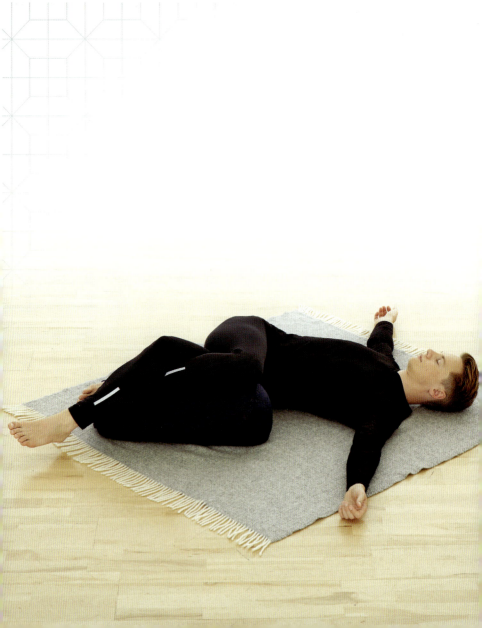

14. リストラティブヨガ

　リストラティブヨガとはサポートのある状態でポーズをとり、そのポーズで2分から20分の間リラックスするヨーガのことを言います。どこにも痛みや、大変さを感じないようにします。体がゆっくりと開き、拡張する部分もあれば、凝縮すると感じる部分もあります。その間に「休息し回復する」ための神経系が働き、「闘い怖れる」ストレスの多い神経系は働かないため、ストレス解消作用があります。

　とても簡単そうでしょう。そして確かに、身体的にはかなり簡単です。難しいのは思考を解き放つ点にあり、この点に難航する人もいます。というのも、心は常に働いているのです。本書では、各ポーズについてすべきことを説明しました。それが「ポーズ中にすること」の項目です。これで心は健康的に忙しく満たされ、その他の部分はただ、リラックスするだけです。体は休み、心は単にそれを見ているという状況になれることでしょう。

　慢性障害がある、あるいは最近怪我をした場合は、ヨーガのポーズを練習する前に指導を求めましょう。リストラティブヨガはどういう人に向いているのでしょうか。疲弊、疲労している人、睡眠障害のある人、あるいは常に何かをコントロールしてしまう人に適しています。また慢性疾患を抱える人、ストレスのある人、将来的にストレスにさらされる人にも適しています。中高生、大学生、親、就労者、未就労者、そして過労の人にも適しています。若いと感じていようが、若くない、あるいは年とっていると感じていようが、どんな大人にも適しています。わかりますか。つまり、現代生活に生きるすべての人に適しているのです。

　週に1回、一通りの練習を終え、その後でリストラティノヨガのポーズを掲載順にやってみてください。あるいは、動的ヨーガの練習の後でリストラティブヨガのポーズをいくつかやってみましょう。

横たわった合せきのポーズ

ヨガの練習の初めに、このゆったりしたポーズで自分を見つめ、くつろぎましょう。

ボルスターを使った合せきのポーズ

サポートのある状態で優しく股関節を開きます。自分に集中したいときに最適です。

1. ヨーガ用のボルスターを2個、あるいはブランケットを80cm x 30cm x 15cmに折ったものを2枚用意します。ボルスター、あるいはブランケットを重ねてT字を作ります。下のボルスターを横に置きます。上のボルスターには傾斜がつき、背骨を支えて枕の役目も果たします。

2. ブランケットを1枚用意し、1.2mくらいの長さになるよう巻きます。上のボルスターの端に腰がくるようにしてすわり、足の裏を合わせて膝を開きます。膝を上げ、ブランケットを足にかけて足首下に押し込みます。ブランケットを腰の脇まで伸ばし、膝を外側に倒したときにサポートできるようにします。

3. 上のボルスターに背骨を載せるようにして、寝転がります。おしりは、床の上にあります。仙骨がボルスター上にあることを確認しましょう。頭は胸より、胸は腰より高い位置にあります。腕を両側に広げ、手のひらを上向きにして床に置きます。指は、軽く丸めましょう。心地よく感じられなければ、位置を修正します。アイピローか軽い布で、目を覆います。そのまま、5分から10分休みます。ポーズから出るには手で片脚の腿を持ち上げ、ゆっくりと左右どちらかに体を倒します。

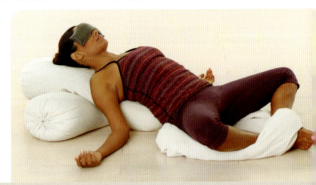

ポーズ中にすること

数を数えて、リラックスした状態へと入りましょう。4つ数えながら息を吸い、次に4つ数えて息を吐きます。この呼吸を5回から10回繰り返します。指を折って数えてもよいでしょう。次に、数えるのを5つに増やし、呼吸を長くします。この呼吸を5回から10回繰り返し、もう少し長く呼吸ができると感じたら、息を吸いながら6つ、吐きながら6つ数えます。呼吸をしながら数える回数が8まで増えたときには、呼吸の頻度は半分

リストラティブヨガ

ひもで縛った合せきのポーズ

腰がベルトで心地よく引っ張られ、股関節に深く効きます。

1. ボルスター、あるいは80cm x 30cm x 15cmに折ったブランケットに背中をつけてすわります。柔らかなヨガベルトを腰から内腿、そして足首から足の下側へと回し、左右どちらかの足首脇で結んで、ベルトの端を腰に向かって伸ばします。

2. ベルトは緩い状態にして、ボルスターの上に寝ます。枕が必要なら、頭と首の下に折ったブランケットを入れましょう。ベルトの端を引っ張って、ベルトを締めます。ベルトによって腰、腿、足首の周りが均等な力でサポートされていることを確認しましょう。腕を体の脇に広げます。ゆったりと守られ、体が重くなってリラックスしていることを感じましょう。5分から10分、このまま保ちます。

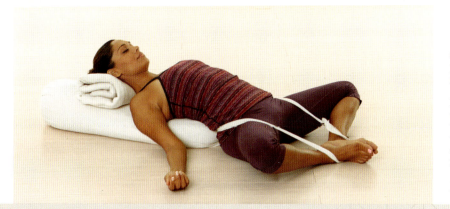

になっています。ストレスを感じる、あるいはとても大変だと感じたら、呼吸をしながら数える回数を少なくします。ストレスを吐き出すことが目的であり、ストレスを取り入れることが目的ではありません。

注意
心地よく感じられないようであれば、ポーズを保つことはやめましょう。ストレッチをした筋肉を動かした後、ポーズから出ます。

横たわった合せきのポーズ

ゆったりしたバナナのポーズ

これは、私の大のお気に入りのポーズです。体側が伸び、呼吸が整って、心は元気になります。しかも、頑張らなくてもよいのです。どうぞ、楽しんでやってみてください。

1. ブランケットを折って、枕にします。ブランケットの高さは肩先から耳までの高さ、約7cmから18cmほどにします。ヨーガ用のボルスター、あるいはブランケットを80cm x 30cm x 15cmに折ったものを準備します。その上に左側の体側を載せて横になり、おしりは心地よく床につけます。左肩がすっぽり収まるくらいの15cmほどのスペースを開けて枕用のブランケットを置き、頭を載せます。左腕を前に伸ばし、手のひらを上にします。左肩が後ろに下がっていないことを確認します。肩が押し下がっている場合は、脇を少し前に押し出します。両膝を軽く曲げ、ぐらぐらしないようにします。右腕は耳の上にまっすぐ伸ばします。8cmから15cmの高さになるようヨガブロックを1、2個用意し、手のひらをその上に載せます。心地よい位置を探し、2分以上そのまま休みます。

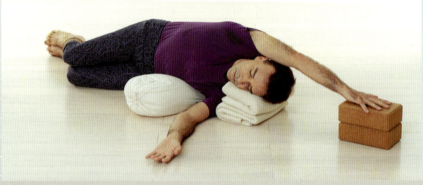

ポーズ中にすること

それぞれの姿勢で休むときには、吸う息が肺の上のほうにたっぷり入るのを楽しみましょう。左側を下にして寝ているときには、息を吸うたびに上体の右側を膨らませ。右の肺が新鮮な空気で満たされて、体にプラーナのよいエネルギーが運ばれているとイメージします。上体の左側は息を吸うたびにしっかりと下に押され、これによって左側の筋肉にマッサージを施す効果があります。ゆっ

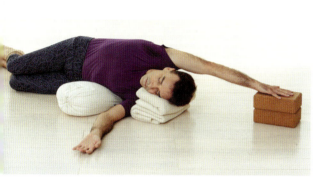

2. ヨガブロックを12cm後方に動かして、それとともに右手も後ろに持っていきます。手のひらは、ヨガブロックに載せたままです。この段階ではまだ、体側を伸ばしているだけで、上体の向きは変えません。2分、あるいは心地よければもっと長く、保ちましょう。

3. ヨガブロックを、さらに25cmほど後方に動かします。このとき、上体をねじって胸を天井に向かって開きます。顔も一緒にほどよく上に向け、手のひらも上に向けます。心地よい位置に調整し、あともう2分、このまま保ちます。次に向きを変え、右側で同様に3段階のステップを踏みます。手で上の腿を持ち上げ、ゆっくりと反対側を向きます。

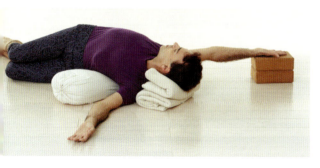

ゆったりしたバナナのポーズ

くりとリズミカルに、内臓器官がマッサージを受けているとイメージしてください。

注意
心地よく感じられないようであれば、ポーズを保つことはやめましょう。ストレッチをした筋肉を動かしてから、ポーズから出ます。

☆ 子供のポーズ

このポーズは、背中だけではなく脳にも癒しの効果があります。子供のポーズで外の世界に背中を向け、内へと向かって休息してください。

基本の子供のポーズ

これは動的なハタヨーガの練習で長短にかかわらず休憩をするときに使われる、もっとも一般的な子供のポーズです。

膝を揃えて、膝立ちになります。かかとの上におしりを下ろし、前に体を倒して額を床に休ませます。脚のそばに腕を下ろし、肩を丸めます。姿勢を調整しましょう。頭を左右どちらかに向けるほうが心地よい人もいます。その場合は、左右交互に向けましょう。額が床につかない場合は、腕を前に持ってきて、握りこぶし片手分、あるいは両手の握りこぶしを重ね、その上に額を載せます。肩を楽に丸めましょう。

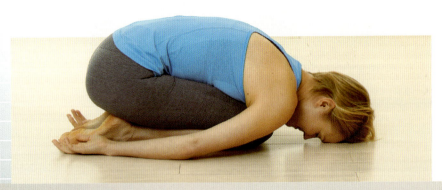

ポーズ中にすること

子供のポーズでは、体のいろいろな場所に呼吸を入れることができます。これらの3種類の子供のポーズでは、呼吸を体の前面に入れる動きは制限されています（腿、あるいは補助用具によって）。そのため、呼吸を体の後方に入れることになります。息を吸うたびに背中の筋肉を緩め、胸の後ろ側を柔らかくしましょう。息を吸う波がくるたびにおなかや胸への圧力がわずかに増すのを楽し

補助具のある子供のポーズ

この左右非対称のバリエーションでは、ゆっくりと安定した呼吸ペースに戻り、練習後しばらくたってもそれが保たれます。

高さのある子供のポーズ

体の前面が心地よく伸びるのを感じましょう。十分にリラックスして体に呼吸がいきわたり、体が軽くなります。

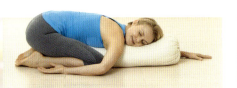

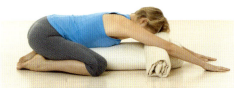

両足の親指をつけ、膝を広げて、おしりをかかとにつけます。両脚の腿の間にボルスターか折ったブランケットを入れ、その上に上体を下ろします。背骨を心地よくまっすぐにするために必要なら、ボルスターを2個使いましょう。体の脇がゆっくりと緩むのを楽しむため、左腕を前に伸ばし、前腕を床に下ろします。右腕は、後ろに垂らします。頭を左右どちらかに向け、頬を下につけます。どちら側が心地よいか、確かめましょう。目を閉じて、左の肺が新鮮な空気で一杯になり体が軽くなるのを楽しんでください。1分から5分、そのまま保ち、反対側でも同じことを行います。

ブランケットを丸め、厚み10cmのしっかりとしたロール状にします。ボルスターの先端近くにブランケットを置き、T字を作ります。足を揃え、膝を大きく広げておなかと胸をボルスターに載せます。両腕を前に伸ばし、ひじ周辺をブランケットに載せます。ブランケットの縁に額を休ませます。高さや位置を確認して、鼻で自由に呼吸ができ（顎は軽く引きます）、首がわずかに平らになって心地よい状態であることを確かめましょう。ブランケットの前にヨガブロックを置き、その上に額を置くほうが心地よい場合は、そうします。脇が高い位置にあることで胸はゆったりとボルスターに沈み、肩が緩みます。1分から10分、このまま保ちます。

み、安定した滑らかな呼吸が、まるで癒しのマッサージのように心地よく腹部器官への圧力を大きくしたり、小さくしたりするのを感じましょう。

注意

心地よく感じられないようであれば、ポーズを保つことはやめましょう。ストレッチをした筋肉を動かしてから、ポーズから出ます。腕の力を使って、体を起こしましょう。

☆ # 後屈のさざ波

このポーズの名前は、まるで美味しいアイスクリームの名前のようでしょう。体にとっても同様に、とても素晴らしいものです。あまりに心地よくて、長い間そのままでいたくなります。あなたの背骨は、このポーズに感謝したくなることでしょう。どうぞ、楽しんでください。

1. ブランケットを巻いて、長さ70cm、高さ9cmのロール状にし、床に横にして置きます。これは背中の下にくる、もっとも重要な補助用具です。もし他にも使える補助用具が手元にあれば、あと2つ加えましょう。ボルスター、あるいは2枚のブランケットを巻いて高さ15cmにし、膝下に置きます。もう1枚のブランケット、あるいは大きなタオルを用意し、膝の補助用具の半分の高さ、約7cmになるよう巻きます。これは、ふくらはぎとかかとの間のアキレス腱のカーブの下に置きます。

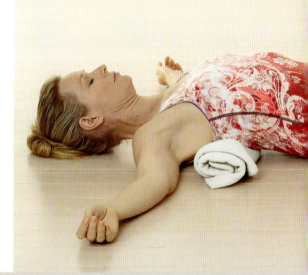

リストラティブヨガ

ポーズ中にすること
四拍呼吸（p.334参照）、あるいはもう少し難しいボックス呼吸を練習しましょう。息を吐いて肺を空っぽにし、次に4つ数えて肺一杯に息を吸います。息を保持して4つ数え、次に4つ数えて息を吐き、肺を空っぽにします。その状態で、4つ数えます。これを、合計3回繰り返しましょう。続けて行ってもいいですし、間に何か回復できる呼吸を入れてもいいでしょう。そして、完全にリラックスしましょう。

2. 膝と足首の下に補助用具を入れます。背中の下のブランケットは胸郭の真ん中、脇の下にくるように配置し、その上に仰向けになります。両腕を左右に伸ばし、手のひらは上に向けます。心地よく感じるなら、腕を耳に近づけて腕と胴とでY字を作り、肩を緩めてもよいでしょう。首が長く、ゆったり感じられるようにしましょう。顎が上がって喉が開き、心もとない感じがすれば、首のアーチが強すぎるということです。背中のブランケットの高さを下げるか、あるいはもう1枚折ったブランケットを用意して頭の下に置き、頭の位置を少し上げます。そのまま、2分から10分保ちます。次に背中のブランケットを除いて、そのまま背中を下ろします。背中が心地よく伸び、まっすぐ長くなっていると感じられるはずです。

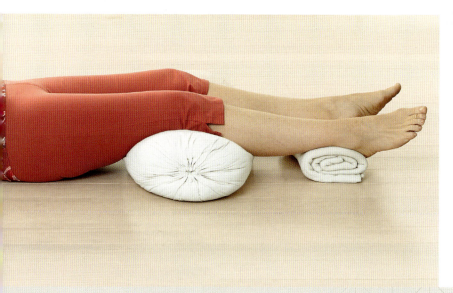

後屈のさざ波

注意
心地よく感じられないようであれば、ポーズを保つことはやめましょう。ストレッチをした筋肉を動かしてから、ポーズから出ます。最初はあまり長く保たず、練習を積むに従って、長くとどまるようにしていきましょう。妊娠14週目以降は、仰向けになるのはやめましょう。

☆ リストラティブヨガのねじりのポーズ

リストラティブヨガのポーズはとても穏やかですが、深い変化が生じます。サポートのあるポーズですが、決して過小評価できない力があるのです。

横向きの屍のポーズ

このポーズでは、呼吸を助ける筋肉の多くがしっかりとサポートされながら伸び、ゆっくりと安定した呼吸をすることができます。

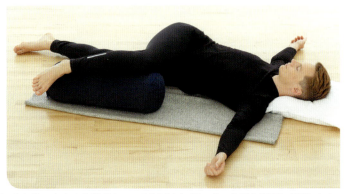

柔らかいものの上に、体の左側を下にして横になります。プロップス(補助用具)が十分にある場合は、ボルスターかブランケットを巻いたものを背骨に沿って置きましょう。右膝を、右おしりと同じ高さで曲げます。右膝から右足にかけて、下にボルスターか股関節の高さに折ったブランケットを置き、右脚を楽にします。小さなクッションか折ったブランケットを頭の下に入れて頭の位置を上げ、首が背骨の自然な流れの高さを保てるようにしましょう。右腕を後ろに伸ばします。右肩の自然な高さに折ったブランケットを準備して、腕の下に入れます。これは、まったく必要としない人もいるでしょう。心地よく感じる首と頭の位置を探します。そのまま、2分から5分休みましょう。次に、反対側でも行います。

ポーズ中にすること

リストラティブヨガであっても、それ以外でも、多くのねじりのポーズでは、体の片側で呼吸が少ししにくく感じる傾向があります。左側にねじれば左側の肋骨が締めつけられ、左側の肺に深く呼吸を入れるのに苦労すると感じるかもしれません。また右側は簡単に、自然に拡張されるでしょう。ねじりのポーズで休むときにはこの状態を観察し、広がりやすいほうの肺が十分に拡張されて

ねじりのポーズ

しっかりとしたサポートのもと、十分に癒しの効果を得てください。

ワシのねじりのポーズ

おしりの外側と腿が、気持ちよく緩むのを楽しみましょう。

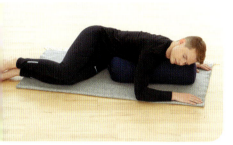 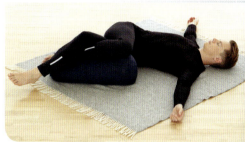

左おしりの脇にボルスター、あるいは折ったブランケットを置いて、その横にすわります。両足を右おしりに近づけるように、両膝を曲げます。上体を左にねじり、手をボルスターの左右に置きます。床を押してねじりを深め、胸骨の位置をボルスターの中心に整えます。両手を前に滑らせ、胸とおなかをボルスターにつけて休みます。両ひじが肩の前で十分に左右に開き、肩がゆっくりリラックスできることを確認しましょう。左右どちらに顔を向けると楽か、探しましょう。そのまま5分保ち、反対側でも同じことを行います。

ボルスターを体の左側のおしりから膝の位置に置き、仰向けに寝ます。両膝を曲げ、右腿を左腿にかけます。可能であれば、右足を左ふくらはぎ後ろに回しましょう。両足を床につけ、おしりを持ち上げて5cm右に動かします。次に、もう1度足を上げます。腹筋を働かせ、ゆっくりと両脚を下げてボルスターの上に休めます。きつく感じるようなら、補助用具の高さを上げます。腰に何か問題がある場合は、組んだ脚をほどき、膝を曲げて右脚を左脚の上にしてボルスターに載せます。目を閉じて2分から4分、この位置で呼吸をしましょう。左右の脚をほどいて片脚ずつ持ち上げ、反対側で行います。

リストラティブヨガのねじりのポーズ

いるのを楽しんでください。反対側を行うと、締めつけられていた部分が今度は拡張しやすくなり、体の左右で均等に感覚を味わえます。

注意

仙腸関節機能障害、椎間板ヘルニア、あるいは腰痛の傾向のある場合は、これらリストラティブヨガのねじりのポーズを試みる前に、専門家にアドバイスを求めましょう。

☆ 休むハトのポーズ

前の脚を体全体より下げることで従来のハトのポーズの難易度が和らぎ、リストラティブヨガのポーズとなります。ゆっくりとリラックスすることができます。

1. ボルスターを2個用意し、縦に並べます。ボルスターがない場合は、それぞれ2枚から4枚のブランケットを使ってボルスター状のものを準備します。必要な枚数は、ブランケットのサイズや厚みによって異なります。膝に痛みがある、あるいはおしりや体が硬い場合は、高いほうがよいでしょう。ブランケットは80cm x 30cm x 15cmのサイズに折ります。

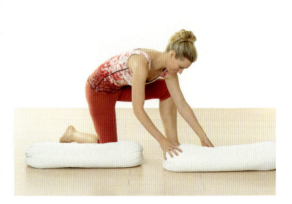

2. 上のボルスターを10cmほど左に寄せ、上下のボルスターを30cmほど離します。右膝を上下ボルスターの間のスペースに入れ、膝が上にあるボルスターの右端より少し外に出るようにします。右足首は、下のボルスターの左側近くにきます。

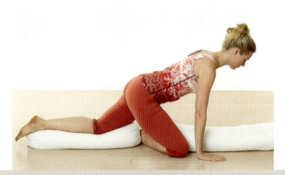

ポーズ中にすること
ブラマリ（蜂の音）呼吸法を練習し、神経系を休めましょう。鼻で息を吸い、吐いて、息を吐くたびに蜂のような音をたてます。これにより、とてもリラックスした状態で、長く息を吐くことができます。息を吸うときにもリラックスし、長くゆっくりとした吐く息とのバランスを保ちましょう。

3. 左腿、膝、すねを下のボルスターに休めましょう。左脚を滑らせて伸ばし、おしりを下げ、右のおしりの伸びを感じましょう。上体を前のボルスターに寝かせ、おなかと胸を柔らかなボルスターに沈めて、心地よくリラックスします。ひじは左右に広げ、前腕の重さを床に預けます。ひじは肩より少し上にくるように滑らせて開き、肩がもっとも緩む位置を探します。左右どちらの頬をボルスターにつけるのが心地よいか、確かめましょう。あるいは、時間の半分で右、半分で左を向いてもいいでしょう。目を閉じて5分間そのまま休み、反対側でも行います。必要なら、体を暖かく保つために何かかけます。

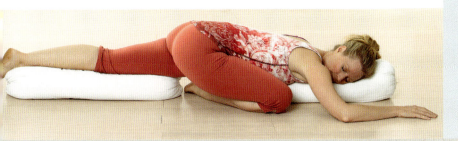

休むハトのポーズ

休むハトのポーズを保つ時間のうち、最初の半分はこの呼吸を行い、残りは静かに、体を流れる心地よい波を楽しんでください。

注意
膝に問題があってハトのポーズを行うことができない多くの人にも可能なポーズです。とはいえ、練習中に曲げた膝に痛みがなく、完全に心地よいことを確認します。必要であればアドバイスを求めましょう。

☆ リストラティブヨガの前屈

心地よいサポートが得られるように、プロップス（補助用具）を自由に組み合わせて使いましょう。ここではボルスター、ブランケット、いすを組み合わせて使っています。もっとも心地よいものを見つけましょう。ポーズを保つ間に体が緩んだら、プロップスを少し離し、さらにポーズを深めましょう。強度は低く保ちます。リストラティブヨガでは、強度ではなく時間によって効果が発揮されます。

頭を膝前で休めるポーズ

約5cmの高さに折ったブランケットの端にすわります。これによって、骨盤の前傾を助けます。右膝を外側に曲げ、足の裏を左内腿に休ませます。1個、あるいは2個以上のボルスターを交差して左脚の上に置きます。前屈し、腕と額をボルスターに載せます（あるいは、次のページの「脚を広げて緩めるポーズ」と同様にいすを使います）。鼻がふさがることなく、呼吸しやすい状態であることを確かめましょう。頭が低く下がりすぎているように感じたら、柔らかいヨガブロックかブランケットを使って額の位置を上げます。左右両側で行い、それぞれ2分保ちます。

心地よくいられるようにし、もっとストレッチを味わいたいと感じるようなら、プロップス（補助用具）を外します。

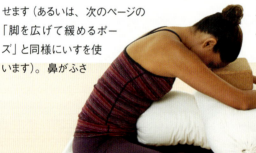

ポーズ中にすること
ゆったりとした腹式呼吸を楽しみましょう。私たちは、必要のないところを硬くしていることが多いものです。体を観察し、すべての筋肉の働きをやめ、不必要に固めているところを緩めましょう。額を休ませることで、脳の前頭葉全体がリラックスしているのを感じましょう。

リストラティブヨガの両脚ストレッチ

折ったブランケットの縁にすわり、両脚を前に伸ばします。ボルスターを脚の上に縦に置き、前屈しておなかと胸をボルスターの上に休めます。上体がつかなければ、心地よく十分に休めると感じられるように、長く折った毛布をボルスターの上に重ねます。「脚を広げて緩めるポーズ」と同様に、いすを使うほうがよいと感じる場合もあります。ブランケットをボルスターの上に横に置き、額を休ませます。首が、背骨からの自然なカーブを保つことのできる位置にあることを確認します。これらの前屈でゆっくりリラックスするには、額が軽く圧力を感じていることが大切です。両腕を床より高く保つことで体の前面が開き、効果的な呼吸を行うことができます。そのまま、2分から4分保ちましょう。

脚を広げて緩めるポーズ

5cmの高さに折ったブランケットの縁にすわります。膝を曲げ、足の裏を合わせます。かかとを股関節に近づけ、骨盤を前に傾けて腕を伸ばし、いすのシートに載せます。内腿、背中、おしりに穏やかな伸びが感じられる位置まで、いすを離しておきます。シートのクッション部分の端に、頭を載せます。頭が下がり過ぎて心地よく感じられない場合はヨガブロックを使い、そこに頭を載せましょう。伸びが感じられない場合は、他の2つのポーズのように、いすではなくボルスターかブラケットを使ってポーズを低くしましょう。そのまま、2分から4分保ちます。次は、両脚を伸ばしてV字を作り、同様にやってみましょう。

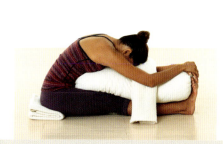
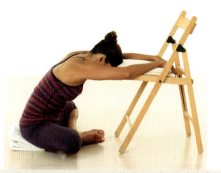

リストラティブヨガの前屈

注意
椎間板ヘルニア、あるいは仙腸関節機能障害の場合は、これらの前屈ポーズはやめましょう。

☆ # 脚を壁にかけるポーズ

これはムドラーと呼ばれる逆転のポーズですが、ヨーガに限らず気分を変えるポーズとして知られ、プラーナという生命エネルギーが体を巡る効果があると考えられています。簡単で、なおかつとても効果の高いポーズです。肩立ちのポーズのバリエーションであり休息効果が高いこのポーズで10分ほど休めば、その日の気分が変わります。

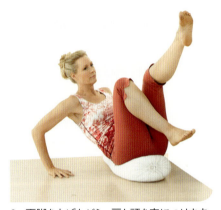

1. ボルスターか、あるいは80cm x 30cm x 15cmほどに折ったブランケットを用意し、壁から15cmほど離して置きます。体が壁と平行になるようにボルスターにすわり、片側のおしりと肩先を壁につけます。両腕を後ろに伸ばして手をつき、体を後ろに傾けます。おしりでくるりと回り、両脚を壁に持ち上げます。うまくいかなければ、ボルスターを壁から少し離しましょう。

2. 両脚を上げながら、肩と頭を床につけます。姿勢を確認しましょう。仙骨は、ボルスター上にあります。腰はボルスターの縁から下がっています。尾骨（壁に近いところにあるか、あるいは体が硬ければ壁から離れています）は、ボルスター上で壁側にあります。顎、胸骨、恥骨、両足の親指は一直線上にあります。何より大切なのは、自分で心地よく感じられることです。

リストラティブヨガ

ポーズ中にすること
数を数え、より深い静寂に入っていきましょう。27から始め、心の中で「 27、息を吸います、27、息を吐きます、26、息を吸います、26、息を吐きます。」と1になるまで繰り返します。数を見失ったら、もう1度27に戻って数えます。気を張り詰めて数える必要はありません。1に至ることが目的なのではなく、ただ集中して心をゆったりとさせ、今にとどまることが目的です。

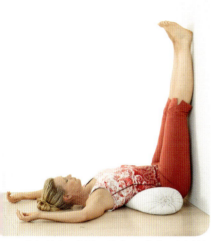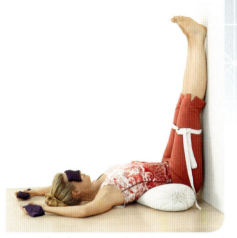

少なくとも5分間、最大15分そのまま保ちます。ポーズから出るには、両膝を曲げて足を壁に押しつけます。ボルスターを片側に滑らせ、おしりを下げて片側に体を丸めます。何度か呼吸をした後、腕で床を押し、体を起こします。

3. このポーズでリラックスするため、いくつかのバリエーションを試してみましょう。柔らかなベルトを準備し、腿の真ん中あたりに回して結びます。これで両足を揃えるために筋肉を働かせる必要がなくなり、脚の筋肉が完全に緩みます。目の上を何か軽いもので覆いましょう。いつも忙しく動いている手を完全に休めるため、手のひらにアイピローのように軽いものを載せます。足を高く上げて休むうちに体が冷えるので、足から下に柔らかなブランケットをかけるなど、暖かく保ちましょう。

脚を壁にかけるポーズ

1までできたら、呼吸による心の訓練がなされたということです。それ以上数を数えることをしなくても、瞑想しながらただ呼吸に従いましょう。

注意
生理中はボルスターなしで、背中を床につけて行います。妊娠中35週目以降は、このポーズはやめましょう。

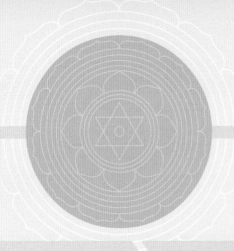

PURUSA पुरुष

ヨーガの哲学は、サーンキヤ学派などのヴェーダーンタ哲学を包含しています。サーンキヤ学派によると、生命の力には大きく2種類、物質と物質に生命を吹き込むものとがあります。プルシャとは私たちの存在の一面で、そこには変わることのない高次の意識が存在します。これは純粋な意識であり、高次の自己であって、エゴから完全に解き放たれています。人間と宇宙に存在し、不変で変わることのないものです。プルシャは主観とも客観とも離れたところにあり、その概念を把握するのは難しいですが、それはプルシャが心を超えたところにあり、物質になることがなく、まさに認識の源だからです。プルシャは純粋な意識です。永遠で破壊されることなく、形を持たずにあらゆるところに広がります。

プルシャと対をなすのがプラクリティであり、私たちのすることすべてに影響を持ちます。プラクリティは触れることのできる、認

PRAKRITI प्रकृति

現代生活のための古代の英知：真の自分

識可能な物質的現実です。これは赤外線の光や携帯電話技術を支える音波など、目に見えないものも含む、原因と結果を持つすべてのものを表す面です。人間と宇宙の中で不変であるプルシャと異なり、プラクリティは変化にさらされています。プラクリティは物質、プルシャは精神であるとも考えられます。プラクリティは個人の個別のアイデンティティを言及するもので、エゴと綿密に結びついています。プルシャが背景に常に存在していなくては、プラクリティは存在しえません。永遠という特質を持つプルシャと違って、プラクリティを決定づける特質は常に変化にさらされている点です。プルシャの意識がプラクリティに生気を与え、自然、動物、人間といったすべての物質形態に生命を与えます。

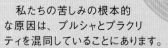

　私たちの苦しみの根本的な原因は、プルシャとプラクリティを混同していることにあります。皆、実質的には人生の経験を経るために1つのアイデンティティを担っているのですが、その過程で自分が真に誰であるのかを忘れてしまいます。そして、生まれながらに持つ宇宙全体との結びつきから切り離されたという感覚が生まれます。

　この分離が私たちの経験です。その通りであり、現実であって、否定することはできません。しかしこれは相対的な分離であって、もう1つの現実では1つなのです。私たちは同時に起こる2つの現実とともに存在し、個別のアイデンティティであるプラクリティと純粋な真の自己であるプルシャを混同することで悩みます。何らかの方法で、個別でありながら1つであるということを受け入れる必要があります。

　心が明晰であれば、真の自己を知ることができます。高次に純化された心があれば、プルシャを経験することができます。1つになる道のりは、他の理解へと導かれます。プルシャを知れば、自分自身を知ることになります。他を知れば、プルシャを知るようになります。

現代生活のための古代の英知：真の自分

ヨーガの教えによって私たちは、自分は役割でもなければ役職でもないことを思い出します。何をしているか、何がうまくできるのか、集計表や任務の記述書、評価表といったものが自分自身であるわけではないと思い知ります。男性か女性か、息子か娘か、働き手か同僚か、母親か父親か、姉妹か兄弟か、あるいは恋人であるか対戦相手であるか、そんなことを超えた存在です。皆純粋で、これらのカテゴリーを超えたところに存在しています。私たちは、ただそのままなのです。

この考えを極め、究極の現実によって自分を見極めるには、すわって瞑想し、「ソーハム」と繰り返しましょう。「ソーハム」とは、「それは私である」という意味です。息を吸うごとに心の中で「ソー」を、吐くごとに「ハム」を繰り返します。

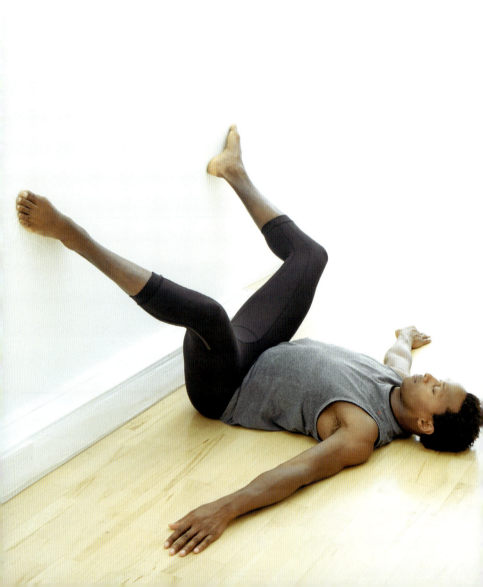

15. 陰ヨガ

　本質的に陰ヨガは、瞑想的な練習です。自分自身を開く時間であり、たっぷりの時間熟考することでマインドフルネスを習い、意識を現在経験していることへと向けるようになります。こうして意識の流れを傍観することで、増大するストレスを解消します。軽くなったように感じ、喜びに満ちることでしょう。

　ゆったりとした陰ヨガのポーズは、現代生活でのペースの速さをうまく解消してくれます。活動的な陽ヨガはもちろん、その他動きの速いどんなエクササイズともバランスをとるのに陰ヨガは最適です。このため、ここ数年で陰ヨガの人気は世界中で高まっています。

　エネルギーを増加させる動的なハタヨーガの練習が日々の仕事の完成にとって有効であるのに対し、私たちにはただ自分自身を開くことも必要です。じっと静かに聴いていると、変化が訪れます。陰ヨガは体を器具として、ポーズを変化や超越のための道具として使います。陰ヨガのポーズはすべて、素晴らしい贈り物とともにやってきます。つまりそれは、自己を探索する機会です。定期的に陰ヨガの練習をすることで、心と体の結びつきをより深く理解できるようになります。というのも、この内省的な練習は体、心、気持ち、魂を結びつけ、調和させるものなのです。やがて自分自身を明晰に見るようになり、心の動きの習慣的パターンに気づき、ただそこにいるためだけの空間を作ることができるようになります。あなたは、何かをする人という以前に、まず人そのものです。そして開かれ、自由になります。やってみてください。失うものなど、何もないでしょう？

陰ヨガとは？

　陰ヨガのポーズでは骨、滑液包、その他腱、靭帯、筋膜といった体の結合組織に適度な圧がかかります。これらの組織には冷たい、動きにくい、変化が遅い、受動的である、固定されているといった陰の性質があると考えられています。一方陽の性質は暖かく、伸び縮みして、変化が早く、能動的であり、可動性があるというもので、筋肉は陽であると考えられています。

　陰ヨガの目的は結合組織を潤し、関節の血液循環や柔軟性を向上させ、十分な滑液で満たすことです。陰ヨガのポーズはそれぞれ、中国におけるエネルギーの道である経絡に働きかけます。陰ヨガは関節に働きかけるだけでなく、これら経絡における気（エネルギー）の流れをよくすることを目指しています。

　陰ヨガの練習では、静的なポーズを2分から5分、あるいはもっと長く保ちます。これは「陽ヨガ」、つまり動的なヨーガとは異なる特徴です。陽のヨーガでは保持する時間は比較的短く、動きや繰り返しが特徴です。

　筋肉は使うことで疲労し、その後回復して再構築されることによって強くなります。つまり、ある程度の身体的圧力はよいことであり、人間の体はうまくそれに適応することができます。同様に、関節に圧がかかっていないのは、よいこととは言えません。長い間関節が動かないままであると（たとえばギブスをつけているときのように）、「フリーズ」して退化していきます。強く柔軟でいるために、体にはある程度の身体的ストレスが必要なのです。

　陰の組織には陰の方法で働きかける、そして陽の組織には陽の方法で働きかけるのが一番です。筋肉のように伸び縮みして可動性の高い陽の組織には、力強い動きがぴったりです。たとえば5分間筋肉群を緊張させ続けるというように、筋肉にゆったりとした陰の方法で働きかけたら、不快な収縮、けいれん、痛みが生じるでしょう。同様に、陰の組織に過剰な陽の方法で働きかけても、うまくいきません。たとえば素早く力強くウェイトリフティングを繰り返すのは関節には攻撃的であり、怪我を引き起こすかもしれません。かなり可動性の小さい歯について考えてみましょう。これは陰の性質を持つと考えられますが、たとえば子供の歯の噛み合わせを矯正するのに、突然レンチを使って力任せにやろうとは思わないでしょう。歯の矯正は歯科矯正医が矯正装置を使い、長い間続けて圧を加えて行います。これと同じように働く陰ヨガでは、常に圧を加えながら数分といった長い間ポーズを保持します。つまり陰ヨガの魔法は、適切な身体的ストレス（ストレッチではなく）を一貫してある程度の時間与える点にあるのです。

いつ練習しますか？

筋力強化のための動的な運動とのバランスをとれば、陰ヨガを毎日練習することができます。陰ヨガは、それだけでは完全な練習とは言えません。上半身よりも下半身をターゲットとしたものであり、筋肉を強くしたり心拍数を上げたりするものではありません。陰ヨガは、動的（陽）ヨガやその他動的なエクササイズを補完するのに最適なものです。週に1回陰ヨガの練習をしっかりと行えば、定期的な動的ヨガの練習、あるいはその他のスポーツとのバランスをうまくとることができます。

陰ヨガの完全な練習を行いたければ、ここにある陰ヨガのポーズを順番通りにすべて行い、次に292ページのリストラティブヨガのねじりのポーズを行い、「リラクゼーションを楽しむ」（p.346-359）からどれかを行って、最後にすわってマインドフルネス瞑想（p.366参照）を行ってください。通常のヨーガの練習の最後に陰ヨガのポーズを1つか2つ入れ、ローテーションして満遍なくすべての陰ヨガのポーズを行うようにすることもできます。不眠症の人にとって陰ヨガは夜の練習に最適であり、リラックスした状態で瞑想へと導かれます。もちろん、怪我のある場合は練習する前に専門家にアドバイスを求めてください。リストラティブヨガに比べて陰ヨガではプロップス（補助用具）を使うことはあまりないのですが、必要であれば下に何か柔らかいものを敷いて行いましょう。

何を感じますか？

陰ヨガの練習では、ゆっくりと継続的に圧をかけます。関節を守り、関節を潤し、可動性を与え、なおかつ治癒的な圧を加える間、関節を安全に保つことを目指します。つまり、陰ヨガで体の陰の組織に与えている圧は、健康的で適切なものでなければならず、関節の持つ自然な可動域の範囲内でなくてなりません。直感的に受け入れ可能なものでなくてはならず、そのポーズにとどまっていたいという感情が湧き出てくることが必要です。身体的には、筋肉や腱よりも結合組織に意識を向けます。ゆったりとした緊張を感じるかもしれませんが、不快な圧力は避けなくてはなりません。瞬間的でぎくしゃくした、あるいは飛び上がるような爆発的なストレッチではありません。

陰ヨガのポーズの練習は、10段階で考えると3から8の間の強度で行いましょう。多くの場合、強度が強まり、また弱まる、ゆったりとした起伏の波を感じられるはずです。何らかの考えや印象が浮かべば、マインドフルネスを練習することを思い出しましょう。ポーズにとどまっている間は内省と解放の時間であり、内なる静けさを意識することができるようになります。

やってみましょう

指と手のひらの筋肉を働かせて、左右どちらかの手の指をしっかりと伸ばしてみましょう。いずれかの指の先をもう片方の指2本でつまみ、引っ張ります。おそらく、その指が伸びるようには感じられないでしょう。今度は手の筋肉を緩め、もう1度指先を引っ張ります。筋肉が働いていなければ、関節が「たわむ」ような感覚があり、スペースができて伸びたと感じるのではないでしょうか。これが、陰ヨガのポーズで目指すべき感覚です。筋肉が働いていなければ、関節が働き始めます。

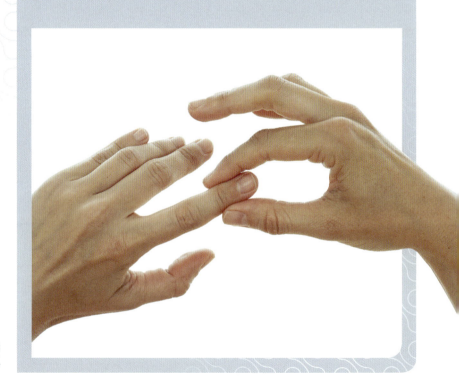

陰ヨガの練習のガイドライン

- ポーズにはゆっくり入ります。そうすれば体は安心して緩み、抵抗して硬くなることはありません。最初は、静かにとどまる場所を求めて少し動く必要があるかもしれません。見つかれば、動かずとどまります。
- 柔らかな筋肉に働きかけ、関節へと意識を向けます。関節周辺の筋肉が硬いと、陰ヨガの目的である負荷（健全な圧）が関節包にかかりません。関節が動きやすい人は関節を押し過ぎないように気をつけ、関節周辺の感度を高めましょう。
- 陰ヨガは人格形成を行うもので、痛みを伴うべきではなく、強度の波を感じることができます。痛みを感じたら、ポーズの中にその段階まで深く入るのを控え、下に敷物を入れるなどサポートを増やしましょう。陰ヨガの指導者と話をし、自分の行なっていることが間違っていないか確かめましょう。怪我のある場合は無理をせず、必要ならプロップス（補助用具）を使いましょう。
- 「限界」に向かってつま先歩きで近づきましょう。自然な可動域の範囲内で、適切な限界まで試みましょう。陰ヨガには、見た目の美しさの理想があるわけではありません。安全と感じることが大切です。経験の中にいるのは自分だけであり、わかるのは自分だけです。動的なヨーガ同様瞬間によって、日によって、練習によって、限界が変わります。感覚的に、そして敏感になりましょう。
- しばらくとどまりましょう。その段階でとどまり、その形と感覚の中に身を任せましょう。意識と好奇心を養いましょう。自分の好みを解き放ちましょう。意識の光で自身を照らしましょう。1分間しかとどまらないポーズがあるなら、その中で満足しましょう。
- それぞれのポーズの後で、ニュートラルな姿勢をとりましょう。陰ヨガのポーズの合間に仰向けになり、気のエネルギーが循環しているのを感じます。
- 変化のためには、少し勇気が必要です。変化のためには、限界に腰を下ろす必要があります。この境界線を押し上げることがなければ、ことは変わりません。
- 穏やかな不変へと自らを開きましょう。短期間のうちに長い間各ポーズを保つのは不快であり、腹立ちと抵抗が生じます。開かれた自由な感覚とはまったく異なる、どこかが詰まったような不快感が起こります。心と体のこういった状態は永遠に続くわけではないのですが、これらを永遠のものと考えてしまいがちです。そしてそこに陥り、もがきます。気分を見つけるのではなく、すべての気分を含有した質の良い心の中に存在することが大切です。

陰ヨガとは？

バタフライのポーズ

このポーズでは、脚の内側、外側に沿うエネルギーのラインを伸ばします。内腿にある肝臓と腎臓、外腿にある胆嚢、そして背中にある膀胱の経絡に働きかけます。生殖器系の機能を助け、男性の前立腺の働き、妊娠中の女性にも効果的です。

1. 折ったブランケットを準備し、その縁にすわります。足の裏を合わせ、両膝を外に開きます。足を膝より遠くに持っていき、脚でひし形を作ります。

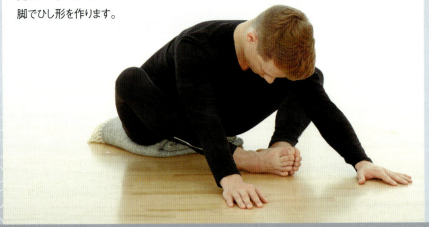

ポーズ中にすること
それぞれのポーズを保つときに、強度は上下します。ヨーガを行う際に骨、関節、筋肉を傷めないようにするのは自身の責任です。同じポーズを保持している最中であっても、強度が変わるのは普通です。これらの強度に対して自身がどのように反応しているのかを観察し、超然とした感覚を養いましょう。自分の経験していることを静かに傍観する練習をし、思考が行き交う反応を中和させましょう。

ポーズから出る
手で押して、体を起こします。手を使って膝を持ち上げ、足の裏を床につけます。両手を後ろで床について体重をかけ、おしりを持ち上げ、それから下ろします。これを何度か繰り返しましょう。足とおしりを床につけ、両膝を横たわったワシのねじりのポーズ(p.226参照)同様の方法で、左右交互に倒します。

2. 体の前で、手の指先を床につけます。股関節から前屈し、筋肉の引っ張りを感じ始めるまで体を前に倒します。頭は下に自然に垂らし、平らだった背骨が丸くなり、最初に「限界」を感じるまで、もう少し前に進みます。強度を示す10段階で6段階以内にして、ポーズを保ちます。最初は3分から始め、練習を繰り返すうちに8分まで伸ばしましょう。（陰ヨガでは、タイマーをセットするといいでしょう。）腕で支えながら、軽い圧を常に感じます。ポーズを保持しているうちに手をさらに前に持っていくか、あるいはひじが床につくかもしれません。頭が床まで下がった場合は、足の指の向こう側ではなく、かかとの内側に収めましょう。最後の1分は強度を10段階の7まで、あるいは最後の数回の呼吸では8まで上げます。

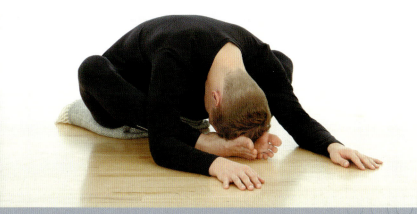

バタフライのポーズ

ポーズの変形、注意
座骨神経痛のある場合は、しっかりとしたクッション、ボルスターなど高い補助用具を使い、おしりの位置を上げます。あるいは、このポーズはやめておきましょう。これまで首に何か問題があった人は、頭を下げるのはやめましょう。高くて長さのあるボルスターの上に額を載せ、首を自然でほどよいカーブに保つようにしてもいいでしょう。椎間板ヘルニアの場合は、背中を丸めてはいけません。代わりに寝そべり、318ページのハッピーベイビーのポーズ・陰スタイルか284ページの横たわった合せきのポーズを行いましょう。陰ヨガのすべてのポーズにおいて鋭い、激しい、あるいは刺すような痛みのようによくない感覚があれば、ポーズから出ます。このポーズの練習の前に、309ページの「陰ヨガの練習のガイドライン」を読みましょう。

スフィンクスのポーズ、アザラシのポーズ

これら2つの後屈ポーズは、腰に素晴らしくよく効きます。ポーズを短く保持するところから始め、体の反応を確かめてから徐々に保持の時間を伸ばしていきましょう。

スフィンクスのポーズ

アザラシのポーズを練習する前にまず、スフィンクスのポーズから始めましょう。後屈の形が、膀胱と腎臓の経絡に働きかけます。

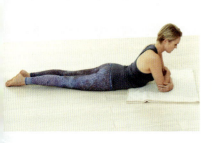

1. 折ったブランケットを前腕の下に置きます。床にうつ伏せになり、腕を前にしてひじを曲げ、それぞれのひじを反対の手で覆います。ひじが肩の線より少し前にくるようにして、背中を反らし後屈します。背中にとって強度が強すぎるようなら、ひじをさらにもう少し前に出します。陰ヨガでは、筋肉が働かない位置でポーズを保持します。肩が丸まっているのを楽しんでください。関節に働きかけるには、筋肉の働きを止めることが必要です。

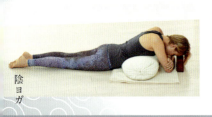

2. 頭を下げ、自然に前を向いた状態で首を保つか、あるいは、額をヨガブロックに載せて休ませるか、いずれか好きなほうを選びましょう。脚は自然に開きます。強すぎると感じたら、ボルスターをおなかの下に入れて腹部を支えます。3分から5分、保ちましょう。

陰ヨガ

ポーズ中にすること

いずれのポーズにおいても強度が強すぎるようなら、背中の筋肉を働かせて短時間ポーズを行いましょう。その後、少し陰ヨガのポーズを行って和らげます。こうすれば、柔軟なところに入り、またそこから出ることができます。

ポーズから出る

うつ伏せになります。起き上がる準備ができたら、四つん這いになります。息を吐き、おしりをかかとに下げて子供のポーズ(p.288参照)に入ります。次に息を吸い、四つん這いに戻ります。これを何度か繰り返した後、子供のポーズでおしりを左右に揺らします。これらの後屈の後には、横たわったねじりのフロー(p.40参照)を行うと心地よいでしょう。

アザラシのポーズ

このポーズはスフィンクスのポーズと同じ効果を持ちますが強度が上がり、おなかのストレッチが加わります。また、胃と脾臓の経絡にさらに深く働きかけます。

スフィンクスのポーズから両手を前に歩かせ、広く開きます。ひじを持ち上げ腕をまっすぐにし、支柱のようにして体を持ち上げます。ひじを締め、自分で強度を選んで両手を歩かせ近づけるか、あるいは離しましょう。背中とおしりの筋肉は働かせません。背中にわずかな圧縮の感覚があることで、エネルギーの停滞が感じられるかもしれません。やりすぎないようにし、背骨には圧縮ではなく緊張を感じていることを確認しましょう。肩は下がってもかまいません。1分から5分、保ちます。最初は、途中で休みながら30秒保持することから始めてもいいでしょう。

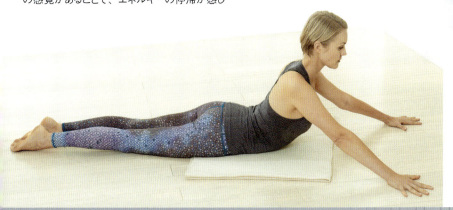

ポーズの変形、注意
妊娠中、腰が収縮される感覚や仙骨の不快感がある場合、あるいは背骨の伸展を行う状態にないときにはこのポーズはやめましょう。背中の痛みや頭痛があれば、ポーズから出ましょう。このポーズの練習の前に、309ページの「陰ヨガの練習のガイドライン」を読みましょう。

陰ヨガの子供のポーズ、ねじった子供のポーズ

この2つの休憩のポーズでは、深い癒しが感じられます。後屈の後にも、適しています。

陰ヨガの子供のポーズ

このポーズは脊柱の関節、股関節に働きかけ、腎臓と膀胱の経絡のバランスを整えます。

敷物の上にひざまずき、両足の親指をつけ、膝を開きます。おしりを後ろに引き、かかとにできるだけ近づけます。両手をできるだけ前に歩かせ、胸を床に向かって下げます。額を床に休ませましょう。このポーズでは、筋肉の働きはすべて解放します。背中の筋肉が働くことをやめると、関節が動き始めます。溶けていくような感覚が起こるでしょう。3分から5分そのまま保ち、ポーズから出た後、陰ヨガのねじった子供のポーズに移ります。

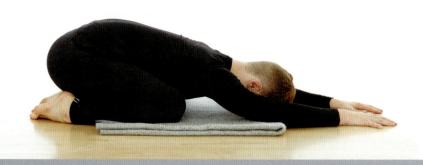

ポーズ中にすること
不快感のある場所は練習をしている場所全体に広がり、そのため不快感は薄まっていくとイメージしてください。広がり、消えていくにつれ、苦痛の和らぐ経験を受け入れます。強度を下げるため、意識的に呼吸をするのもよいでしょう。もっともきつく感じるところに息を入れ、息を吐くごとに体から痛みがすくいとられると想像します。息を吐くごとに、痛みの衝撃を空っぽにしていきましょう。

ポーズから出る
両手を手前に歩かせ、床を押して体を持ち上げ膝立ちになります。支えのある頭立ちのポーズ(p.264参照)をとって、5回から10回呼吸をしましょう。次に仰向けになり両腕、両脚を大きく伸ばして屍のポーズ(p.348-352参照)に入ります。ポーズによって生じたエネルギーの変化を受け取りましょう。

ねじったチ供のポーズ

このバリエーションは陰ヨガの子供のポーズの効果すべてを持ち、肩が緩み、伸びることで心臓と肺の経絡に働きかけます。

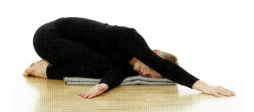
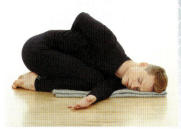

1. 陰ヨガの子供のポーズから両手を手前に歩かせ、少し体を起こします。両手を右に歩かせ、右膝の両側に左右の手を置きます。おしりは後ろでかかとにつけたまま両腕を伸ばし、右腕の下から左腕を通します。右膝に重ならないよう、気をつけましょう。右膝近くで左肩を床に下ろします。頭を右に向け、床に休ませます。ステップ2に進むか、2、3分このまま保ってから、反対側で同じことを行いましょう。

2. 右腕を腰に回し、左腰の前に手をかけます。手が届かなければ、ウエストバンドをつかみましょう。筋肉が緩み、右腕、右肩が重くなるのを感じてください。このまま2分から3分保ちます。反対側でも練習しましょう。

ポーズの変形、注意

鼠頸部、腰、あるいは背中に何か問題がある場合は、このポーズは適していないかもしれません。気をつけましょう。必要なら、膝や足首の下に何か敷物を入れます。このポーズをとることで膝に違和感があれば、折ったブランケットを足首とおしりの間に入れて、膝をあまり折らなくてもよいようにしましょう。胸の下にボルスターを入れると、ポーズは簡単になります。おしりがかかとに近づかない場合は、ヨガブロックなど何か補助用具を額の下に置きましょう。すべてのヨーガのポーズは、ポーズに入っている間、安全に感じられるものでなければなりません。安全と感じられなくなったら、すぐにポーズから出ましょう。このポーズの練習の前に、309ページの「陰ヨガの練習のガイドライン」を読みましょう。

シューレースのポーズ

おしりを深く緩めるポーズであり、腰を伸ばし、腰の緊張を緩めます。内腿にある肝臓、外腿とおしりにある胆嚢の経絡に働きかけます。

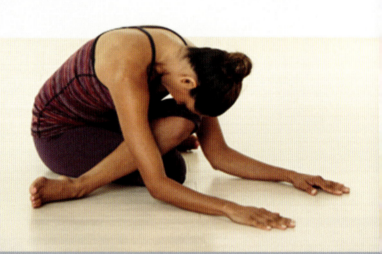

ポーズ中にすること
もがいたり、ポーズを無理に強いたりしていないことを確認しましょう。できるだけ筋肉を働かせずにポーズを保持すれば、緩みを経験できます。練習し、長く保持する間に股関節や脊椎関節が反応するようになります。マインドフルネスを練習しましょう。その瞬間、その場所に存在しましょう。

ポーズから出る
いずれの陰ヨガのポーズでも、ゆっくりとポーズから出ます。腕を押し、上体を起こします。脚をほどき、体の前で膝を曲げます。足の裏を床につけ、おしりを何度か床から上げてテーブルの形を作ります。次に仰向けになり、膝を曲げ、足の裏を床につけて、両脚をワイパーのように左右に揺らします。

1. この練習が始めてであれば、クッションか折ったブランケットの上にすわって行います。あぐらをかいた状態から両膝を近づけ、左右の膝を上下に重ねます。やり始めの段階では、足はそれぞれおしりの脇にくるでしょう。おしりに柔軟性がある場合は、足をもう少し外側に、そして前に動かしましょう。おしりが硬い場合は半分のシューレースのポーズをとりましょう。この場合は、下の脚を前に伸ばします。下の脚の膝に痛みがある場合にも、こちらを行いましょう。

2. 半分、あるいは完全なシューレースのポーズのいずれの場合も、股関節から前に傾き、手を前に出し膝の両側で床に手をつきます。背骨がまだまっすぐ伸びていれば、背骨が丸くなり、おしりの外側か背中がわずかに引っ張られるような感覚が得られるまで、手を前に歩かせます。この位置で頭を前に垂らし、休みます。強度は10段階のうち6くらい、あるいはそれより低くてもよいでしょう。

3. このポーズで長く保つには腕を上げます。ひじを上の膝の上に休ませるか、ひじを曲げて手のひらに額を載せてもよいでしょう。ボルスターの縁や柔らかなヨガブロックなど、補助用具に額を載せて休んでもよいでしょう。あるいは、ひじが床につく人もいます。このポーズでは、筋肉に強いストレッチの感覚を得ることが目的ではないことをしっかり思い出してください。体の結合組織に、コントロールされた適切な圧をかけることを目指しましょう。

4. 3分保つところから始め、5分まで伸ばしましょう。最後の1分は10段階の7まで強度を深め、最後の数呼吸では8まで上げます。「ポーズから出る」に従ってポーズから出て、反対側でも練習します。

ポーズの変形、注意

座骨神経痛がある場合は、このポーズはやめましょう。首に問題がある人は、頭を垂らすのをやめましょう。長くて高さのあるボルスターで額を支え、首を自然なカーブに保つのもいいでしょう。椎間板ヘルニアのある場合は、決して背中を丸くしてはいけません。仰向けになり、膝を曲げて脚を交差して腿に載せ、両脚を抱えます。シューレースのポーズで膝に痛みを感じたら、上にくる膝の下に何か入れて、膝の位置を上げましょう。他の陰ヨガのポーズ同様、痛みを感じたらポーズから出るか、あるいは痛みが消えるまで強度を下げましょう。このポーズの練習の前に、309ページの「陰ヨガの練習のガイドライン」を読みましょう。

ハッピーベイビーのポーズ・陰スタイル

ここにある2つのポーズは、陰ヨガの支柱とも言うべきものです。極限まで身を任せ、それぞれのポーズで忍耐強く時間を過ごし、静けさを経験しましょう。

陰ヨガのハッピーベイビーのポーズ

このポーズでは股関節をしっかり開き、仙骨にかかる圧を和らげます。腎臓、膀胱、肝臓の経絡に働きかけます。

1. 仰向けになります。足を上げ、膝を曲げて脇近くに持ってきます。頭を上げ、すね、足首、あるいは可能であれば足の甲など、できるだけ高いところをつかみます。それが無理なら、手のひらか前腕を腿の後ろに回します。腕の重みで膝を下げます。腰が丸くなって、床から離れます。頭を床に休めましょう。首の形を確かめます。顎が上がって喉が大きく開いているような気がしたら、顎を喉に向かって引いて首を伸ばしましょう。それでもまだ喉が開いているような感じであれば、頭の下にクッションを置き、首が自然なカーブになるようにします。呼吸し、そのまま3分から5分保ちます。呼吸を観察しましょう。ポーズから出る直前に脚を引っ張って左右の足を大きく広げ、数呼吸の間股関節にかかる圧の強度を上げましょう。

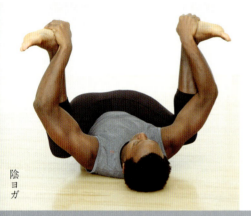

陰ヨガ

ポーズ中にすること

開く感覚を楽しんでください。体の内側を柔らかくしましょう。慌てる必要はありません。体の境界を感じ、そこにいましょう。陰ヨガでは、時間が魔法をかけてくれます。強度が強くなったと感じたら、あと1分そこにいましょう。我慢するのではなく、開くのだと思ってください。

ポーズから出る

膝を胸に抱え、左右に揺れます。壁を使っている場合は壁から足を滑らせ、膝を曲げて足を床につけます。おしりを何度か上げ下げしましょう。次に背中を床につけて横になり、両脚、両腕を開いて伸ばし、体に起こった肉体的変化、エネルギーの変化を受け取りましょう。

壁を使ったハッピーベイビーのポーズ

これは「陰ヨガのハッピーベイビーのポーズ」の準備として、多くの人が行いやすいと感じるポーズです。十分に長く保持すれば、このポーズからも鍛え、緩める陰ヨガの波を感じることができます。

1. 両脚を壁に上げます（脚を壁に上げる方法については、298ページを参照してください）。膝を曲げ、足の裏を壁につけます。足を歩かせて左右の足を腰幅より広く離し、つま先を45度ほど外側に向けます。そうすると、膝も少し離れます。体の柔軟性によって仙骨が床から離れる場合もあればぴったり床につく場合もあります。床に下ろすには、体を壁から離しましょう。腕を左右に広げ、耳に近づけるように少し上げ、上体のエネルギー経絡に働きかけます。目を閉じましょう。丁度よい位置が見つかったら、動くのを控えます。その場で5分、休みましょう。

ポーズから出る前に脚か腿をつかんで引き寄せ、陰ヨガのハッピーベイビーのポーズに入って数回呼吸します。

ポーズの変形、注意
生理中は、仙骨を壁につけたままにしましょう。高血圧の場合は、これらのポーズはやめましょう。このポーズの練習の前に、309ページの「陰ヨガの練習のガイドライン」を読みましょう。

陰ヨガのドラゴンのポーズ

ドラゴンのポーズは股関節に強く働きかけ、臀部の屈筋と大腿四頭筋を緩めます。下半身にある6つの経絡すべてに働きかけ、精神的回復力を養います。

1. 四つん這いの姿勢から右足を両手の間に一歩出します。足首の関節が膝の関節より前に出るように、さらに足を前に出します。両手を床につけたまま、左膝をできるだけ後ろに動かします。左右の手を右足の両側に置き、ここからドラゴンのポーズを始めます。上体を持ち上げ、両手を右膝に置きます。腰に違和感のないことを確かめましょう。陰ヨガのすべてのポーズでは、適度な圧を関節に加えることで体を伸ばします。痛みを感じるほどの強度にしてはいけません。

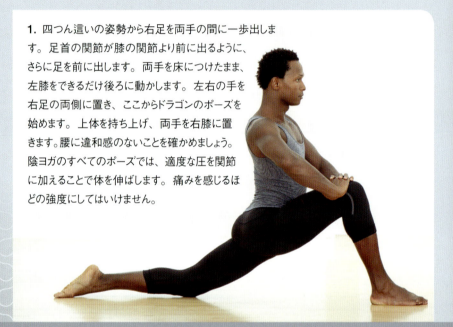

ポーズ中にすること

ハタヨーガの経験を積み、動きや流れのある動的な（陽）ヨーガを好むヨギーは、静かにとどまることを難しいと感じるかもしれません。忙しく、向上心に燃えるこの世界では、静止は必ずしも理解されず、また奨励されるわけでもありません。何も起こっていないかのようなポーズは、強い筋肉を収縮させることですぐさま満足感を得ることに慣れているヨギーにとっては、難しいかもしれません。動きたくなったら、あるいは落ち着かない気がしたら、ただ静かに休み、自分の境界は静止にあることを、そしてポーズによって魔法がかけられることを理解し、そして信じましょう。

2. できそうなら、次に進みます。両手を右足の左側で床につけます。手を前に歩かせてひじを床に下ろすか、あるいはもう少し高さが必要なら折ったブランケットなど何か補助になるものの上にひじを置きます。自分の選んだポーズにとどまり、すべてを緩めましょう。徐々に、ポーズを保って3分から5分間保持できるようにしていきます。タイマーをセットしてもいいでしょう。鼠径部に効いているように感じたら、そこは肝臓と腎臓の経絡です。後ろ脚の腿前部に効いているようなら、胃と脾臓の経絡に働いています。右腿の外側なら、胆嚢の経絡です。ドラゴンのポーズで上体を起こしているときには、腰に効いているように感じるかもしれません。これは膀胱、腎臓の経絡に働いています。

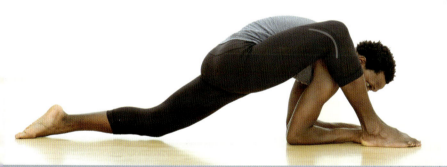

陰ヨガのドラゴンのポーズ

ポーズから出る
足を下げて下向きの犬のポーズ (p.58参照) か、あるいは子供のポーズ (p.288参照) に入り、何回か呼吸します。その後四つん這いになり、反対側で同じことを練習します。ドラゴンのポーズの後には、横たわったワシのねじりのポーズ (p.226参照) で強度のかかったおしりを緩め、リラックスさせましょう。

ポーズの変形、注意
ボルスターなど何かサポートとなるものを後ろ脚の腿の下に入れると、ポーズをとりやすくなります。後ろの膝、あるいは足首に違和感があれば、下に柔らかい敷物を入れましょう。すねの下に折ったブランケットを置いて、膝を浮かせてもかまいません。このポーズの練習の前に、309ページの「陰ヨガの練習のガイドライン」を読みましょう。

陰ヨガの肩のストレッチ

モダンヨーガのヨギーとして世界を肩に背負っていると感じているなら、この2つのポーズはぴったりです。肩を深く緩め、上半身の経絡に働き、練習によいバランスをもたらします。

交差したストレッチ

このポーズで胸の後ろに息を入れると、胸が開き花開くようでとても心地よく感じられます。硬くなっているところに光を照らし、緊張が解けていきます。

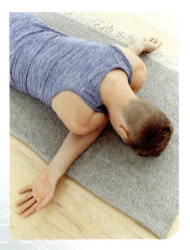

うつ伏せになり、右腕を胸につけて左右の前腕を交差し体を支えます。右の前腕を、手の親指を上にして左に滑らせます。できるだけ、ひじを伸ばしましょう。次に、左腕を右に伸ばします。できるだけまっすぐに伸ばしたら、右腕を収縮してさらにまっすぐに伸ばします。もう少し動かし、両手をさらに引き離しましょう。ここで、腰を前に「歩かせ」、額を床に休ませます。首が詰まっていないことを確認し、なおかつ、鼻が床に押しつぶされないようにします。額が床につかない場合は、額を柔らかなヨガブロックに載せましょう。そのまま、2分から3分保持します。次に反対側でも行いましょう。

ポーズ中にすること

意識を外側から内側へと移しましょう。感覚の中に入りましょう。ざわめきや波動、あるいは熱い、寒いといった感覚を経験しましょう。じっと吟味すると感覚は散っていきます。外形は、永遠でも強固でもありません。強度という頑固な帯から飛び上がることなく、楽しみに心待ちにしていた新たな季節に入るかのように、微細な感覚の中に入りましょう。

肩の内側を開くポーズ

肩を開くポーズであり、肺と大腸の経絡に働きかけます。

うつ伏せになり、左腕をまっすぐ左に伸ばし、手のひらが肩と同じ高さになるようにします。頭を右に向け、右手のひらを右肩近くで床につけます。右手のひらを押して体の右側を上げ、左肩の位置で体を回します。左右の腰を上下に重ね、耳を床につけます。左脚は伸ばしたままにし、右脚を曲げて左脚の後ろで右足を床につけ、バランスをとります。右の前腕を背中に下ろし、体の下に入れてもいいでしょう。最大3分、このまま保ちます。次に、反対側でも同じことを行いましょう。

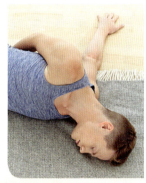

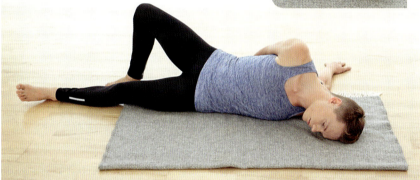

ポーズから出る
ポーズに入るステップの逆のステップを踏んで、ポーズから出ます。体を回して仰向けになり、腕と脚をゆったり広げます。しばらくそのまま休み、体が緩んだ感覚を味わいましょう。もう少し肩を休めたければ、315ページの「ねじった子供のポーズ」を行いましょう。

ポーズの変形、注意
肩に問題がある場合は、練習する前に専門家にアドバイスを求めましょう。腹部に圧を加えてはいけない状態の人には、交差したストレッチは適していません。妊娠10週目以降は、これらのポーズの練習はやめましょう。このポーズの練習の前に、309ページの「陰ヨガの練習のガイドライン」を読みましょう。

陰ヨガの肩のストレッチ

陰ヨガのカエルのポーズ

このポーズは鼠径部、股関節、腰、肩に深く働きかけます。また脾臓、肝臓、腎臓の経絡にも、そして前の腕を伸ばすことで心臓、肺、小腸、大腸の経絡にも働きかけます。

1. ブランケットを半分に折り、膝の下に横にして置きます。あるいは、クッションを左右の膝それぞれの下に入れます。四つん這いから始めます。膝をさらに広げ、前腕を床につけます。膝を、おしりと同一線に保ったまま開きます。最初は、おしりが膝より前にきているほうがやりやすいかもしれません。左右の足を離します。膝下からまっすぐ伸びたところにある足首を曲げ、足の指を外側に向けます。最終的には、このポーズでは股関節、膝、足首の各部が直角に曲がります。ゆったりしたい場合は、胸をボルスターか折ったブランケットに載せましょう。3分から5分、そのままとどまります。次に難しいものに進むか、あるいはやりやすいものを選ぶか、決めましょう。

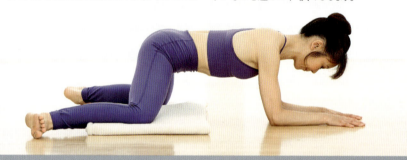

ポーズ中にすること
強度が上がってきたと感じたら、鼻から吸って口から声を出しながら息を吐きます。このようにして3回呼吸し、体に積み重なった負担を息を吐くときに吐き出しましょう。練習は、ストレスを感じるものであってはなりません。陰ヨガの目的は気を流すことですが、ストレスは気の流れを妨げます。そのまま保っていたいと思うかどうか、心の声に耳を傾けましょう。

ポーズから出る
体がどれくらい床に近づいているかによって、前に体を滑らせて床にうつ伏せになるか、あるいはひじを曲げて床につき前腕を床に押しつけて上体を起こすか、どちらかを選びましょう。ゆっくりと両膝を近づけ、子供のポーズ（p.288参照）に入ります。次に仰向けになり、膝を曲げて脚を組みます。すねのあたりで膝を抱え、ゆっくりと左右に揺れます。脚の上

2. ここまでで10段階の強度のうち6に達していないと感じ、もう少し難しいものをやってみたいと感じるなら、片方の腕を伸ばし、もう片方の前腕は横にします。曲げた腕の前腕に額を休ませましょう。可能であれば両腕を前に伸ばし、胸を床に下ろします。首に違和感がなく、もう少し難しいものを試みたい場合は、顎を床につけて前を見ます。そうでなければ写真のように、額を床に下ろします。

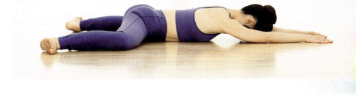

3. すでに10段階強度の6を超えていると感じたら、体にはきつすぎるということです。その場合は、半分のカエルのポーズを試しましょう。左腕、左脚を一直線に伸ばし、右ひじを曲げて肩と同じライン

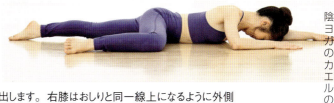

上にくるようにして右側に出します。右膝はおしりと同一線上になるように外側に出し、足首を曲げます。3分間そこにとどまり、ポーズから出て反対側でも同じことを行いましょう。

陰ヨガのカエルのポーズ

下を入れ替え、もう1度揺れましょう。次に床に腕と脚を広げ、1分以上かけて、このポーズの効果を感じます。これで、気のエネルギーが循環します。

ポーズの変形、注意
膝の保護のためには、膝の下に何か敷物を入れましょう。両足の親指をつけると（おたまじゃくしのポーズ）、はるかに楽です。必要であれば、腕に体重をかけましょう。腕の位置を広くとると、肩が楽になります。このポーズで長く保つことは、出産後の女性には適さない場合もあります。このポーズの練習の前に、309ページの「陰ヨガの練習のガイドライン」を読みましょう。

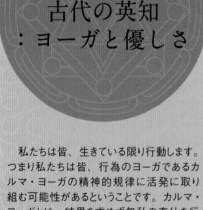

現代生活のための古代の英知：ヨーガと優しさ

　私たちは皆、生きている限り行動します。つまり私たちは皆、行為のヨーガであるカルマ・ヨーガの精神的規律に活発に取り組む可能性があるということです。カルマ・ヨーガとは、結果を求めず無私の奉仕を行うことです。単純なものであれ複雑なものであれ、行為は純粋な意志と最大限の努力のもと行われます。そして努力の結果にとらわれないことで、人間の経験に伴う熱望や嫌悪から清められます。子供をいつくしみ、病む友人を支え、また能力の限りを尽くして自分のすべきことを行うというのはすべて、瞑想的な心を持って取り組めば精神における印となります。宇宙はあなたの中で、あなたを通して広がっているのだということを、自分の行為によって知ります。カルマ・ヨーガはとても大切であり、それ自体が自己実現への道であると考えられています。

　利他主義はカルマ・ヨーガの形です。

> 「カルマ・ヨーガとは、結果を求めず無私の奉仕を行うことです。単純なものであれ複雑なものであれ、行為は純粋な意志と最大限の努力のもと行われます。」

研究によると脳の帯状皮質を活性化させることがわかっており、人類における社会との密着性やつながりに関連するものです。利他主義とカルマ・ヨーガの現れである奉仕に関する研究では、人は奉仕をすることによって健康で長生きできるということです。利他主義は私たちの神経ワイヤリングの一部のようであり、そのため他を助けることに本能的に喜びを感じ、社会との密着性やつながりを強く感じます。実際にこのメカニズムは、利他主義の行為が幸せを増長し、幸せな人は優しいというように、いずれの方向にも働いているようです。

　ヨーガの哲学では、私たちの周りには常に苦悩があると言われています。他を助けるときには、何かを整えようとしてはいけません。結果を解き放ち、ただ単に優しさを差し出すことこそ、長きにわたってできることです。

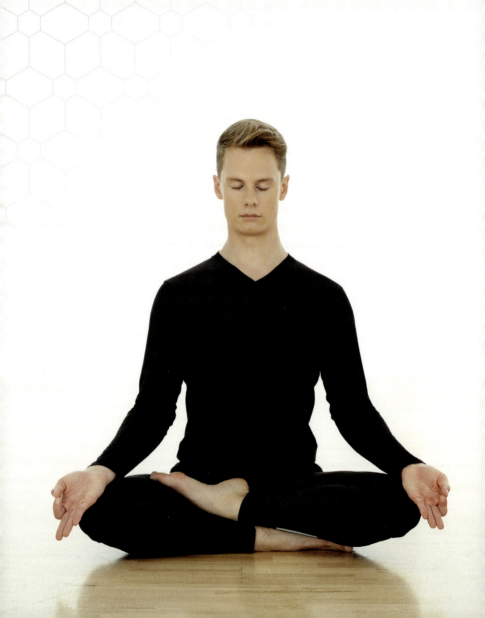

16. ヨーガの呼吸

「呼吸することができるなら、ヨーガはできる」というのを聞いたことがあるでしょうか。これは体の硬い人、高齢者、あるいは痛みのある人など、何らかの理由で難しいポーズをとることができない人への言葉です。そして、その通りなのです。呼吸が、私たちをヨーガの状態に結びつけます。今という瞬間に私たちを引き戻し、今ここに存在するという捉えどころのない状態にたたずむことを可能にします。

呼吸が私たちを、生命の力へと開いてくれます。そしてときにヨーガでの呼吸は、生命保険のようなものにも感じます。たとえばマットに転がる気分になれないときや、疲れ傷ついて明るい太陽礼拝を始める気分ではないとき、深い悲しみに沈む夜や起きられないとき、調子が悪く動きたくないとき、そんなときでも、実はヨーガを練習することは可能です。つまり呼吸をすることはできるし、それによって体はとても健康になるのです。そして気分のよいとき、幸せでリラックスしているときにも、ヨーガの呼吸によって未来のためのよいエネルギーを蓄えることができます。呼吸は、素晴らしい魔法の扉です。人生のどんな時期においても、ヨーガの呼吸でリラックスし、楽しみ、そして瞑想を行いましょう。

☆ 広がる呼吸

この呼吸をするたびに、私は呼吸について新たな気づきを得ます。雪の結晶のように、呼吸はそれぞれ他と異なり特別です。私はそこに畏敬の念を抱き、呼吸をするたび魔法のような感覚を持つのです。どうぞ、楽しんで練習してください。何度もやってみて、子供のような好奇心をきらめかせてください。

1. 心地よく感じる方法ですわりましょう。片方の手のひらを胸に、もう片方の手の甲を背中中央に休ませます。手の位置が定まったら、できるだけ肩をリラックスさせましょう。

2. 目を閉じます。体が呼吸に合わせて動くのを感じましょう。手で軽く圧をかけ、息を吸うたびに体が広がり、吐くたびに体が自然に狭まって手がかすかに下がっていくのを感じましょう。

3. 1分から3分続けたら両手を下に滑らせ、片手は腹部に、もう片方の手は腰に当てます。さらに、呼吸を観察します。息を吸うたびにおなかがゆったりと花開くように広がるのを感じましょう。このヨーガの呼吸によるやわらかな腹式呼吸を楽しんでください。背中の動きも観察しましょう。背中の変化は微細です。呼吸をゆったり誇張して行い、腰の動きを明確にしましょう。呼吸が腰の周りで渦巻き、そこで出会う緊張をすべて溶かすとイメージしてください。1分から3分、そこにとどまりましょう。

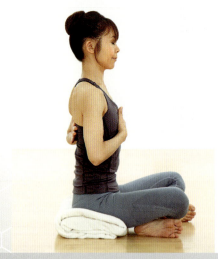

ヨーガの呼吸

効果
穏やかになる、集中する、活力が出る、滋養となる

姿勢
背骨が無理なく伸びるよう、心地よい姿勢を選んですわります。写真は安楽座で、折ったブランケットを用いてすわる位置を高くしています。おしりの位置を膝より高くすることで、腹筋が自由になり呼吸とともに自由に動くことができます。

4. 腕の位置を変え、手のひらで肋骨の脇を覆います。指は反対の手に向かって伸ばします。ウエストではなく、肋骨を覆い、肩を緩めます。この位置ではうまく収まらなければ、腕を前で交差し、手で反対の肋骨の脇を覆います。呼吸が体側に入ることを感じましょう。意識的に息を大きく吸い、体側に息を入れます。息を吸うごとに肋骨が広がり、持ち上げられ、息を吐くごとに狭まり、下がることを感じてください。通常より深い呼吸をゆっくり数回行った後、軽い呼吸に戻してからも引き続き、この肋骨の動きを感じましょう。1分から3分、練習します。

5. 手を腿の上に休ませ、引き続き息を吸いながら上体を開き、吐きながら凝縮させます。呼吸が十分に広がるのを感じます。手のひらの暖かな感覚を思い出し、呼吸を入れる場所を意識しましょう。上体の中心に風船があるとイメージします。息を吸うときにその風船を膨らませ、息を吐くときに縮めます。前後左右全方向に均等に膨れると考えましょう。息を吸うときには骨盤底に向かって下に、そして喉の基部に向かって上にも膨らませましょう。吐くときも同様に、均等に縮めます。この穏やかな呼吸を1分から3分続け、ゆっくりと出る準備をします。リラックスしている感覚を確かめ、心の状態の変化を確認しましょう。

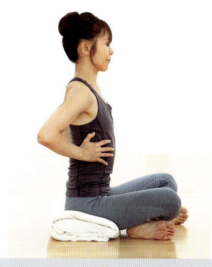

広がる呼吸

注意
深い呼吸や呼吸を誇張するときは、急がずゆっくりと行います。特に、ゆっくり吐くことができているかどうか確認しましょう。

☆ オーシャンブレス(ウジャーイ呼吸)

ヨーガには、1つで何にでも適用できる練習があるわけではありません。ですが、オーシャンブレスはそれに近く、ヨーガの練習にこの呼吸を組み込めば、集中と流れの新たな感覚が得られます。勢いよく壮大な引き潮とともに流れる呼吸へと入ります。

この呼吸法はそれだけでも練習として使うことができますが、身体的な動的ヨーガの練習を通して用いることもできます。しばらく練習してこの呼吸を心地よく感じるようになるかもしれませんが、ヨーガのポーズの際に完全に行えるようになるには、定期的な練習が何か月も必要かもしれません。この呼吸には、それだけの価値があります。オーシャンブレスを組み込むことで、身体的なヨーガの練習はすべて一段階上がり、私たちの望む動く瞑想という感覚が得られるようになります。そして、オーシャンブレスを意味するサンスクリット語である「ウジャーイ」が「勝利の呼吸」と訳されている意味がわかることでしょう。

1. まず、オーシャンブレスの中でもっとも簡単にできる息を吐く部分を取り上げます。喉の奥の気道を少し引き締め、口を開けてゆっくりと息を吐きます。このとき、息を吐きかけて窓を曇らせるときのように、ため息をつくようにします。赤ちゃんがいびきをかくような軽い音がするはずです。喉が暖かくなるのを感じましょう。ここでリラックスできたら、徐々に息を長く吐くようにします。バランスを保つため、吐く息に従って吸う息も長く伸ばしていきます。

2. 息を吐くときに開けていた口を、閉じます。喉の呼吸は維持しますが、唇を閉じ、鼻から息を吐きます。息が喉を通り、左右の鼻の穴がつながったかのような感じがします。音は少し小さくなりますが、それでも近くにいる人に聞こえるくらいの音がします。1分ほど続けたら、休みましょう。違和感なく心地よい状態なら、次のステージに進みます。ストレスを感じるようなら、ここまでで終わりにします。数日間、あるいは数週間、短い時間呼吸の練習をするうちに、たやすく感じるようになります。

ヨーガの呼吸

効果
集中する、暖かくなる、瞑想的になる、土台が安定する、リラックスする

姿勢
寝そべるか、あるいは心地よく感じる方法ですわります。写真は脚を大きく開いて組んだ達人座で、片足の足首をもう片方の足首に載せ、両足とも体に近づけて、つま先を体の下に入れています。ハタヨーガの練習でポーズを保つ間、そしてポーズとポーズの間にも意識的にこの呼吸を行いましょう。

3. 気道を引き締めたまま、息を吸います。喉の奥に小さな穴があり、その穴から息を吸っていると考えるとやりやすくなります。息が喉を通り、鼻で音がしていないことを確認しましょう。喉には、引き締めながらも柔らかく、軽い感覚がなくてはいけません。吸う息にも吐く息にも、一貫したリズムの流れが必要です。吸う息も吐く息も、遠くの海の波の音のように聞こえるでしょう。呼吸の潮の流れを楽しんでください。この喉の呼吸を1分以上、最大練習の間中ずっと行います。最後のリラクゼーションの時間に、この呼吸から通常の呼吸へと戻ります。

オーシャンブレス(ウジャーイ呼吸)

注意
ヨーガの呼吸は個人的なものであり、人によって異なります。身体的、心理的、あるいは感情的な理由で自分にふさわしくないと感じる場合は、経験を積んだヨーガ指導者に相談しましょう。頭がくらくらする、あるいはめまいがするなら、やめましょう。

☆
☆
四拍呼吸

エネルギーに満ちる素晴らしい練習であり、私はたびたび、この呼吸、あるいはそのバリエーションでクラスを始めます。肺が軽くなって、広がるように感じられます。それぞれの呼吸がゆっくり、拡張していくように行います。

この呼吸では、2度呼吸を保持します。息を吸って十分に体を満たし、息を吐いて空っぽの状態を気持ちよく味わいましょう。息を吸ってから間を置くことで、体に入った空気から最大限にエネルギーを得ます。息を吸い、あるいは吐いた後、心の中で数を数えて保持している間に、集中力が高まります。数を数えることで、心は日常の思考から解放され、今この瞬間にいるという捉えどころのない意識の中に入ります。そして、意識が高まり、幸せを感じます。この練習を、どうぞ思う存分楽しんでください。

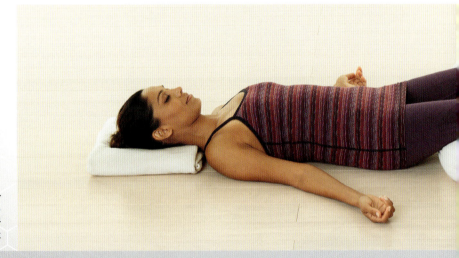

効果
活力が出る、広がる、エネルギーが湧く、集中する、静かになる

姿勢
心地よく感じる方法ですわるか、あるいは寝そべりましょう。仰向けになると体は地面でしっかり支えられ、体を直立させるために働くすべての筋肉に、それほど働く必要がなくなります。つまり、呼吸をする、そして姿勢を支えるという2つの役目を果たす筋肉は、十分に深い呼吸をするという仕事だけに専念できるのです。

1. 背中を伸ばして心地よく感じられる方法ですわるか、あるいは、もっとよいのは横になります。肺から息を吐き出し、何もない状態で始めます。ゆっくり4つ数えながら、息を吸います。鼻から吸い、均一に安定した空気の流れを感じます。最初から強く、あるいは速く息を吸うと苦しくなるので、コントロールされた方法で息を吸いましょう。数えて4に達したときにタイミングよく肺が一杯になるように、均一に心地よく息を吸います。

2. 吸った息を保持します。大事な訪問客に長く居てもらうつもりで、息を保持して2つ数えましょう。たっぷりの息を保ち、胸郭が開くのを楽しみます。顔の筋肉、組織が柔らかくなっていることを確認し、体の中で不必要に固めているところがあれば解き放ちます。

3. 4つ数えて、息を吐きます。息を吸うときと同様に、鼻から均一に息を吐きます。4つ数え終わったときに、息を吐き切るようにします。

4. 息を吐き切ったまま、2つ数えます。息を吐き切り空っぽになったところで、ゆったりとした静けさの中に沈み込みましょう。静けさは常に私たちの中に存在しますが、慌ただしい現代生活の中で見失ってしまいがちです。今こそ、静かな池の表面に浮いているかのように、この静けさに触れるまたとない機会です。

5. これで1回の呼吸が終わりました。もう1度、4つ数えて息を吸い、合計5回から15回呼吸を繰り返します。終わったら完全にリラックスして休み、効果を体に取り込んでください。

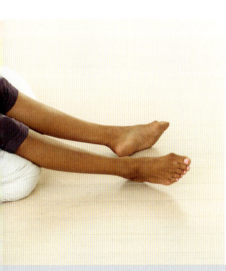

四拍呼吸

注意
高血圧の人は、息を吸って保持することは避けましょう。妊娠中は、息を吸って、また息を吐いて保持するのは避けましょう。

変形
4つ数えて息を吸い、2つ保持し、4つ息を吐き、2つ保持するというリズムで無理なくできると感じたら、吸い、吐く部分を長くしましょう。5つ数えて息を吸い、また吐き、間で保持するときは2つ数えます。この割合でうまくいくようならさらに、息を吸い、息を吐くときに数える数を6に増やします。このときは、保持するときに3つ数えます。

☆ 金の糸の呼吸

これは不安解消にとてもよい呼吸です。この呼吸によって心配や気になることから一歩退くことができ、受動的な傍観者になることができます。問題や関心事に反応したり、関わったりする必要はありません。あるがままの姿が純粋で、完ぺきで、完全であることを思い出させてくれます。全体、そして平静を経験するために、何かを変える必要などまったくないことがわかります。

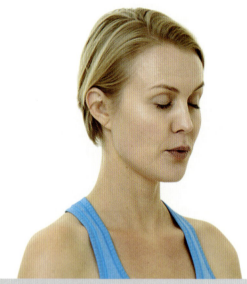

効果
穏やかになる、落ち着く、癒される

姿勢
この呼吸は、上体を起こして練習するほうがいいでしょう。正座で、あるいは脚を組んで、または、いすにすわって行いましょう。床に脚を組んで行う場合は、おしりの下に何かサポートを入れます。解剖学的に見て、おしりが膝より高い位置にあるほうが、背中を高く伸ばすことができます。そしてそのほうが、威厳のある姿勢を保つことができます。

1．心地よい方法ですわり、目を閉じて、呼吸の速さ、深さを感じます。鼻で息をし、しばらくの間、吸う息の長さを感じます。次に意識を吐く息に向け、どれくらい長いか観察しましょう。

2．引き続き鼻で息を吸いますが、口から吐きます。唇を柔らかくして口を開き、音を立てずに空気を吐き出します。楽に心地よくできていたら、口を少し狭め、唇の間にティッシュペーパーが1枚挟めるくらいまで閉じましょう。このとき、柔らかくしていた唇に緊張が生まれないようにします。吐く息が少し長くなるはずです。呼吸のバランスをとりましょう。左右両方の鼻から、楽に息を吸います。

3．息を吐くたびに、空気が体から少しずつ離れていくのを感じましょう。空気という細い金の糸が自分の前に伸びているとイメージしてください。慌てずゆっくりと息を吐けば、細い金の糸が柔らかく波打ちます。長く息を叶けば、糸は驚くほど遠くまで伸びていきます。

4．この金の糸の端には、あなたの持つ心配や懸念があります。小さな籐のかごが前に浮かんでいて、何でも中に入れていいのだと想像しましょう。急いで呼吸することなく、このかごを見つめてください。様々な懸念事項を観察することで、客観的になることができます。前にある懸念事項は、もはや、あなたに属するものではありません。自由になって、これらの問題から解き放たれましょう。

5．金の糸の端にあるこれらの問題を、どこに置くか決めましょう。どこでもよいのです。もちろん、持ち帰るのも自由です。そして自然な呼吸に戻って、鼻で息を吸い、吐きます。数分間、穏やかに呼吸を観察しましょう。

金の糸の呼吸

注意
何かわからないことがあれば、専門家にアドバイスを求めましょう。

変形
目を閉じて練習することで暗い気分になるようであれば、目を開けて行います。

☆ 片鼻呼吸

片鼻での呼吸は、ナーディーショーダナと呼ばれます。右脳と左脳を調和させて、エネルギーの経絡を浄化します。まるで非現実的なヨーガの伝説のようだと思うなら、世界中のヨーガの実践者がこれを信じ、その効果を楽しんでいるということを思い出してください。これは、従来の片鼻呼吸をもとにしたもので、とてもよい練習であり、日中でも夜でも、生活の質が高められます。朝行えば、穏やかで集中した1日となり、夜に行えば、1日の終わりに体を緩める効果があり、心地よく眠りにつくことができます。たとえば会議の前後に行うのもよく、気持ちよく瞑想に入っていくこともできます。この呼吸で、心穏やかになってください。

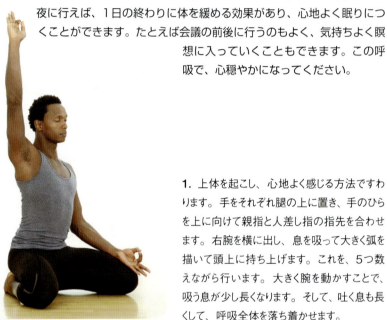

1. 上体を起こし、心地よく感じる方法ですわります。手をそれぞれ腿の上に置き、手のひらを上に向けて親指と人差し指の指先を合わせます。右腕を横に出し、息を吸って大きく弧を描いて頭上に持ち上げます。これを、5つ数えながら行います。大きく腕を動かすことで、吸う息が少し長くなります。そして、吐く息も長くして、呼吸全体を落ち着かせます。

効果
穏やかになる、調和する、バランスをとる、集中する

姿勢
もっとも心地よく感じる姿勢を選びましょう。写真は膝を開いた英雄座ですが、力を入れずに楽に上体が直立できる姿勢であれば、何でもいいのです。正座でおしりに何かサポートを入れる、あるいはクッションの上にすわって脚を組んでもいいです。いすを使う場合は後ろにもたれかからないようにし、自分の筋力を使って背中を長くしてすわります。

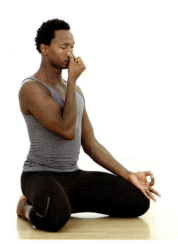 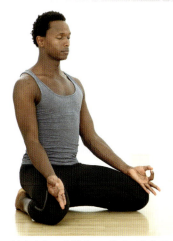

2. 腕が頭上に持ち上がったら、息を保持したままで3つ数えながら右ひじを曲げ、腕を下げます。右の親指で右の鼻の穴を押さえましょう。右の鼻の穴を塞ぎ、左の鼻の穴から息を吐きます。8つ数えて吐きましょう。肺が空っぽになったら、そのまま保って3つ数えながら右手を下げ、もう1度腿の上に休ませます。

3. 次に腕を変え、左腕を5つ数えて息を吸いながら頭上に上げましょう。息を保持して3つ数えながら腕を下げ、左の鼻の穴を塞ぎます。8つ数えながら、右の鼻の穴から息を吐きます。空っぽになった状態で、そのまま保って3つ数えながら、左手を下げて腿で休ませます。これで1回の呼吸が終わりました。右腕、左腕を交互に続け、5回から10回行い、右の鼻の穴から息を吐いて終わりにします。静かにすわり、心の変化を感じましょう。

片鼻呼吸

注意
一方の鼻の穴がもう片方より開いていることは、よくあることです。片側の鼻が不快と感じるほど詰まっているときは、もう片方の鼻の穴を押さえるときに完全には押さえず、詰まっていると感じる鼻では最大限に呼吸できるようにしましょう。

変形
数を数えるのをゆっくりにしたり、速くしたり、自由に変えましょう。5回、3回、8回、3回という配分でうまくいくかどうか確かめます。他の配分で行いたい場合は、経験を積んだヨーガ指導者に相談しましょう。

現代生活のための古代の英知：苦の原因

PARINAMA TAPA
SAMSKARADUKHAIH
GUNAVRITTIVIRODHACCA
DUKHAMEVA SARVAM
VIVEKINAHH

परिणामतापसस्कारदुःखैर्गुणवृत्तिविरोधाच्च

दुःखमेव सर्वं विवेकिन

ヨーガ・スートラ第2章15節

このスートラには苦悩の原因について書かれてあり、第1の原因として転変、パリナーマが挙げられています。すべての事象は、変化します。不変であるものなどなく、変化は避けられず、それが私たちを苦しめます。変化にまつわる苦は、以下の4つから起こります。

- 苦は、私たちの周りで何かが変化し、それによって私たちの感情が否定的な方向に影響を受けるときに生まれます。たとえば、職を失う、何か特別なものをなくすなどが、その例です。
- 持っていないけれど欲しいものがあれば、それも苦の原因です。欲望には、小さいものも大きいものもあります。たとえば、昇進できなかった、「真に愛する人」がみつからない、朝のコーヒーがなかなかこ

> 「転変は、苦の原因です。すべての事象は、変化します。不変であるものなどなく、変化は避けられず、それが私たちを苦しめます。」

現代生活のための古代の英知：苦の原因

ない、過去には喜ばしいと感じていた経験以上のものを望んでいるなどが、その例です。
- 3つ目の原因は過去からの条件付け、サムスカラ（p.356参照）です。意識的、あるいは無意識のうちに何らかの行動を繰り返し行うことであり、自分のためにならず、有害ですらあります。
- 4つ目は自分の中の変化、少なくとも望まない変化で、これが苦を引き起こします。

> 「グナは季節、食べる物、そしてどんなライフスタイルを選ぶかにも影響を及ぼします。私たちの思考、願望、気分、そして個性にも影響を与えます。」

何が変化を引き起こすのか？

インド哲学における基本原理は、グナという考えです。グナという言葉は「糸」、「より糸」を意味し、これらの糸が編まれてすべての創造、過去、現在が作り出されます。グナには3つあり、3つのグナを理解することはとても大切です。というのも、変化とはこれらのグナの変動により生じるものなのです。

3つのグナとはラジャス、タマス、サットヴァであり、ラジャスは創造、動き、情熱、行動、そして保存のエネルギーです。タマスはその逆で、破壊、無気力、重さ、無秩序のエネルギーです。サットヴァには、平穏、調和、全体性、透明、バランスという質が含まれます。3つのグナはそれぞれ私たちの中に、そして私たちの周りにあるすべてのものの中

3つのグナ

ラジャス
創造、動き、情熱、行動、保存のエネルギー

タマス
破壊、無気力、重さ、無秩序のエネルギー

サットヴァ
平穏、調和、全体性、透明、バランス

に存在します。そして、単純にスイッチの「オン」と「オフ」で動くのではなく、3つのグナすべてが常に存在し、相対的に何が優位かによって変動します。この変動が変化と変化の割合を生み出します。変動は素早く起こるかもしれないし、驚くほどゆっくりかもしれません。素晴らしいニュースを聞いて、優れなかった気分があっという間に変わる一方で、広大な大洋にまったく変化はないように見えて、これらも常に変化しつつあることが科学によってわかっています。

グナの存在の影響は、常に見てとることができます。たとえば1日のうち、働き、休み、遊んでいるときでは、それぞれ違った趣を感じます。グナは季節、食べる物、そしてどんなライフスタイルを選ぶかにも影響を及ぼします。私たちの思考、願望、気分、そして個性にも影響を与えます。

現代生活のための古代の英知：苦の原因

変化にどう対応するのか？

すべての物質（私たち自身も含めて）はグナの影響を受け、変化します。これは、避けられません。またヨーガの教えから、誰も苦を避けることはできないことがわかっています。悟りに到達したヨギーであっても、肉体のある限り変化の影響を受けます。

変化は性質の異なる3つのグナの相対的な優位性、そしてバランスに影響されるものだと理解することは、とても大切です。アンバランスな状態を正すために、行動を意識的に選ぶことができるからです。反対方向への行動をとることで、いずれかのグナの性質を減らし、あるいは増やすことができます。帳尻を合わせるのは、簡単です。たとえば重苦しく疲れた気分であれば、ダンスやフローヨガの練習といった軽やかでエネルギーに溢れた活動でバランスをとります。睡眠が必要なのに心ははっきりしているときには部屋を暗くし、パソコンなどの画面を見るのをやめ、ミルクのように重いエネルギーを持つ飲み物を飲めば、寝るという行為に必要な無気力の質が補われます。

思考や感情に適応力が欠け、習慣的になって変化を受け入れるのが難しいと、変化が問題視されます。神経系で変化を吸収するのに時間がかかり、このプロセスの間に慢性的なストレスの反応が強くなって変化に対する能力を使うことすら難しく感じられるようになります。変化によって生じたストレスは、不安や気分の落ち込みへとつながります。経験に反応するのではなく、対応することを選択することができれば、変化を受け入れるために最適な状態を作り出すことができます。

気づきによって、自分が経験している変化への抵抗を理解することができ、じっくりと変化を観察することができるようになります。変化を押しのけたり、変化の前に崩れ

落ちたりするのではなく、深いところで何が起こっているのかに興味を持ち、自分の中にあるかもしれない新たな何かを探索し、思いやりを持って見つめましょう。

難しく感じるかもしれませんが、そんなことはありません。変化は私たちに力を与えてくれる道具でもあります。いつでも、気持ちを変えることはできます。変化は避けられないものだと理解すれば、どうしてこの私が、という被害者意識から解放されます。そもそも現実には、「私だからこそ」なのです。変化によって、あなたは非難、罪悪感、後悔などのどうしようもない感情から抜け出すことができます。変化の影響を肯定的な方向性に向けることができます。苦の経験は、解決を求めるエネルギーを差し出します。

私たちは皆、苦の影響を受けるものであると理解し、誰か他の人の痛みは自分自身の痛みともなり得るのだと理解すれば、思いやりの気持ちが養われます。苦に序列はありません。ある人の困難が、他の人の困難ほど正当性がないなどということはないのです。また、人それぞれ、同じ苦痛であっても捉え方は異なります。慈悲の瞑想(p.372参照)や感謝瞑想(p.370参照)の練習をしましょう。

気づきと自己探求は、苦の対処への足掛かりです。ヨーガの練習、特に瞑想は、あなたの知覚を明晰にし、穏やかで偉大な自己(366ページのマインドフルネス瞑想を練習しましょう)につなげます。避けられない変化、悲痛、切なる思いや痛みのある自己パターンに出会っても、そこから優雅に前へと進むことができるのです。

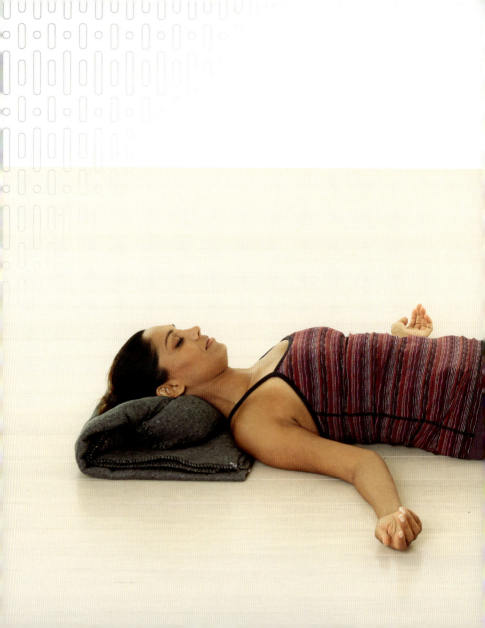

17. リラクゼーションを楽しむ

多くの人は朝起きたらまずスマートフォンに触り、夜寝る前に最後に触れるのもスマートフォンなのではないでしょうか。忙しさで広がりは締め出されてしまいました。広がりとはストレスの反対であり、ストレス解消のための重要因子です。ストレスによって縮められ、ピンと張ったように感じるところは、広げ、解放し、大きくしましょう。広がりとは、とても気持ちのよいものなのです。

ヨーガのポーズによって、体の内側には広がりが感じられます。心と体の結びつきを通して、ストレスにも簡単に対応することができます。とても気持ちのよいものです。ですが、もっと気持ちのよいのは、リラクゼーションですべての練習を終えるときです。ここには、そのリラクゼーションの方法を集めました。

できるだけ長く、これらのゆったりしたポーズで休みましょう。肉体がリラックスするためには、約15分かかります。骨が重く感じられ、筋肉が緩みます。心はゆっくりし、様々な段階の緩みの中に漂います。思考に気づいても、はっきりと判別することはありません。さらに深い状態へと入り、目を覚ましながらも外の世界とは遮断されていると感じるかもしれません。これは特別な空間であり、そこから出るまではそこに入っていたことにも気づかないのです。そしてあなたの思考も、どんな物音も邪魔にならず、気になることはありません。

ここで、秘密を教えましょう。時間がなくても、あまりに疲れていても、あるいは何らかの理由でヨーガのポーズをまったく行わなくても、生命に活力を与えるこの素晴らしいリラクゼーションを行うことはできます。20分のタイムアウトに、正当化の理由づけが必要ですか。それなら、スイッチをオンにしていることが多いのだから、効率的にスイッチをオフにできるようにならなくてはならないと、自分に言い聞かせましょう。そして実際、練習によって効率的にリラクゼーションができるようになります。

とはいえ、この時間に正当化のための理由づけが必要であると感じなくてもよいのです。あなたは、元気を取り戻すにふさわしい人です。思考から離れ、世界から離れていると感じるに値する人です。広がりと無という素晴らしい経験をするに値する人です。これは、とても気持ちのいいものです。そして気持ちよく感じることは、あなたの生まれながらの権利なのです。

☆ 静穏なリラクゼーション

これは穏やかで心地の良い、とてもリラックスできる練習です。胸を開き、心を静めます。世界には穏やかさや思いやりがもっと必要です。この練習で、あなた自身だけではなく癒しの必要なすべての人が癒されていると考えてください。

姿勢の提案：首をサポートした屍のポーズ

折ったブランケットを頭の下に置いて、仰向けになります。首のカーブを支えるため、端を少し巻きます。額が顎より少し高くなっているかどうか、確かめましょう。静かに心地よく感じられるように、しっかり調整します。静かな池に石を投げ入れると水面がざわつくのと同様に、深くリラクゼーションに入っているときには、わずかな動きも体に動揺の波を送ります。妊娠している場合は、背骨の下に縦にボスルターを置くか、あるいは左側を下にして寝そべり、頭の下と左右の腿の間にそれぞれ枕を入れましょう。

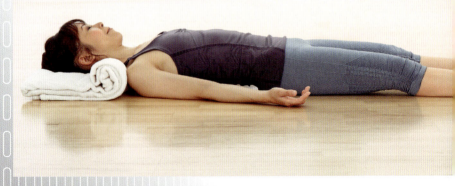

1. 好きな姿勢で休みましょう。両腕を体の脇に置き、手のひらを上に向けます。快適に感じられるかどうか、補助用具の感じ方も確かめ、何かざわざわするところがあれば、すべてを解き放ちます。手に意識を向けます。手のひらを柔らかくし、指をゆったり曲げて、リラックスします。手のひらで息を吸い、息を吐いているとイメージしましょう。息を吸うたびに、両手のひらで空気を取り入れ、息を吐くときには、手のひらから息が流れ出していると想像してください。このまま1、2分過ごします。呼吸を観察するという簡単な行為によって呼吸がゆっくりになり、リラクゼーションが高まることを感じてください。

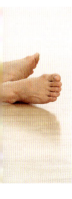

2. 今度は、足で同じことを行います。息を吸うたびに足の裏から息が入り、呼吸が体を巡るのを感じてください。そして次に、慌てることなく、足の裏から息を出しましょう。あと1、2分このまま呼吸のプロセスを楽しみ、足が開かれ、透明になっていくのを経験してください。

3. 次に、意識を腹部に移します。肺で呼吸する必要がないつもりで、おへそから息を吸い、おへその中心から息が出ているとイメージしましょう。呼吸に従って、おなかが動くのを感じましょう。そのまま1、2分、続けます。

4. 次に、胸の中心にあるハートセンターに意識を向けます。ハートセンターから息を吸い、そこから息を吐きます。1分間、繰り返しましょう。次に、ハートセンターから静けさを吸います。この静けさで、ハートを満たしましょう。そして息を吐くたびに、体全体から静けさを発散させます。息を吸うたびに静けさを集め、決して慌てずに胴体、四肢、指先やつま先とすべての方向へ送り、それがろ過されて穏やかに頭へと解き放たれるプロセスを楽しんでください。

5. 1、2分行ったら、意識を言葉に移します。呼吸で「思いやり」をハートに吸い入れます。自然に長くなった吐く息を楽しみ、息を吸うたびにただ「思いやり」を吸います。息を吐くたびに自然に起こる緩みを楽しみ、この緩みを体全体に広げましょう。思いやりを吸うたびにエネルギーを受け取ることを楽しみ、肩、腕、手へと広げましょう。おしり、そして脚から足の指まで、行きわたります。思いやりは、頭に解き放たれます。これを2分、あるいは望むだけ続けた後、すべての試みを解き放ち、しばらくそこに浮かび漂いましょう。ゆっくりと練習から出て、穏やかに微笑んでください。

静穏なリラクゼーション

☆ エネルギーのバランスをとるリラクゼーション

これはとてもよくできた練習で、どんな気分のときにも効き目があります。心が疲れ、重く、どんよりして感じられるときも、思考パターンが早まり、気が散ってあちこち行くときにも、このリラクゼーションによってもう1度バランスが整い、中心へと戻ります。方向性のある呼吸をうまく使い、あなたの中にいつも存在する平穏へと近づけてくれます。

> **姿勢の提案：手のひらに重みを載せた屍のポーズ**
>
> 仰向けになり、手をおしりの脇に置き、足を心地よく開きます。腕を最初よりも少し広げ、肩を緩めます。同様に、足をもう少し開き、さらにリラックスしやすくなったかどうかを感じます。体に少し重みが感じられるほうがいい場合があるので、アイピローのように軽い重みのあるものを手のひらに載せ、親指を上に載せます。ハートセンターにもアイピローを載せ、目の上にも置きましょう。妊娠している場合は、背骨の下に縦にボルスターを置くか、あるいは左側を下にして寝そべり、頭の下と左右の腿の間にそれぞれ枕を入れましょう。

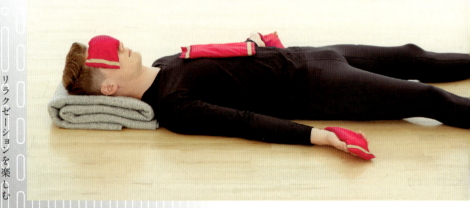

1. リラックスしやすい姿勢を選びます。呼吸しながら、息を吐くことに意識を集中させます。息を吐くときには、頭頂部から下に向かって喉、そして胸の真ん中にあるハートセンターへと息を吐きます。これを、1分以上行います。息を下側に吐くことだけを行い、吐くとともに解き放たれ、ほどけていく幸せな感覚を味わいましょう。息を吐くたびに静穏、静けさに近くなります。楽しんでください。

2. 次に、息を吸うことにも意識を向けます。息は上向きに吸い、おへそからハートセンターに上がると意識します。意識して呼吸を行い、息を吸うときにはおへそからハートセンターまで吸い、息を吐くときには意識を頭頂部からハートセンターへと下げていきます。このプロセスを2、3分続けましょう。

3. エネルギーを体の上下に流すことで、体の中の二面のバランスをとっていきます。重さと軽さという正反対の力のバランスがよくなります。不足部分、過剰部分も均一になります。広がりながらもしっかりと安定し、楽しみながらも、確固として感じられます。そして、静けさと活動とのバランスをとります。男性的であることと女性的であること、その他内に存在する正反対の性質はいずれも、その差を埋めていきます。バランスがとれているのは、バランスが取れていないよりどんなに心地よいか、それを経験することができます。

4. 呼吸の各部に色をつけましょう。たとえば上がっていく息は黒、そして下がっていく息は白でしょうか。次に、この2色がハートセンターで出会うとイメージしながら、数回呼吸をします。2色が交わりくるくると回って、流れていくのを思い浮かべましょう。色がらせんを描いているところに息を吸い、それが膨らみ、息を吐くとともに体中にその色を広げましょう。あと1分、あるいは時間があるならもっと長く、これを続けます。そして、しばらくの間、休みます。呼吸の練習から出る準備ができたら、自分の肉体を感じます。手や足の指を小さく動かし、徐々にその動きを足首や手首にまで広げます。心地のよい方法で動き、伸びをします。目を開けて外の世界へとゆっくり優雅に戻りましょう。

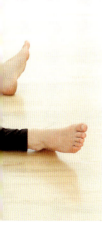

エネルギーのバランスをとるリラクゼーション

351

☆ 平穏なマインドリラクゼーション

このリラクゼーションは初心者にも熟達したヨギーにも、誰にとってももっとも短時間で簡単にストレスから静けさへと移るスイッチを入れることができる方法です。心の片づけを行うにはとてもよい方法であり、私はスーパーの列に並びながらこの呼吸を12回練習したことがあります。静かな場所で横になり、20分かけて練習すれば、さらにいいでしょう。

姿勢の提案：首をサポートした屍のポーズ

写真は、折ったブランケットの端を丸めたところに首の自然なカーブを載せた屍のポーズ、シャバーサナです。額が顎より少し高くなるように、ブランケットのロール状の部分の高さを確認しましょう。また、飛行機の座席のように側頭部がすっぽり収まるように、ブランケットの端を折ります。左右対称に頭がしっかりと支えられた状態であれば、頭を安定させるために首の筋肉が働く必要はまったくなく、さらにゆっくりリラックスすることができます。妊娠している場合は、背骨の下に縦にボスルターを置くか、あるいは左側を下にして寝そべり、頭の下と左右の腿の間にそれぞれ枕を入れましょう。

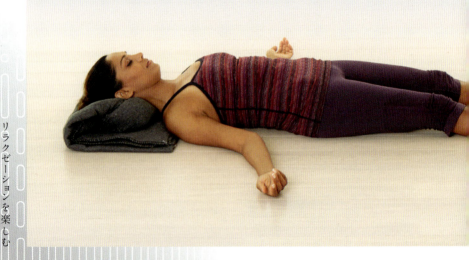

1. もっとも心地よく、リラックスできる姿勢を選び、適切なプロップス（補助用具）をじっくり準備し、偽りなく完ぺきに心地よいと感じられる位置を探します。目を閉じ、呼吸を確かめます。息を吸うときには、頭のことを思います。次に息を吐くときには、胸を思います。この頭と胸という2つの部分を交互に意識しながら、あと10回ほど呼吸をします。これが頭から余分なエネルギーを吐き出すプロセスの最初の段階で、エネルギーを体の下部へと引き下げます。

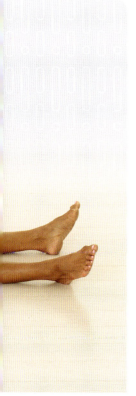

2. 次に、息を吸うごとに息を胸に入れます。息を吐くときには、腰周辺を意識します。腰から息を吐き出し、腰を柔らかく伸ばしましょう。まったく力を入れず、胸の前に息を吸い入れるごとに上体が自然に広がることを感じてください。腰や腎臓周辺から息を吐くと、腰の緊張が消えていきます。腰にある硬さを溶かしましょう。胸と腰を意識しながら、10回以上呼吸をします。

3. 最後に、意識を腰と足に移します。息を腰に入れ、腰に息が吸収されて腰が広がるのを楽しみます。足の裏から、息を吐きます。腰と腎臓が慌てずゆったりと息を吸い入れ、息を吐くごとにエネルギーを足まで下ろしていきます。10回以上、この呼吸を練習してから、心の様子は最初とどう違うかを感じてください。

平穏なマインドリラクゼーション

☆ 漂うリラクゼーション

これは忙しい心を落ち着け、心穏やかに眠りにつくためのとてもよい練習です。自分自身に帰ることがどんなに体によいことかと、実感するはずです。

姿勢の提案：頭、膝、足首、手首の下に何か入れて

ブランケットが6、7枚用意できれば、この姿勢を試してみましょう。膝の後ろのサポートには、ボルスターかブランケットを2枚使います。2枚のブランケットは、3度折ってから2枚合わせて巻きます。アキレス腱の下には、ブランケットを1枚巻いたものを使います。膝の下に入れたものの半分の高さになるようにしましょう。もう1枚のブランケットを折り、頭の下に枕として置きます。仰向けになったときに、額の位置が顎と同じ高さか、あるいは少しだけ高くなるように、枕の高さを調整します。前腕の下にも、1枚ずつブランケットを入れて、少し高くします。必要であれば、体が冷えないようにブランケットをかけましょう。妊娠している場合は、背骨の下に縦にボルスターを置くか、あるいは左側を下にして寝そべり、頭の下と両腿の間にそれぞれ枕を入れましょう。

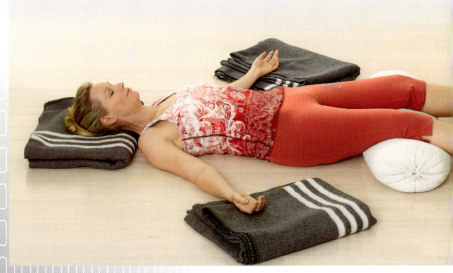

1. もっとも心地よく感じる姿勢で、横になりましょう。体中で心地よさを感じられているかどうか、確認します。調整が必要なら、時間をかけて行います。わずかな不快感や体の不均衡にも心がざわつくことがあり、深いリラクゼーションに入ることが妨げられます。

2. 息を吸うたびに、広がる感覚を味わいましょう。吸う息が優しくおなかと胸を満たすのを、観察しましょう。従来のリラックスしたヨーガの呼吸では、まずおなかが動き、次に空気が肺へと引き込まれるのに従って胸が動きます。ですが、がんばりすぎることはありません。ただ、そのまま任せましょう。息を吸うたびに、体がわずかに持ちあがります。浮くような感覚を感じてみましょう。

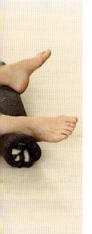

3. 数分続けてから、吐くたびに解き放たれる感覚に意識を向けます。息を吐くたびに、まるで少し重くなったかのように、体がふわりと下がります。こうして沈むことで、まるで家に帰ったかのような感覚が得られます。あなたが本来持つ真の姿へと帰りましょう。平穏な自分です。純粋で穏やか、満足して喜びに満ち、幸せな自分です。呼吸に従い、息を吸うたびにふわりと浮き、吐くたびに沈んでいくうちに、人生の騒音すべてが消えてなくなっていきます。このまま数分、続けましょう。

4. ここで、呼吸をするときに33から逆に1まで数を数えます。心の中では「33、息を吸います。33、息を吐きます。32、息を吸います。32、息を吐きます。」と1になるまで繰り返します。数がわからなくなったら、33に戻ってもう1度始めます。目的は1に達することではなく、数を数えることによって深い癒しのスペースへと入ることです。1に到達したら、すべて解き放って、ただ漂ってください。

5. 呼吸から出るときには、床と体の下にある補助用具の感触を感じます。まるで、暖かな熱帯の海に浮かび、砂浜へとたどり着いたような気持ちです。体の下には、砂があります。体がリラックスして心地よい感覚を味わいましょう。心の様子を観察しましょう。4次元を信じるなら、魂も観察してください。すべての次元が調和して肉体に包まれています。元気を回復して生き生きと、再び1日を始めてください。

漂うリラクゼーション

355

現代生活のための古代の英知

SAMSKARAS संस्कार

　サムスカラとは精神的な刻印のことであり、それによって人は行動パターンを繰り返すようになります。ヨーガ哲学では、私たちのとるすべての行為、持つすべての意志は印、つまりサムスカラを作ると言われています。サムスカラは私たちに存在する傾向や習慣の中に現れ、性格構造の一部となります。

　サムスカラは、それぞれ元々は生活における価値あるものであり、私たちに楽しみを与え、苦しみを避けてくれるものでした。ところがサムスカラはいずれも、楽しみを生み出していたサムスカラさえ、苦を生み出す可能性があります。というのも、生活におけるサムスカラの目的は、私たちの生活の変化に従って変わるのです。生活の変化に対応して自らのパターンを変えなければ、苦が生じます。苦は、今ここにある現在の経験とそれまでの経験（あるいは、現在の経験は「こうあるべき」という考え）とが合致しないときに、生じます。つまり、自分自身を含めたすべてのことは変化し、この変化は常に起こっているのだということを受け入れられないために、苦が生じます。

　サムスカラは、気づきさえしないうちに私たちの生活を支配しています。習慣と無意識のパターンによって、もはやよくない方法で物事に反応してしまいます。サムスカラ

リラクゼーションを楽しむ

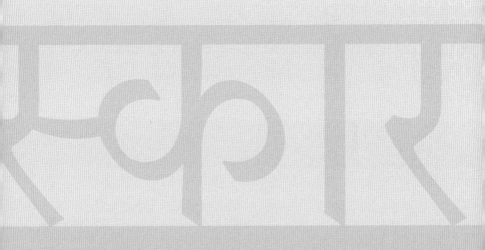

に対処する最初のステップは、意識的に現在の生活に対応するよりまず、気づくことです。一体誰が、私たちの乗っているバスを運転しているのか、それをはっきりと理解することです。自己探求、スバディアーヤというヨーガの知覚を使えば、変えたいと感じる行動は何なのかを見極める自己認識が養われ、この行動はどうしてここに存在するのかを分析することができます。ここで、グナ (p.342) の存在について考えるとわかりやすくなります。たとえばタマスが優位にあれば感情は重く、無気力で怠惰、先延ばしにしたくなり、「行き詰まって」感じられます。ラジャスが優位であれば、たくさんのこ

とを成し遂げることができて満足感を得るものの、ずっとスイッチがオンになってラジャスというグナが生み出す情熱、行動、興奮の状態が続き、過剰に刺激を受けることになります。リットヴァが不足すると心が明晰でなくなり、今直面している状況をしっかりと把握してこの先のステップやするべきことを計画することができなくなります。

現代生活のための古代の英知

357

サムスカラを絶つ方法

サムスカラのもたらす結果について、考えてみましょう。あるがままの状況からは、何を得ているでしょう。結果への執着がなくなれば、サムスカラは弱められます。思考、行動はすべて種であり、そこから成長していきます。強力なサムスカラを作る出発点に至る前に、否定的な思考の種を取ってしまうことが大切です。大きく育ってしまうと、抜くのは大変です。習慣的パターンに陥れば陥るほど、満足や喜び、痛みといった感覚を与える脳内の神経経路は強化され、変えるのは難しくなります。これは、音楽家が最善の演奏をするために熱心に練習する際にはよいでしょう。ですが、本当は体重を減らしたいのに、過食に陥って感覚の喜びにふけるという練習をするのであっては、決してよいとは言えません。

サムスカラは早いうちに抜いてしまいましょう。そして、こっそり戻ってきたときには、しっかり見極めましょう。定期的にヨーガの練習をすれば、常に、何を基準にすればよいのかを思い出します。自分の経験を把握し、内在する「ブラウザ」を常に新しく、アップデートすることができます。ヨーガの練習によって、より深いレベルにある、自分のゴールや価値にそぐわない習慣的な傾向に気づくことができます。気づきこそが変化の鍵です。自らが意識的に選んだ方向性で新たな行動を練習することで、新たな神経経路は強化され、やがて、思考や行動において

「これらの思考パターンは、あなたを負のスパイラルに送り込みます。負のスパイラルに気づいたら、止めるように自らに言いましょう。あなたは、強い存在です。」

それまで慣れ親しんできたパターンの礎となる無意識の経路を弱めることができます。

「とても不快な思考」を、絶ちましょう。これらの思考パターンは、あなたを負のスパイラルに送り込みます。負のスパイラルに気づいたら、止めるように自らに言いましょう。あなたは、強い存在です。そして気づきのためには、練習が必要です。明晰な心を作り出すことに時間を割けば、思考パターンを把握できるようになり、自分の幸せにとって効果的な思考と好ましくない状態へと続く思考パターンの違いを見極められるようになります。

思考、意志、感情とともに、何が植え付けられているのか考えてみましょう。本当に育てたいものは、何でしょうか。助けにならない思考は、もっと適切な真の思考の流れと置き換えましょう。そうすれば、新たな神経経路が生み出されます。神経可塑性によると、同時に発火したニューロンにはワイヤリングが起こります。サムスカラを弱めるために種をひからびさせ、同時に前向きなところを生み出して、それを強化すればよいのです。原因の分析や、サムスカラの影響への対処にアドバイスが必要でれば、専門家に相談しましょう。

現代生活のための古代の英知

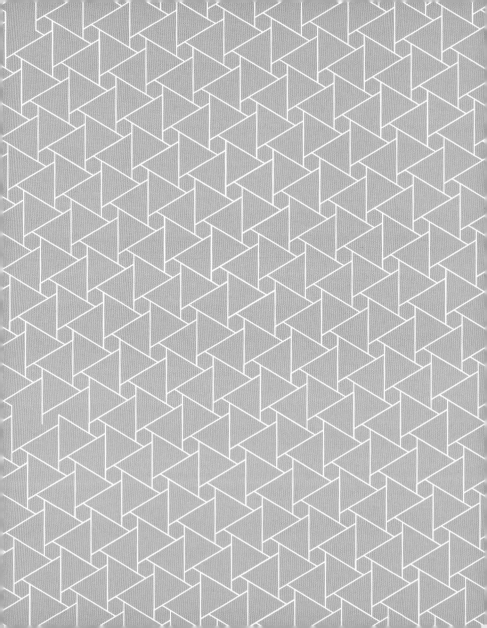

第4章
心のヨーガ

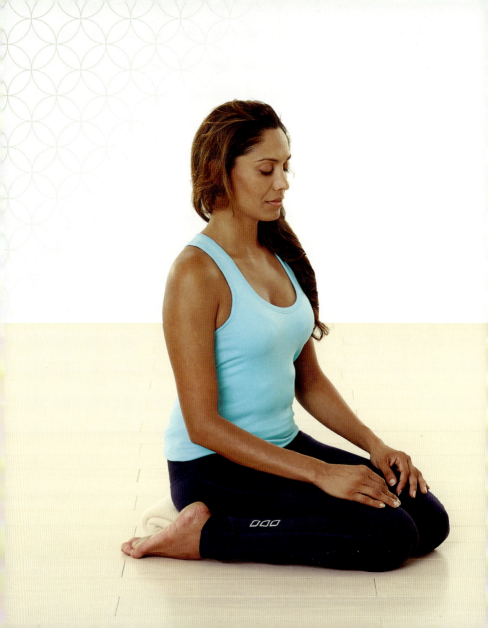

18. 瞑想

　瞑想とは到達すべきゴールであり、特別な心の状態であると考える人もいるかもしれません。ですが瞑想とは、心の状態ではありません。すべての心の状態を包含する心の質です。忙しく駆け巡る心に落胆し、「私には瞑想はできない」と思う人もいるでしょう。ですが、忙しく駆け巡って思考を作り上げるのは、心の特質です。瞑想の練習の恩恵を受けるために、考えることをやめる必要はありません。そうではなく、気が散って邪魔になる思考から自分自身を切り離すことで、平静を作り出しましょう。こうして思考と自らの関係性を変えれば、苦しみから脱け出すことができます。

　様々なフラストレーション、不快感、あるいは途中で出会う睡魔から解き放たれれば、瞑想による穏やかで不変の効果を受け取ることができます。しっかり大地に根付くことができるようになります。そして回復力が増し、様々な因子に反応することなく満足でいられる自分となることができると気づきます。

再びつながるために、切り離す

私たちは、めまぐるしく動く効率的な世界に生きています。テクノロジーにより私たちは自由を得ましたが、その一方でテクノロジーに縛られてもいます。今やいつでも仕事をすることができ、そのため仕事は大きな負荷となりました。静かな時間にまで画面を見つめ、週末もネットサーフィンやソーシャルメディアに時間の多くを使っています。今こそ、テクノロジーの海から切り離され、自分自身とつながることが大切です。ネットに疲れた状態から、インスピレーションを受ける自分へとステップアップしましょう。

私たちは「忙しい」ということを、まるで勲章のように身につけています。「西洋の怠惰と東洋の怠惰」ということも言われています。東洋の怠惰は、完ぺきな人生に進んでいこうとしないことを意味しています。結局のところ、もう1度生まれ変わる可能性があるのなら、今はただ気楽に過ごし、あらん限りの可能性など理解しなくてもいいのではないかと思ってしまうこともあるでしょう。一方、西洋の怠惰とは規律を持たないこと、「ノー」と言う能力を持たないことを意味します。現代生活は私たちを外へと誘惑し、走り回ってより多くのことをするようにと奨励されています。

ストレスのあるとき、一体何が私たちに起こっているのでしょうか？

ストレスとは、常にスイッチの入った状態であり、その状態からスイッチを切って沈思する方法がわからない状態を言います。これは多くの人に起こっていることで、まるでストレスが新たな標準であるかのようです。それが、予想される状態なのです。ストレスのある状態では、アドレナリンを軸とした神経系が作動し、過剰に反応します。ストレスが本物かそうでないかさえ、気にしません。ストレスを認知するだけで、「闘争・逃走反応」のメカニズムが作動します。

ストレスホルモンの放出によって、血液供給は消化系や生殖器系といった「緊急時には必要ではない」器官から遠のき、「緊急です。ライオンから逃げなくてはなりません」という部分に送られます。消化系の問題や不妊に悩む人が多いことにも、不思議はありません。これでは血糖値が上がり、糖尿病の危険が高まります。興奮して眠れなかったり、早くに目が覚め、再び眠りにつくことができなかったりします。ストレスがあると血管が収縮し、心拍数が上がり、高血圧や心臓病、脳卒中の危険が高まります。免疫系が抑えられ、病気にかかりやすくなります。そして、倦怠感や疲労に悩まされます。

どうすればよいのでしょう？

定期的に瞑想やマインドフルネスの練習をすることで、ストレスやストレスに関係する病気を減少させることがわかっています。「闘争・逃走」反応のスイッチを切り、血圧を下げ、免疫系を支え、心臓病やうつ状態、不安といったストレスに関係する病気を減らします。睡眠の質や認識能力を高め、物事に対処するスキルや対人関係がよくなります。生活のペースが速くなってストレスが多くなるほど、その圧力を減らす効果的なメカニズムを見つけることが重要になります。瞑想こそ、あなたの必要とする解毒剤なのではないでしょうか。

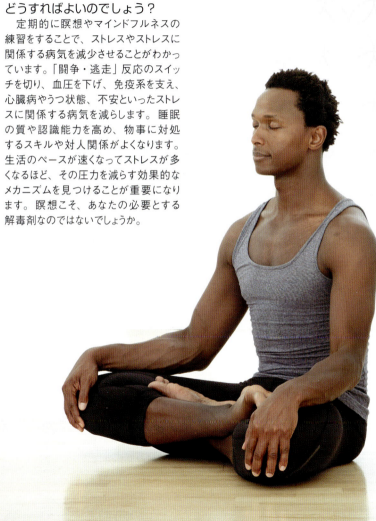

再びつながるために、切り離す

☆ マインドフルネス瞑想

マインドフルネス瞑想は、その瞬間に何も判断をくださない意識であり、広がる生命を示す方法を教えてくれます。外の世界からは常に経験が与えられますが、マインドフルネス瞑想の練習によってその経験を使い、自己認識という高次の目的に向かって

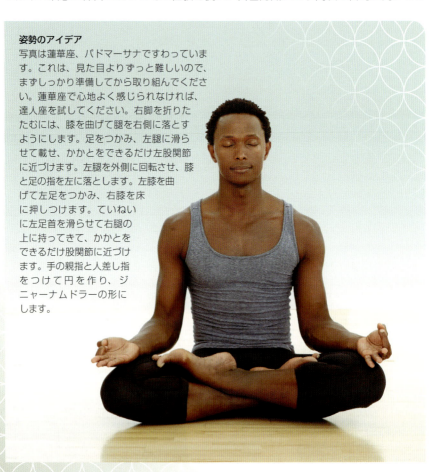

姿勢のアイデア
写真は蓮華座、パドマーサナですわっています。これは、見た目よりずっと難しいので、まずしっかり準備してから取り組んでください。蓮華座で心地よく感じられなければ、達人座を試してください。右脚を折りたたむには、膝を曲げて腿を右側に落とすようにします。足をつかみ、左腿に滑らせて載せ、かかとをできるだけ左股関節に近づけます。左腿を外側に回転させ、膝と足の指を左に落とします。左膝を曲げて左足をつかみ、右膝を床に押しつけます。ていねいに左足首を滑らせて右腿の上に持ってきて、かかとをできるだけ股関節に近づけます。手の親指と人差し指をつけて円を作り、ジニャーナムドラーの形にします。

進むことができるようになります。この段階に至ることを目標としていないとしても、マインドフルネス瞑想をする中で様々な効果に気づくことでしょう。マインドフルネス瞑想は、現代生活の狂気にとってこの上なく素晴らしい解毒剤です。

1. リラックスしましょう。達人座（p.332参照）など、心地よく感じるすわり方を選びましょう。

2. 呼吸しましょう。呼吸の速さ、深さを観察します。呼吸の感覚を観察し、はっきりと感じられる場所を見つけます。それは胸やおなかの動きかもしれないし、鼻の穴を通る空気の動き、あるいは上唇に息があたる感覚かもしれません。そのポイントを利用して、意識を引き入れます。息を吸うたびに、ただ、息を吸っていることを理解します。息を吐くたびに、ただ息を吐いているのだと理解します。

3. よく見ましょう。受動的な傍観者の観点から、自分の思考の流れを観察します。高速道路の脇にすわって、車の行き過ぎるのを眺めるのに少し似ています。あなたが車（湧き上がる思考）でないことは、明らかです。あなたは、思考の流れを静かに眺める観察者です。高速道路の脇にすわれば、あなたは思考というバスに乗っていて、どこかで降りるのだということに気づくでしょう。瞑想とは、ただ単に、もう1度始めることを意味します。バスに飛び乗り、自己を傍観することを見失っていたことに気づき、そこから降りるのです。瞑想の練習の多くの部分は、こうして戻ることを思い出す点にあります。そして、何度も何度もそれを繰り返し、自分自身に優しく微笑み、ただもう1度始めます。動揺はあなたの体に妨害のさざ波を送るだけで、逆効果です。

4. そのままにしましょう。経験を、ただそのままにしておきましょう。マインドフルネスは、非二元性の練習です。あることが他のことより特別であるとは考えません。マインドフルネスの練習から除かれるものは、何もありません。あなたのあらゆる意識にあるすべてのものが、大事に扱われます。それはあなたのフィールドの中にあるものだからです。「悪いもの」を押しやったり、「良いもの」を切望したりすることもありません。穏やかな好奇心を持って、あなたの思考を観察することを続けましょう。意識は侵略的でもなければ、今感じていることを変えもしません。偏見もありません。意識は明るく、今あるものに光を照らします。今というこの場所が、完ぺきな瞬間なのです。邪魔されないからではありません。ごく普通の瞬間が特別な方法で存在しているからです。

☆ 集中の瞑想

マインドフルネス瞑想は、照明器具のような意識であると思われます。物事を起こるままにし、何も意図することなく、ただ意識の流れを観察します。ハタヨーガの八支則のうちの1つ、ダーラナーとはただ1点に意識を集中する能力を養うことですが、

姿勢のアイデア

体を固めたり、緊張させたりせず、楽な姿勢ですわりましょう。写真は、安楽座ですわっています。サポートにクッションを使い、おしりを膝より高くします。これで、背中を直立に保つために背筋、腹筋をさほど働かせなくてもよくなり、ポーズの中でリラックスすることができます。

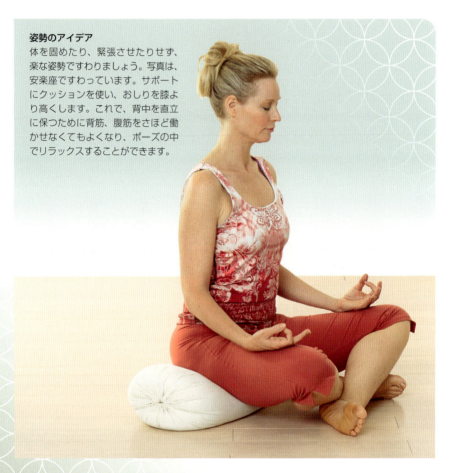

この1点を明かりで照らすのが、次のステップへと進む道を舗装するためのスポットライトである意識です。そしてその次のステップというのが、ハタヨーガの八支則でダーラナーの次の段階であるディヤーナ、瞑想です。

1. もっとも楽に感じる方法ですわります。目を閉じて、ゆったりします。リラックスして、腹式呼吸を行います。息を吸い、まずおなかが膨らみ、次に肺に息を引き上げると胸が膨らむのを感じましょう。頑張りすぎず、ただ自然に行います。

2. いつも忙しく動く心は、このシンプルな動きを行うことによって今この瞬間に入り、ストレスが抜け落ちていきます。息を吸い、心の中で1と数えます。息を吐き、1と数えましょう。息を吸い、心の中で2と数えます。息を吐き、同様に2と数えます。息を吸い3、息を吐き3と、そして息を吸い4、息を吐き4と数えましょう。次に息を吸うときには1に戻り、もう1度1から同じことを繰り返します。4に到達すれば、また1に戻ります。

3. 以上を8回繰り返します。次に数えるのをやめ、ただ息を吸い、吐くという単純な行為にすべての意識を傾けます。まるで花に止まった蝶のように軽く、ただ呼吸の上に止まります。心が静かになるでしょう。今こうして、呼吸について瞑想しています。そのまま、好きなだけ過ごしましょう。10分、あるいは20分過ごすのもよいでしょう（あらかじめ、タイマーをセットしておいてもよいでしょう）。時間があるときには、1、2度この呼吸の練習から出たいと感じても、もう少しとどまっていましょう。出たいという気持ちは、より深く入る合図だと思ってください。

集中の瞑想

☆ 感謝瞑想

この練習で、幸せは自分の中からやってくる心の状態であることを思い出しましょう。否定的な気持ちではなく、豊かさや繁栄に目を向けましょう。感謝によって恐れは少なくなり、大変なときにも笑うことができるようになります。恨みは取り除かれ非難は減って、よい人間関係が築かれます。世の中には悲しみも苦悩もありますが、だか

姿勢のアイデア
膝立ちになり、左右の足を開いてから両足の間におしりを下ろして英雄座ですわります。折ったブランケットやヨガブロックなど、何かプロップス（補助用具）をおしりの下に用いてもいいでしょう。手を腿の上で休ませます。

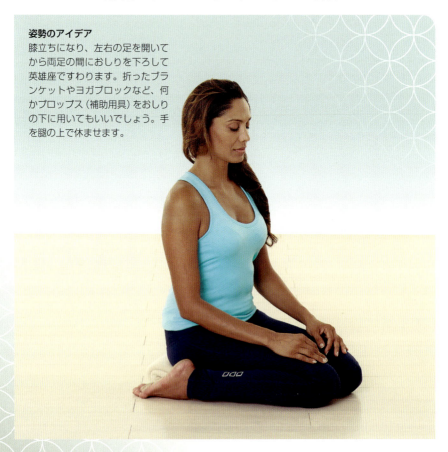

らといって幸せを受け入れることが不実なわけではありません。この練習によって、単純な物事の本当の価値を認めることができるようになります。感謝を受け入れ、喜びを受け入れましょう。喜びを受け入れたなら、自分自身にも他人に対しても、幸せになることができます。感謝の態度で、過ごしましょう。

1. すわって、目を閉じ自分に集中します。一番好きな食べ物を味わったところだと想像してください。感謝を表す音を発します。口を閉じて、自然に「んー」という音を出しましょう。次に静かに息を吸い、「んー」とゆっくり気持ちよく声に出しながら、息を吐きます。この呼吸を、何度か行い、「んー」という音を少し小さくしていきます。ほとんど聞こえなくなっても、その音が体の中で共鳴しているのを観察します。

2. あなたの持っている大好きでシンプルなものを思い浮かべます。周りの自然、よく晴れた1日、笑い声など、何でもいいです。

3. 自分の人生における特別な人を思い出します。あなたを愛しんでくれる人、過去にあなたを愛しんでくれた人を思いましょう。あなたの前の世代の人のことを思い起こしましょう。信用している友人、あなたのコミュニティを思いましょう。

4. 健康、幸せ、あなたに与えられた安全な港について考えましょう。受け取った教えを、感謝を持って思い起こしましょう。ただ、意識の流れを流れるままにさせましょう。心が意識を向けたものは、自然に広がっていきます。こういった素晴らしい恵みをすべて思い起こすのは、何と前向きなことでしょうか。

5. 感謝の音を手放します。そのまますわった状態で、音の波動が引き続き共鳴しているのをそのままにしておきます。振動が消えたら、呼吸に意識を向けます。この練習をした効果を観察しましょう。そして、目を開けます。

☆ 慈悲の瞑想

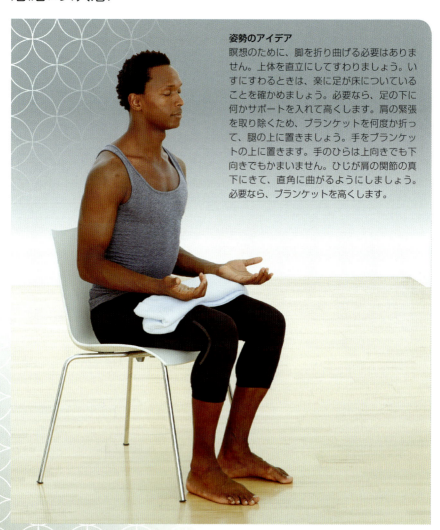

姿勢のアイデア
瞑想のために、脚を折り曲げる必要はありません。上体を直立にしてすわりましょう。いすにすわるときは、楽に足が床についていることを確かめましょう。必要なら、足の下に何かサポートを入れて高くします。肩の緊張を取り除くため、ブランケットを何度か折って、腿の上に置きましょう。手をブランケットの上に置きます。手のひらは上向きでも下向きでもかまいません。ひじが肩の関節の真下にきて、直角に曲がるようにしましょう。必要なら、ブランケットを高くします。

慈悲の瞑想には、いろいろなバリエーションがあり、現代の世界においては、いずれもとても価値あるものだと思います。ここでは、呼吸をうまく支えとして使うバリエーションを紹介します。生きとし生けるもののための誓いを胸に、この練習を始めるというのはどうでしょうか。

1. 上体を起こして、心地よく感じられるようにすわります。目を閉じましょう。自分が安定していることを確かめ、まず、体のざわつきを取り除きます。

2. 呼吸を観察します。体の中でもっとも呼吸を感じるところを選びましょう。

3. 呼吸を数えます。3の倍数がくるたびに、心の中で「私の体と心がくつろげますように」と言います。

4. 4の倍数がくるたびに、心の中で「生きとし生けるものすべてが、体と心の中でくつろげますように」と言います。

5. これを5分間、あるいはそれ以上練習します。終了する前に、どのような感じがするか確かめます。この練習で心が開かれ、愛と善意の渦巻くエネルギーによってあなたは家族、コミュニティ、そしてもっと大きなものとつながれていると感じることができます。

現代生活のための古代の英知：どうしたら苦を避けることができるのか？

HEYAM DUKHAM ANAGATAM
हेयं दुखं अनगतं
ヨーガ・スートラ第2章17節

このスートラを文字通り訳すと、「まだそこにない苦を避ける」という意味になります。これは、私たちは過去を変えることはできないけれど、今意識的に行為を選ぶことで未来を変える可能性はあるということを意味しています。つまり大切なのは、予想される望まざる未来の結果を避けるために、今行動しなくてはいけないということです。

これは、いろいろなことを考える上で大きな助けとなります。今、この瞬間だけが、次に来ることに影響を与えることができるのです。その上、あなたの心が明晰な状態にある場合だけ、思考プロセスは残留物を残さない行為を開始できるのです。残留物はどんなものであれ、ドゥッカ、つまり苦として現れます。

もちろん、一夜にしてこの完ぺきな行為の状態が、苦労することもなく成し遂げられるわけではありません。ですが私たちの多く（あるいは皆）は、将来の苦の可能性を減らしたいと思っているはずです。あまり難しくない、簡単なことから始めましょう。1週間など短い期間でできる目標を設定し、進歩を確認しましょう。

ここにもう1つ、興味深いパラドックスがあります。つまり、私たちはそのままで完全なのですが、人間である以上不完全な状態であるはずで、その不完全なものを完全だと言っているのです。少なくともときには、人間である限り誰もが不完全な行動をとります。ですから、あなたの理想が苦のまったくない人生を生きることであれば、不可能な目標を立てたことになります。これを頭に入れ実際には、まだここにない苦に関して、その強度は難しくとも、少なくとも頻度をどうすれば減らすことができるのかを考えましょう。

将来の苦について考えるには、いくつかのことを見極める必要があります。まず、単にあなたの心が作り上げたシナリオにす

現代生活のための古代の英知∴どうしたら苦を避けることができるのか？

　ぎないものを見つけ出しましょう。これは、心配していても、おそらく、まず実際には起こりません。このように、ありそうにもない未来のシナリオで自分自身を苦しめるのはやめましょう。

　一方、現在の行動によって起こる可能性の高い結果については、注意深く考える必要があります。このスートラでは、将来の苦を避けるために、今行動するべきだと言っています。これは、「1オンスの予防は治療に勝る」ということわざのそもそもの考えです。決して難しい理論ではありません。いつもすることを、常にしていれば、常に得ているものを将来も得られます。つまりこのスートラでは、責任を持って敏感に反応するべきであると、教えてくれています。

　このスートラを利用すれば、たとえば何を食べるのか、何をするのか、そしてどのようにするのかなどの選択を決定するときの指針となるでしょう。どのようなエクササイズを選ぶのか、そして、手首に違和感があるにもかかわらず体重を支えるヨーガのポーズを行っているなど、健康的だと思って行っていることから身を引くべきタイミングを見極めるのにも役立つでしょう。

　あなたの周りにいる知人やあなたの愛する人とあなたとの関係、そして、遠く離れていて今後会うこともない人や、実際には知らない人とあなたとの関係をよいものにもしてくれます。これは、世界の事柄すべてにあてはまります。環境に関しても、このスートラが指し示す通りに意識を持って誠実に行動しましょう。よく考えて買い物をし、消費過剰を避け、リサイクルしましょう。短期間の安定や経済的な目標を考えるのではなく、もっと他のことを基準として物事を決めましょう。

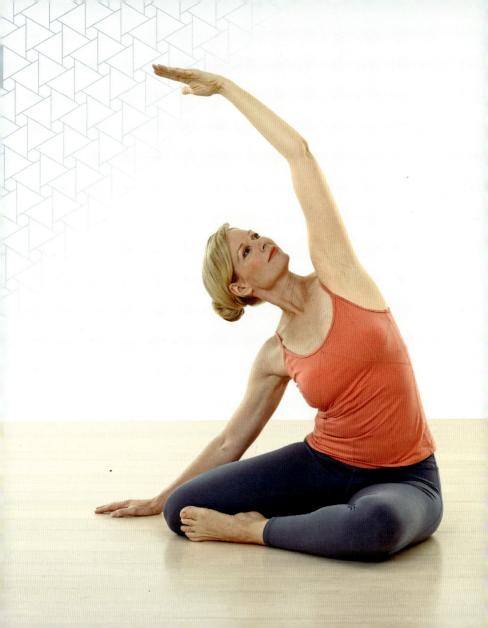

19. すべてを合わせて

5つの練習

ここでは、練習を始めるにあたり5つのテーマに沿ったフローを紹介します。これらのシークエンスはすべて、とてもバランスのとれた練習です。練習しながら常に、自分の体からのフィードバックをしっかり取り込みましょう。あるときっと、独創的に自分でシークエンスを作る準備が整ったと感じるときがきます。あなたの体は英語やスペイン語、あるいは日本語を話すわけではありません。特別な言語を持っています。それが、感覚という言語です。ですから、練習のときには自分の体の感覚に耳を澄ませましょう。それぞれのポーズの最中、そしてポーズの後には、フィードバックを集めます。こうして自分の体の声を「聴く」ことで、次のポーズを選ぶ手助けになります。動的なポーズから、もっと柔らかで癒しの効果の高いポーズへと移るかもしれません。あるいは、同じ道沿いにあるポーズを選び、たとえば穏やかな前屈からより深い前屈へと移るかもしれません。体の声の通り、バランスをとるために前のポーズとは相反するポーズ、たとえば動的な逆転のポーズやねじりのある後屈に続いて、くつろいだ子供のポーズをとるかもしれません。体の感覚をよく聴いて、それに反応することで、ヨーガの練習は真にあなたのものとなります。そして、親友との間で交わす心地よく、ためになり、心開いた会話のように感じられることでしょう。どうぞ、楽しんでください。

1. パワーフロー

3本脚の犬のポーズを立位のポーズと立位のポーズの間、そして各立位のポーズの左右それぞれの間に入れます。たとえば、最初に戦闘をやめた英雄のポーズのフローに入るときには、左脚を上げて前に出しランジのポーズに入ります。その後、下を向いた犬のポーズに戻り、右脚を上げ、前に出してランジのポーズに入り、戦闘をやめた

スタート

背骨を動かすポーズ（p.50）

太陽礼拝A（p.76）、3回から6回

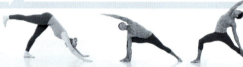

戦闘をやめた英雄のポーズのフロー（p.98）

3本脚の犬のポーズ―右脚を上げる―右足を前にしてランジのポーズ―右側で戦闘をやめた英雄のポーズのフロー

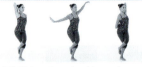

3本脚の犬のポーズ
―ランジのポーズ

肩を緩めるワシのポーズ（p.116）

ねじった花輪の
ポーズ（p.178）

東西のフロー
（p.48）

踊る橋のポーズ（p.202）

鋤のポーズ（p.208）

すべてを合わせて

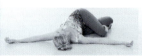 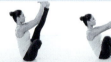

横たわったワシのねじりのポーズ（p.226）

半蓮華座のバランスポーズ
（p.166）

378

英雄のポーズのフローで反対側を行います。静止ポーズでは、自分に適切であると思われるだけポーズを保持しましょう。3回から5回呼吸するくらいがよいでしょう。このシークエンスでは、最後のリラクゼーションと瞑想以外はオーシャンブレス（ウジャーイ呼吸）(p.332参照)を用いましょう。

3本脚の犬のポーズ(p.62)—左脚を上げる—左足を前にしてランジのポーズ

3本脚の犬のポーズ

肩を伸ばす三角のポーズ(p.102)

3本脚の犬のポーズ—ランジのポーズ

立位の前後開脚のポーズ(p.122)

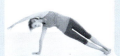

横向きの板のポーズ(p.190)

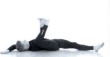

仰向けの足の親指をつかむポーズ(p.196)

3つの橋のポーズ(p.246)

壁を使った肩立ちのポーズ(p.256)、肩立ちのポーズ(p.258)、あるいはそのバリエーション

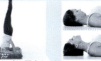

逆転後に首を緩めるポーズ(p.262)

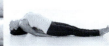

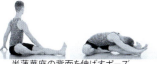

半蓮華座の背面を伸ばすポーズ(p.160)

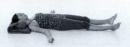

平穏なマインドリラクゼーション(p.352)

マインドフルネス瞑想(p.366)

パリーフロー

2. しなやかで強いフロー

ここでは、太陽礼拝に立位のポーズを加えます。太陽礼拝を行い、コブラのポーズから下向きの犬のポーズをとった後に、1本脚の下向きの犬のポーズを行い、上げた脚を前に踏み出してランジのポーズになります。これで、立位のポーズに続ける準備が

スタート

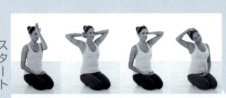

座位の首のストレッチ（p.134）

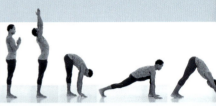

簡単な太陽礼拝（p.72）

1本脚の犬のポーズ→ランジのポーズ

背中で手をつなぐポーズ

1本脚の犬のポーズ→ランジのポーズ

半月ねじりのポーズのフロー（p.110）

1本脚の犬のポーズ→両側

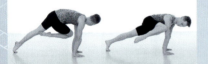

板のポーズのフロー（p.212）

糸通しのポーズ（p.180）

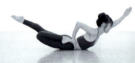

半分のカエル、半分のバッタのポーズ（p.236）

すべてを合わせて

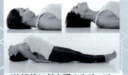

逆転後に首を緩めるポーズ（p.262）

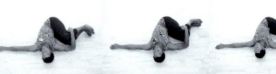

3段階の横たわったねじりのポーズ（p.170）

できます。片側がすべて終わったら、もう1度立ち上がり、反対側で太陽礼拝を行って反対側の脚を上げ、その脚を前に踏み出します。そして、反対側で立位のポーズを続けましょう。シークエンスの中の動的な部分にはオーシャンブレス（ウジャーイ呼吸）（p.332）を用います。

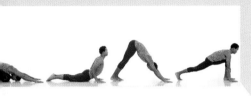

1本脚の犬のポーズ(p.63)―ランジのポーズ

背中で手をつなぐポーズ(p.104)

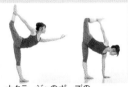

ナタラージャのポーズのバリエーション(p.124)

手で親指をつかむポーズ(p.126)

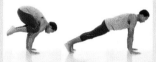

カラスのポーズから板のポーズへのジャンプバック(p.148)

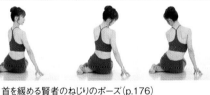

首を緩める賢者のねじりのポーズ(p.176)

片脚開脚のサギのポーズ(p.164)

頭立ちのポーズ(p.264-271)

片鼻呼吸(p.338)

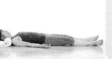

静穏なリラクゼーション(p.348)

感謝瞑想(p.370)

しなやかで強いフロー

3. エネルギーとバランス

シークエンスの間ずっと、オーシャンブレス（ウジャーイ呼吸）(p.332) を用いましょう。力強く感じるとともに、体が伸びて柔軟に感じられます。

スタート

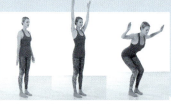

いすのポーズのフロー (p.88)

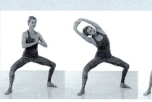

スクワットのポーズのフロー (p.46)

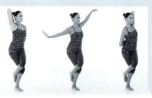

肩を緩めるワシのポーズ (p.116)

合掌のピラミッドのポーズ (p.140)

壁を使った深い前屈 (p.152)

ねじったハトのポーズ (p.182)

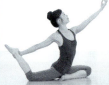

片脚をかけたハトのポーズ (p.242)

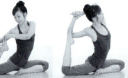

3種の弓のポーズ (p.238)

すべてを合わせて

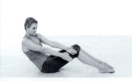

ヨーガのロールダウン（続き）

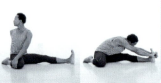

ねじって三肢の背面を伸ばすポーズ (p.162)

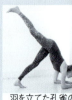

羽を立てた孔雀のポーズ (p.276)

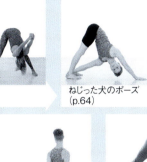
ねじった犬のポーズ
(p.64)

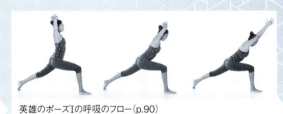
英雄のポーズIの呼吸のフロー(p.90)

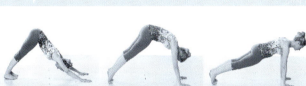
犬のポーズから板のポーズへのフロー(p.210)

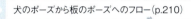

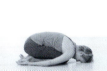
子供のポーズ(p.288)

ヨーガのロールダウン(p.204)

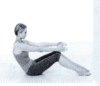

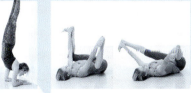
ハッピーベイビーのポーズ(p.158)

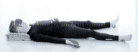
エネルギーのバランスをとる
リラクゼーション(p.350)

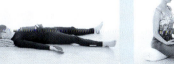
集中の瞑想(p.368)

エネルギーとバランス

4. ストレッチと回復

このシークエンスの中の動的な練習で体が開き、暖かくなったように感じられます。最後の疲労回復のポーズで、ゆっくりと楽しんでください。動的な練習ではオーシャンブレス（ウジャーイ呼吸）(p.332)を用いましょう。

スタート

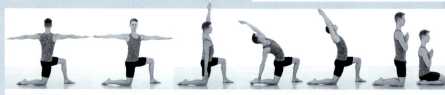

後屈のさざ波(p.290)、
呼吸は四拍呼吸(p.334)

月礼拝（続き）

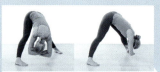

前屈で揺れるポーズ

弓なりの半月のポーズ
(p.120)

肩を緩める前屈(p.108)

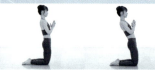

膝立ちのねじりのフロー(p.206)

ラクダのポーズのフロー(p.244)

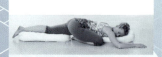

休むハトのポーズ(p.294)

リストラティブヨガの前屈(p.296)

すべてを合わせて

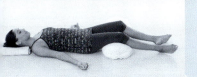

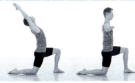

月礼拝（p.80）

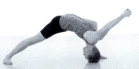

片脚を上げた下向きの犬のポーズ（p.65）　前屈で揺れるポーズ（p.106）　頭を床につけて体側を伸ばすポーズ（p.100）

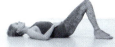

合せきのポーズ（p.154）　ヨーガのコンパス（p.200）

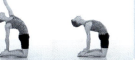
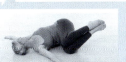
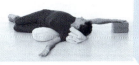

コークスクリューのねじりのポーズ（p.172）　ゆったりしたバナナのポーズ（p.286）

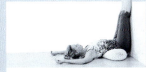
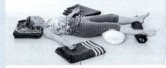

脚を壁にかけるポーズ（p.298）　漂うリラクゼーション（p.354）　慈悲の瞑想（p.372）

ストレッチと回復

5. 明晰に、穏やかに

この練習では、心が穏やかに明晰になります。緊張を緩める動的な陽ヨガのポーズに、ゆっくり集中して行う陰ヨガのポーズを組み合わせています。

スタート

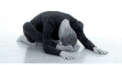
バタフライのポーズ(p.310)

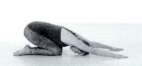
ミニ太陽礼拝(p.70)

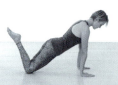

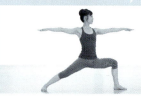
英雄のポーズⅡ：呼吸の広がり(p.94)

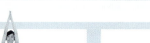

金のボールを持った英雄のポーズ(p.96)

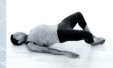
合せきの橋のポーズ(p.192)

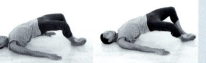
スフィンクス、あるいはアザラシのポーズ(p.312)

すべてを合わせて

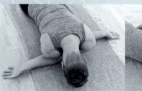

陰ヨガの肩のストレッチ(p.322)

陰ヨガのカエルのポーズ(p.324)

子供のポーズ(p.288)

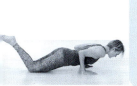
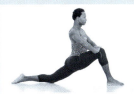
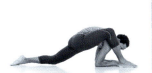

陰ヨガのドラゴンのポーズ(p.320)

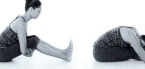

牛の顔とワシのポーズ
(p.142)

緊張を緩める前屈(p.156)

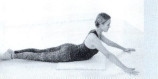
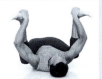
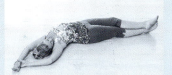

ハッピーベイビーのポーズ・
陰スタイル(p.318)

バナナのポーズ(p.194)

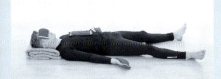

エネルギーのバランスをとるリラクゼーション(p.350)

マインドフルネス瞑想
(p.366)

明晰に、穏やかに

現代生活のための古代の英知

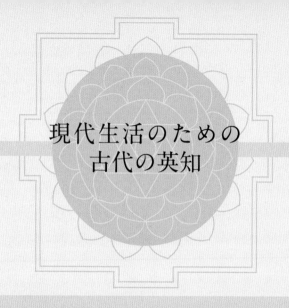

ナマステはインドの挨拶であり、ヨーガのクラスの最後によく使われます。これは「お辞儀」を意味する「ナマス」と「あなたに」を意味する「テ」と言う2つの言葉からできています。簡単に言うと、「あなたにお辞儀します」ということです。ですがナマステには、実はもっと深い意味があります。私たちは皆、特別な光彩、神々しさを持っている、という意味なのです。そして挨拶をして私たちはこの精神を認識し、お互いが持つ唯一無二の精神を讃えてお辞儀するのです。

この言葉の持つ本質を大きく広げて考えれば、私たちは皆、同じ神聖なる意識の一部なのだということを、深くしっかりと理解することができることでしょう。

あなたの中にある宇宙全体が存在する場を、称えます。

あなたの中にある光、愛、真実、美、平穏の場を称えます。その場は、私の中にもあります。

あなたが、あなたの中にあるその場に存在し、そして私が、自分の中にあるその場に存在するとき、私たちは1つです。

すべてを合わせて

NAMASTE नमस्ते

この本を手にとってくださり、
ありがとうございます。
あなたのこれからの旅路に
幸多からんことを祈ります。

ナマステ

Christina

現代生活のための古代の英知

用語集

【アーサナ】座を意味するサンスクリット語であり、ヨーガのポーズを指します。

【アイアンガーヨガ】B.K.S.アイアンガーの考案したヨーガで、ハタヨーガの中でもこのスタイルはポーズを長く保持し、ベルトやボルスター、ヨガブロックなどのプロップス（補助用具）を使うという特徴があります。

【アグニ】アーユルヴェーダではアグニは消化の火を表し、アグニが正しく働くことで食べ物だけでなく人生における経験や印象の「消化」を助けます。

【アシュタンガヨガ】パタビ・ジョイスがインドのマイソールで始めたフロースタイルのヨーガで、1990年代に西洋でも広まりました。

【ヴェーダ】インドの古代聖典であり、膨大な文書。

【ヴェーダーンタ哲学】ヒンドゥー哲学の六派哲学のうちの1つ。

【カイヴァリヤム】意識が究極に真実である状態であり、生、存在、破壊の制約を越えたところにあります。

【カウンターポーズ】その前のポーズの効果とのバランスをとるためのポーズ。たとえば、前屈やねじりのポーズは、後屈のカウンターポーズです。

【滑液】滑膜関節の腔にある粘り気のある液体。動きの際に関節軟骨の間に起きる摩擦を減らします。

【滑液包】関節を覆う滑膜で作られた腔。

【カルマ・ヨーガ】「行為のヨーガ」と言われ、悟りの状態に達するための無私の奉仕の道です。

【気】中国語で生命力、エネルギーを意味します。サンスクリット語のプラーナに相当する。

【胸椎／椎骨】脊柱のうち首の下の上背部、中背部にあたる部分。12の椎骨からなります。

【禁忌】ある状況、状態のときには勧められない動きや扱い。

【グナ】情熱（ラジャス）、鈍感、無気力（タマス）、善良、純潔（サットヴァ）という自然における3つの性質。

【頸椎】脊柱の一番上に位置する7つの首の椎骨。

【経絡】体内の微細なエネルギー（気やプラーナ）が流れる路。

【後部】解剖学的には、体の後ろ側を指します。

【骨盤底筋】骨盤の底に広がる筋肉で、腹部の土台となります。

【サーンキヤ学派】ヒンドゥー教の6つの正統派哲学のうちの1つ。

【座骨】2つある骨の出っ張りであり、すわるときにはこの部位に体重をかけます。専門的には、座骨結節と言います。

【サマーディ】意識の瞑想状態、トランス状態のような没頭の状態。瞑想のもっとも高次の段階であり、ハタヨーガの八支則のうちの1つです。

【サムスカラ】精神状態を作り上げる印象、考え、精神的刻印。

【自己】私たちの中にある純粋で神聖なもの。真の自己とも言います。エゴによって作られる自分は、自己について誤った感覚を与えるものです。

【自己認識】純粋な意識として自己を理解し、自分の可能性を達成すること。エゴから解き放たれた状態。

【神経可塑性】環境変化や行動変化に対応する中で脳の経路を再認識するプロセス。

【スートラ】教えを編纂した綱要書。『ヨーガ・スートラ』はパタンジャリが書いた古代の書で、ヨーガについて成文化したものです。

【仙骨】腰の下部にある三角形の骨。仙椎という骨5つが1つになった広い板状の骨です。

【仙腸関節】骨盤の後ろで仙骨と腸骨の間にある関節。

【前部】解剖学的には、体の前

側を指します。

【体幹の強化】体幹の筋肉を整える練習。

【体幹の筋肉】体幹の筋肉には、腹筋、骨盤底筋、背筋の一部、横隔膜があります。

【大腿四頭筋】腿前部の大きな筋肉で、脚を伸ばす(まっすぐにする)ときに働きます。

【太陽神経叢】おへそのすぐ上にあるエネルギーセンター、チャクラ。

【腸脛靭帯】筋膜の太い帯。骨盤から腿外側を通って膝下まであります。

【椎間関節】隣り合う椎骨間の関節突起間の小さな関節。

【殿筋】左右のおしりにはそれぞれ、大殿筋、中殿筋、小殿筋の3つの筋肉があります。

【ニヤマ】自己鍛錬と精神規律の実施。純潔、満足、規律、自己探求、神への献身が5つのニヤマです。

【ハートセンター】胸の中心部に、慈悲と無条件の愛に関するエネルギーセンターであるハートチャクラがあります。

【ハタヨーガ】現代ヨーガのスタイルの多くはハタヨーガです。ハタヨーガは12ページ、13ページに説明のある八支則を包含し、ヨーガのポーズを含みます。

【ハタヨーガの「八支則」】ヤマ、ニヤマ、アーサナ、プラーナヤーマ(呼吸のコントロール)、プラティヤーハーラ(感覚の制御)、ダーラナー(集中)、ディヤーナ(瞑想)、サマーディ(三昧)が八支則です。

【バランス】何も支えのない状態で腕や手でバランスをとること。

【バンダ】サンスクリット語で、締め付けを意味します。ハタヨーガでもっとも多く使われるエネルギーの締め付けは、骨盤底筋、下腹部、そして喉で行われます。

【プラーナ】生命を与える力を意味するサンスクリット語。プラーナは、呼吸も意味します。

【プラーナヤーマ】呼吸のコントロール。ハタヨーガには、様々なプラーナヤーマ(呼吸)の練習があります。

【プラクリティ】宇宙に存在する変化するものすべて。すべての物質、私たちの思考、記憶、願望はプラクリティです。

【プルシャ】永遠で真実の自己。純粋な意識であり、外的事象に影響されることがありません。

【フロー状態/ゾーン】ある行動に完全にのめり込み、活発な集中と喜びを感じる心理状態。

【傍脊柱筋群】脊柱に隣接する筋群のことで、脊柱の動きを支えます。

【マインドフルネス】今この瞬間に意識を向けること。マインドフルネスの状態を達成し、自分の感情、思考、感覚を受け入れることに大きな癒しの効果があります。

【ムドラー】象徴的な手の形。ヨーガでアーサナ、呼吸、瞑想の練習をするときに、エネルギーを変化させるために使います。

【ヤマ】道徳律。非暴力、正直、盗みをしないこと、感覚の抑制、強欲でないことが5つのヤマです。

【腰椎】仙骨の上から胸椎の下までの腰の5つの椎骨。

索引

あ
アーサナ ポーズを参照
アイアンガーヨガ 15
アザラシのポーズ 313
アシュタンガ・ヴィンヤサヨガ 15
足を片側に寄せた鋤のポーズ 261
脚を開いたポーズ
　脚を広げて緩めるポーズ 297
　おしりを緩める広い足幅の子供の
　　ポーズ 216-217、314
　開脚前屈のフロー 36-37
　開脚のスパイラル 220-221
アステーヤ 12
アタ 6-7
頭立ちのポーズ
　頭立ちのポーズ 268-269
　頭立ちのポーズのバリエーション
　　270-271
　いすを使った頭立ちのポーズ
　　266-267
　支えのある頭立ちのポーズ
　　264-265
　三点頭立 278
　シークエンスの中の頭立ちのポー
　　ズ 381
頭を床につけて体側を伸ばすポーズ
　100-101、385
アパリグラハ 12-13
アヒンサー 12、24-25
安楽座 330、368
　安楽座のねじりのポーズ
　　174-175
イーシュヴァラ・プラニダーナ 13
意志 12、19、326-327、373
意識
　意識と行動 375
　意識と変化 345、358-359
　意識の流れ 305
　自己 357
　純粋な意識 300、388
　ポーズを保つ 309
　瞑想 366、369

いすのポーズのフロー 88-89、382
板のポーズ
　板のポーズのフロー
　　212-213、380
　犬のポーズから板のポーズへの
　　フロー 210-211、383
　カラスのポーズから板のポーズへ
　　のジャンプバック
　　148-149、381
　力強いワニのポーズ 144-145
　横向きの板のポーズ 190
糸通しのポーズ 180-181、380
犬のポーズ 56-57
　板のポーズのフロー
　　212-213、380
　1本脚の下向きの犬のポーズ
　　63、380-381
　犬のポーズから板のポーズへの
　　フロー 210-211、383
　おしりを自由にする犬のポーズから
　　板のポーズのフロー 66-67
　3本脚の犬のポーズ
　　62-63、378-379
　下向きの犬のポーズ 58-59
　ねじった犬のポーズ
　　64-65、383、385
　ゆったりした犬のポーズ 60-61
今の瞬間
　今この瞬間にいる
　　6-7、14、21、22、305
　呼吸 329
　瞑想 19、366、369
陰ヨガ
　アザラシのポーズ 313
　陰ヨガのカエルのポーズ
　　324-325、386
　陰ヨガの肩のストレッチ
　　322-323、386
　陰ヨガの子供のポーズ 314-315
　陰ヨガのドラゴンのポーズ
　　320-321、387
　スフィンクスのポーズ 312、386

　バタフライのポーズ
　　310-311、386
　ハッピーベイビーのポーズ・陰スタ
　　イル 318-319、387
　陰ヨガと関節 306、307、308
　陰ヨガのカエルのポーズ
　　324-325、386
　陰ヨガのドラゴンのポーズ
　　320-321、387
ウエスト、脇腹の筋肉 190、191
ウサギのポーズ 264
牛の顔のポーズ
　牛の顔とワシのポーズ
　　142-143、387
　らせんの牛のポーズ 222-223
ウジャーイ呼吸（オーシャンブレス）
　20、332-333、382
宇宙とのつながり 302、326
英雄座 338、370
英雄のポーズ
　英雄のポーズIの呼吸のフロー
　　90-91、383
　英雄のポーズIIIのバリエーション
　　118-119
　英雄のポーズII：呼吸の広がり
　　94-95、383
　戦闘をやめた英雄のポーズの
　　フロー 98-99、378
　ボールを持った英雄のポーズ
　　96-97、386
英雄のポーズIIIのバリエーション
　118-119
エゴ 18、21、300、301
エネルギー
　経絡 306、324、338
　閉じ込め 199
　3つのグナ 342-343
エネルギーとバランスのシークエンス
　382-383
エネルギーの創造 342-343
エンドルフィン 19
オーシャンブレス（ウジャーイ呼吸）

20、332-333、382
おしり 214-215
おしりを緩める広い足幅の子供の
　ポーズ 216-217
穏やかな呼吸 338、349、355
踊る橋のポーズ 202-203、378
思いやり 24、326-327、349
泳ぐ弓のポーズ 240-241

か
開脚のスパイラル 220-221
カウンターポーズ 20
カエルのポーズ
　陰ヨガのカエルのポーズ
　　324-325、386
　半分のカエル、半分のバッタの
　　ポーズ 236-237、380
過去からの条件付け
　341、344、356-359
片脚開脚のサギのポーズ
　164-165、381
肩立ちのポーズ 379
　脚を壁にかけるポーズ 298-299
　肩立ちのポーズ 258-259
　壁を使った肩立ちのポーズ
　　256-257
　逆転後に肩を緩めるポーズ
　　262-263
肩の強化
　片脚を上げた上向きの弓のポーズ
　　248-249
　カラスのポーズ 146-148
　力強いワニのポーズ 144-145
肩のストレッチ／緩める 129
　糸通しのポーズ 180-181、380
　陰ヨガの肩のストレッチ
　　322-323、379
肩回し 34-35、84
肩を伸ばす三角のポーズ
　102-103、379
肩を緩める遊び 137
肩を緩める3ステップ 52-53、83

合掌のピラミッドのポーズ
　140-141、382
コブラのポーズ 230-231
前屈
　108-109、156-157、384、387
半分の後ろ合掌のポーズ
　138-139
ヨーガの時計 130-131
ワシのポーズ
　116-117、132-133、142-143、
　378、382、387
片鼻呼吸 338-339、381
肩を伸ばす三角のポーズ
　102-103、379
滑液 306
合掌のピラミッドのポーズ
　140-141、382
合掌のポーズ
　合掌のピラミッドのポーズ
　　140-141、382
　半分の後ろ合掌のポーズ
　　138-139
　らせんの牛のポーズ 223
活性化のポーズ
　合掌のピラミッドのポーズ
　　140-141
　後屈 229
　ねじりのポーズ 169
合せきの橋のポーズ
　192-193、386
合せきのポーズ
　合せきのポーズ 154-155、385
　ひもで縛った合せきのポーズ 285
　横たわった合せきのポーズ 284
壁を使う
　脚を壁にかけるポーズ
　　298-299、385
　頭立ちのポーズ 267、268
　壁を使った深い前屈
　　152-153、382
　下向きの木のポーズ 272-275
　羽を立てた孔雀のポーズ 276-

277、382
カラスのポーズ 146
　カラスのポーズから板のポーズへ
　　のジャンプバック 148-149、
　　381
　飛ぶカラスのポーズ 279
　ベビークロウのポーズ 147
体
　アライメント 25
　体の声を聴く 377
　ヨーガの目的 11
カルマ・ヨーガ 326-327
歓喜の輪 30-31、84-85
環境への配慮 24-25、375
感謝瞑想
　19、345、370-371、381
感情
　感情と瞑想 363、370
　感情への対処 19、23
　練習で起こる感情 14-15
完全なポーズ 332-333
気 306、324
逆転 253-299
　脚を壁にかけるポーズ
　　298-299、385
　頭立ちのポーズ 268-269
　頭立ちのポーズのバリエーション
　　270-271
　いすを使った頭立ちのポーズ
　　266-267
　肩立ちのポーズ 258-259
　壁を使った下向きの木のポーズ
　　274-275
　壁を使った肩立ちのポーズ
　　256-257
　逆転後に首を緩めるポーズ
　　262-263
　健康の問題
　　56、58、253-255、262
　支えのある頭立ちのポーズ
　　264-265
　三点頭立から飛ぶカラスのポーズ

索引

393

278-279
下向きの木のポーズの準備 272-273
鋤のポーズ 260-261
羽を立てた孔雀のポーズ 276-277、382
緊張を緩める前屈 156-157、387
筋肉を使う 306、309
金の糸の呼吸 336-337
金のボールを持った英雄のポーズ 96-97、386
苦 340、344、345、356、374-375
グナ 342-344、357
首
　頭立ちのポーズ 264
　首の凝り 129
　首を緩める 136、177、262-263、379、380-381
　座位の首のストレッチ 134-135
首を緩める賢者のねじりのポーズ 176-177、381
結合組織 306-307
健康 20
　逆転のポーズ 56、58、59、253-255、262
　ストレス 364
　ポーズの修正 21
現実 301-303
行為 12、13、374-375
後屈 228-229
　アザラシのポーズ 313
　泳ぐ弓のポーズ 240-241
　片脚を上げた上向きの弓のポーズ 248-249
　片脚をかけたハトのポーズ 242-243、382
　合せきの橋のポーズ 192-193、386
　首を緩めるコブラのポーズ 230-231

後屈のさざ波 290-291、384
スフィンクスのポーズ 312、385
体幹の働き 199、204、208
ドロップバック 250-251
日本式背筋トレーニング 232-233
半分のカエル のポーズ 236-237、380
3つの橋のポーズ 246-247、379
弓のポーズ 238-239
揺れるバッタのポーズ 234-235
ラクダのポーズのフロー 244-245、384
肯定的心理 18、21
行動パターン 341、356-359
コークスクリューのねじりのポーズ 172-173、385
呼吸 329-339
　ねじりのポーズの呼吸 292
　陰ヨガ 324
　オーシャンブレス（ウジャーイ呼吸） 20、332-333、382
　穏やかな呼吸 338、349、355
　片鼻呼吸 338-339、381
　金の糸の呼吸 336-337
　呼吸とポーズ 22
　子供のポーズ 288、314
　四拍呼吸 334-335
　神経の可塑性 19
　広がる呼吸 330-331
　腹式呼吸 296、355、369
　ブラマリ（蜂の音）呼吸 294
　ボックス呼吸 290
　瞑想 367、369、371、373
　モダンヨーガ 14、15
　リラクゼーション 349、351、353、355
心
　穏やかなシークエンス 386-387
　静かな心 13、14
　焦点／集中 13、18、19
　神経の可塑性 18-19、21、359
　ヨーガの目的 11

古代の英知 12
カルマ・ヨーガ 327
苦 340-341、374-375
グナ 342-343
ナマステ 388
プルシャ／プラクリティ 300-303
変化 342-345
骨盤底筋 199、200-201
子供のポーズ 288-289、383、386
陰ヨガの子供のポーズ 314
おしりを緩める広い足幅の子供のポーズ 216-217、314
ねじった子供のポーズ 315
コブラのポーズ 230-231
固有受容性神経筋促通法 224、225

さ
サーンキヤ 300
座位のポーズ
　安楽座 330、368
　いすにすわって 372
　英雄座 338、370
　開脚のスパイラル 220-221
　達人座 332-333
　ねじって三肢の背面を伸ばすポーズ 162-163、382
　ヨーガのロールダウン 204-205
　蓮華座 366
魚のポーズ 263
サットヴァ 13、342-343、357
サティヤ 12
悟りの状態 12、13
サマーディ 13
サムスカラ 341、356-359
三点頭立ちから飛ぶカラスのポーズ 278-279
サントーシャ 13
シークエンスの練習 378-379
　エネルギーとバランス 382-383
　しなやかで強いフロー 82-83、380-381
　ストレッチと回復 384-385

パワーフロー 378-379
明晰に、穏やかに 386-387
屍のポーズ 348、350、352
自己
　意識 357
　受け入れる 151
　エゴ 18、21、300、301
　価値／アイデンティティ
　　22、23、302-303
　態度 11、13、25
　探求 327、367
　認識 327、367
思考
　5つのヤマ 12
　観察 309、310、367
　習慣的 344、358-359
　将来への影響 374-375
　瞑想 363、367
　リラクゼーション 347
下向きの木のポーズ
　壁を使った下向きの木のポーズ
　　274-275
　下向きの木のポーズの準備
　　272-273
ジニャーナムドラー 366
四拍呼吸 334-335
慈悲 19、24、25、345
慈悲の瞑想
　19、24、345、372-373、385
シャウチャ 13
シャバーサナ（屍のポーズ）
　348、350、352
執着 358
集中 13、19、371
集中の瞑想
柔軟性を高めるポーズ 20、29-55
　開脚前屈のフロー 36-37
　肩回し 34-35
　傾いた門のポーズ 44-45
　肩を緩める3ステップ 52-53
　歓喜の輪 30-31
　柔軟なハトのポーズ 54-55

スクワットのポーズのフロー 46-47
背骨を動かすポーズ 50-51
背骨を動かすランジのポーズ
　42-43
東西のフロー 48-49
飛ぶバッタのポーズ 38-39
トラのポーズ 32-33
横たわったねじりのフロー 40-41
柔軟性を養うシークエンス
　82-85、380-381
柔軟なハトのポーズ 54-55
シューレースのポーズ 316-317
受容 24、25
消化
　逆転のポーズ 253
　ねじりのポーズ 168、169
　バナナのポーズ 195
上下逆のポーズ
　逆転のポーズ参照
将来の苦 374-375
神経系
　逆転 253、268
　ねじり 169
　変化 344、358-359
　ヨーガの影響 19
　リストラティブヨガ 283
神経の可塑性 18-19、21、359
睡眠 338、344、354、365
スヴァーディヤ 13
スヴァ｜マ｜ラ｜マ 12
鋤のポーズ 260
　足を片側に寄せた鋤のポーズ
　　261
　鋤のポーズ 208-209、378
　半蓮華座の鋤のポーズ 261
スクワット
　ねじった花輪のポーズ
　　178-179、378
　パワースクワット 218-219
スクワットのポーズのフロー
　46-47、83、382
スティラ・スーカ・アーサナ 22

ストレス
　影響 364
　首と肩 129
　ストレスと変化 344
　ねじりのポーズ 169
　瞑想 305、365
　ヨーガの効果 19、21
　リストラティブヨガ 283
　リラクゼーション 347、352
ストレッチ
　固有受容性神経筋促通法
　　224、225
　シークエンスの練習 384-385
スフィンクスのポーズ 312、386
静穏なリラクゼーション 348-349
生理 255
背中で手をつなぐポーズ
　104-105、380-381
背骨を動かすポーズ
　背骨を動かすポーズ
　　50-51、83、169、378
　背骨を動かすランジのポーズ
　　42-43
前屈 150-167
　開脚前屈のフロー 36-37
　開脚のスパイラル 220-221
　片脚開脚のサギのポーズ
　　164-165、381
　肩を緩める前屈 108-109、384
　合せきのポーズ 154-155、385
　壁を使った深い前屈
　　152-153、382
　緊張を緩める前屈
　　156-157、387
　東西のフロー 48-49、378
　ねじって三肢の背面を伸ばす
　　ポーズ 162-163、382
　ハッピーベイビーのポーズ
　　158-159、318、383、387
　半蓮華座の背面を伸ばすポーズ
　　160-161、379
　半蓮華座のバランスポーズ

索引

395

166-167、378
リストラティブヨガの前屈
296-297、384
前屈で揺れるポーズ
106-107、385
戦闘をやめた英雄のポーズのフロー
98-99
ソーハム、瞑想 303

た
体幹の強化 15、198-199
板のポーズのフロー 212-213
犬のポーズから板のポーズへの
フロー 210-211
踊る橋のポーズ 202-203、378
鋤のポーズ 212-213
膝立ちのねじりのフロー
206-207、384
ヨーガのコンパス 200-201、385
ヨーガのロールダウン
204-205、383
体側のストレッチ 184-185
仰向けの足の親指をつかむポーズ
196-197、379
合せきの橋のポーズ
192-193、386
体側を伸ばすポーズ 186-187
バナナのポーズ
194-195、286、387
門のポーズのフロー 188-189
横向きの板のポーズ
190-191、379
太陽礼拝 68-81
簡単な太陽礼拝
72-75、85、380-381
太陽陽礼拝A 76-79、378
月礼拝 80-81、385
ミニ太陽礼拝 70-71、86
漂うリラクゼーション 354-355、385
達人座 332-333、366
タマス 13、342-343、357
力強いポーズのシークエンス

82-85、380-381
力強いワニのポーズ 144-145
月
月礼拝 80-81、385
半月ねじりのポーズのフロー
110-111、380
テクノロジー 364
手首
カウンターポーズ 191
保護する 272
哲学 古代の英知参照
手で親指をつかむポーズ
126-127、381
東西のフロー 48-49、378
飛ぶバッタのポーズ 38-39
トラのポーズ 32-33、82
ドロップバック 250-251

な
ナーディーショーダナ 338
ナタラージャのポーズのバリエーショ
ン 124-125、381
ナマステ 388
日本式背筋トレーニング 232-233
ニヤマ 13
妊娠
助けるポーズ 310
注意 20、56、255、256
リラクゼーション
348、350、352、354
ねじった木のポーズ 114-115
ねじったハトのポーズ 182-183
ねじった花輪のポーズ
178-179、378
ねじりのポーズ
安楽座のねじりのポーズ
174-175
糸通しのポーズ 180-181、380
片脚をかけたハトのポーズ
242-243、382
首を緩める賢者のねじりのポーズ
176-177、381

コークスクリューのねじりのポーズ
172-173、385
座位のねじりのポーズ
160、162、382
3段階の横たわったねじりのポーズ
170-171、380
背骨を動かすポーズ 50-51
体幹を鍛える 199
ねじった犬のポーズ
64-65、383、385
ねじった木のポーズ 114-115
ねじったハトのポーズ
182-183、382
ねじった花輪のポーズ
178-179、378
ゆったりしたバナナのポーズ 287
横たわったねじりのフロー
40-41、82、84
横たわったワシのねじりのポーズ
226-227、378
リストラティブヨガのねじりのポーズ
292-293

は
橋のポーズ
踊る橋のポーズ 202-203、378
片脚を上げた上向きの弓のポーズ
248-249
合せきの橋のポーズ
192-193、386
3つの橋のポーズ 246-247、379
ハタ・ヨーガ・プラディーピカー 12
バタフライのポーズ 310-311、386
ハタヨーガ 12、15-16
パタンジャリ 12、14
バッタのポーズ
半分のカエル、半分のバッタの
ポーズ 236-237、380
揺れるバッタのポーズ 234-235
ハッピーベイビーのポーズ
158-159、318-319、383、387
ハトのポーズ 224-225

片脚をかけたハトのポーズ
　242-243、382
肩の内側を開くポーズ　323
柔軟なハトのポーズ　54-55、85
ストレッチをしたハトのポーズ
　224-245
ねじったハトのポーズ
　182-183、382
休むハトのポーズ　294-295、384
バナナのポーズ　194-195、387
　ゆったりしたバナナのポーズ
　　286-287、385
羽を立てた孔雀のポーズ
　276-277、382
ハムストリング　151、192、196
バランスポーズ　112-127
　英雄のポーズⅢのバリエーション
　　118-119
　肩を緩めるワシのポーズ
　　116-117、378、382
　カラスのポーズ　146-148
　逆転のポーズ　253
　シークエンス　382-283
　手で親指をつかむポーズ
　　126-127、381
　ナタラージャのポーズのバリエー
　　ション　124-125、381
　ねじった木のポーズ　114-115
　羽を立てた孔雀のポーズ
　　276-277、382
　半蓮華座のバランスポーズ
　　166-167、378
　弓なりの半月のポーズ
　　120-121、384
　立位の前後開脚のポーズ
　　122-123、379
バリナーマ　340
パワースクワット　218-219
パワーフロー　378-379
半月ねじりのポーズのフロー
　110-111、380
バンダ　199

半蓮華座
　半蓮華座の鋤のポーズ　261
　半蓮華座のバランスポーズ
　　166-167、378
　半蓮華座の背面を伸ばすポーズ
　　160-161、379
膝立ちのねじりのフロー
　206-207、384
膝の強化　218
広がり　347
広がる呼吸　330-331
　英雄のポーズⅡ：呼吸の広がり
　　94-95、386
不安　336、344、365
腹式呼吸　296、355、369
腹筋　体幹の働きを参照
プラクリティ　300-302
プラティヤーハーラ　13
ブラフマチャリヤ　12
ブラマリ（蜂の音）呼吸法　294
プルシャ　300、302
フロー状態　18
フローヨガ　15
プロップス
　陰ヨガ　307、309
　呼吸　330
　前屈　152-153
　瞑想　368、370、372
　リストラティブヨガ　284-299
半穏なマインドリラクシゼーション
　85、352-353、379
変化　340-345、356、358-359
ポーズ
　難易度　16、18、20-21、377
　回数　22、206-209
　ガイドライン　21-22、25、377
　効果　19
　進歩　20、21
　ポーズの調整　16、20、21
　ポーズの選択　20-21、22、25
　練習の頻度
　　20、82-83、376-387

ボックス呼吸　290

ま
マインドフルネス
　重要性　19、21、305
　瞑想
　　19、22、307、365、366-367
　練習　83、379、387
ミハイ・チクセントミハイ　18
ムドラーの手　366
瞑想　305、363-373
　感謝瞑想
　　19、345、370-371、381
　慈悲の瞑想
　　19、245、372-373、385
　集中の瞑想　368-369、383
　重要性　22、363、365
　焦点／集中　13、19、371
　ソーハム　303
　マインドフルネス瞑想
　　19、22、83、307、365-367、
　　379、387
瞑想の意識　13、19、371
モダンヨーガ　15-16
門のポーズ
　傾いた門のポーズ　44-45、84
　ねじって三肢の背面を伸ばす
　　ポーズ　162-163、382
　門のポーズのフロー　188-189

や
ヤマ　12-13、24
弓なりの半月のポーズ
　120-121、384
弓のポーズ　238-239、382-383
　上向きのポーズ
　　248-249、250-251
　泳ぐ弓のポーズ　240-241
　傾いた門のポーズ　44-45
　空飛ぶバッタのポーズ　38-39
　ドロップバック　250-251
　ナタラージャのポーズのバリエー

索引

397

ション　124-125、381
用語集　390-391
ヨーガ・スートラ
　　6、12、14、22、340、374
ヨーガの効果
　　10-13、18-19、23、358
ヨーガのコンパス　200-201、385
ヨーガの時計　130-131
ヨーガの目的　14
ヨーガのロールダウン
　　204-205、383
横たわったポーズ
　横たわったねじりのフロー
　　40-41、82、84
　仰向けの足の親指をつかむポーズ
　　158、196-197、379
　呼吸　334
　コブラのポーズ　230-231
　3段階の横たわったねじりのポーズ
　　170-171、380
　屍のポーズ　348、350、352
　日本式背筋トレーニング　232-233
　バナナのポーズ　194-195、387
　揺れる橋のポーズ　192-193、386
　揺れるバッタのポーズ　234-235
　横たわったワシのねじりのポーズ
　　226-227、378
　リラクゼーション　347、348
横たわったワシのねじりのポーズ
　　226-227、378
横向きの板のポーズ　190-191
横向きの板のポーズ　190-191、379

ら
ライフスタイル　365、375
ラクダのポーズのフロー
　　244-245、384
ラジャス　342-343、357
らせんの牛のポーズ　222-223
ランジのポーズ
　陰ヨガのドラゴンのポーズ
　　320-321、387
　背骨を動かすランジのポーズ
　　42-43
　ねじった体側を伸ばすポーズ
　　92-93
リストラティブヨガ　16、283
　脚を壁にかけるポーズ
　　298-299、385
　後屈のさざ波　290-291、384
　子供のポーズ　288-289
　シークエンス　384
　ねじりのポーズ　292-293
　休むハトのポーズ　294-295
　ゆったりしたバナナのポーズ
　　286-287、385
　横たわった合せきのポーズ
　　284-285
リストラティブヨガの前屈
　　296-297、384
利他主義　327
立位の前後開脚のポーズ
　　122-123、379
立位のポーズ　86-111
　頭を床につけて体側を伸ばす
　　ポーズ　100-101、385
　いすのポーズのフロー
　　88-89、382
　英雄のポーズIの呼吸のフロー
　　90-91
　英雄のポーズII：呼吸の広がり
　　94-95、386
　肩を伸ばす三角のポーズ
　　102-103
　肩を緩める前屈　108-109、384
　金のボールを持った英雄のポーズ
　　96-97
　背中で手をつなぐポーズ
　　104-105、380-381
　前屈で揺れるポーズ
　　106-107、385
　戦闘をやめた英雄のポーズの
　　フロー　98-99
　ねじった体側を伸ばすポーズ
　　92-93
　半月ねじりのポーズのフロー
　　110-111、380
リラクゼーション　347-355
　エネルギーのバランスをとるリラク
　　ゼーション　350-351、383、
　　387
　静穏なリラクゼーション　348-349
　セッションの最後に　14、22
　漂うリラクゼーション
　　354-355、384
　平穏なマインドリラクゼーション
　　85、352-353、379
　ポーズ中のリラクゼーション
　　22、283
倫理規定　12-13、24

わ
ワシのポーズ
　肩を緩めるワシのポーズ
　　116-117、378、382
　横たわったワシのねじりのポーズ
　　226-227、378
　ワシのねじりのポーズ　293
　ワシのポーズの肩のストレッチ
　　132-133、142-143、387

acknowledgements

Thank you, Jerry, for your cheerful support – you insist you are soulless, yet your soulful and steady natural yogi state supports me more than you can know. To my shiny-eyed, joyful Safia, thanks for her patience with Mummy's last 30 pages of the book. You are my mirror, who shines a light on my life, and I love you more than words can ever express. And to my precious bundle of cuddly love, Asha, your occasional 4am alarm bell helped this book to get written. At any time of the day or night, you will always make my heart swell.

Good childcare can make all the difference to a mum. Every class I teach is a little creation in itself, and this book was a slightly more time-consuming one. My heartfelt thanks to Madeleine Geist, Jennifer Kollmann and Yutika U-Pongthong (Noona), who allowed me some time away from putting Vegemite on toast and freed me up to create. Maddie was in our lives as I opened Transform, my latest yoga studio, when my youngest daughter was not quite two. Jenny was there with her wonderful supportive energy as the business grew enough to enable me to even consider this endeavour. And Noona took such good care of my little ones, and us, during the writing of this book.

Thanks to all those around the world who bought the original classic, The Yoga Bible, and therefore made the creation of this book possible.

To all my students: you make it possible for me to do what I love, and even to make a living from it. How lucky am I?!

Thanks to Kristen Blackwell, Em Cruikshank and Rosemary Bekker, for checking that I actually wrote in English, not "yoga". Kristen knew me before I knew her, from having owned a copy of The Yoga Bible in America, and then, by my good fortune, turned out to be an excellent next-door neighbour in Sydney. Rosie, your weekly check-ins over chai tea are cherished. Em sets an auspicious vibe in her gorgeous yin classes.

Lunches with fellow writers Mischa Telford and Jayne Tancred offered clarity on the curvy pathway to planning out this book, and their wise words dissolved a couple of hurdles on the path forward. Thank you, Mischa, for your excellent yoga history and philosophy support. I always love your briliant analogies and fascinating observations.

Thanks to Louise and Richard G for their writing space with a view. Thanks to our yogi and yogini models Emi Takahashi Tull, Paul Anderson, Daniel Breakwell (dbreakyoga.com), Anne Thomson (http://annethomson314.wixsite.com/anne-thomson-yoga), Meera Anderson (manifestingdestiny.com.au) and Richard James Allen (physicaltv.com.au) for making the shoot flow. Thank you to the wonderful Melanie DeSylva for beautiful hair and the fabulous Wendy Smith and Kristy and Andrew Pownell for wardrobe support.

In any life – ancient or modern – there is suffering. Yet in its way, sadness is life-affirming. To my niece Laura Acton, a blossom, who we all achingly miss: you would just have been turning 21 now. Your presence lives with us every day and you remind me what is important in life.

著　者：
クリスティーナ・ブラウン(Christina Brown)
プロフィールは、表1側そで参照。

翻訳者：
加野　敬子(かの　けいこ)
神戸大学教育学部英語科卒業。訳書に『ヨーガの真実』、『自然ヨーガの哲学』、『アシュタンガ・ヨーガ実践と探究』、『現代人のためのヨーガスートラ』、『ヨガアナトミィ』(いずれもガイアブックス)など。

The Modern Yoga Bible
モダンヨーガ バイブル
現代のヨーガ 徹底ガイド

発　　　行	2018年2月1日
発 行 者	吉田　初音
発 行 所	株式会社 ガイアブックス
	〒107-0052 東京都港区赤坂1-1-16 細川ビル
	TEL.03(3585)2214　FAX.03(3585)1090
	http://www.gaiajapan.co.jp

Copyright GAIABOOKS INC. JAPAN2018
IISBN978-4-88282-996-6 C2077

落丁本・乱丁本はお取り替えいたします。
本書を許可なく複製することは、かたくお断わりします。
Printed in China